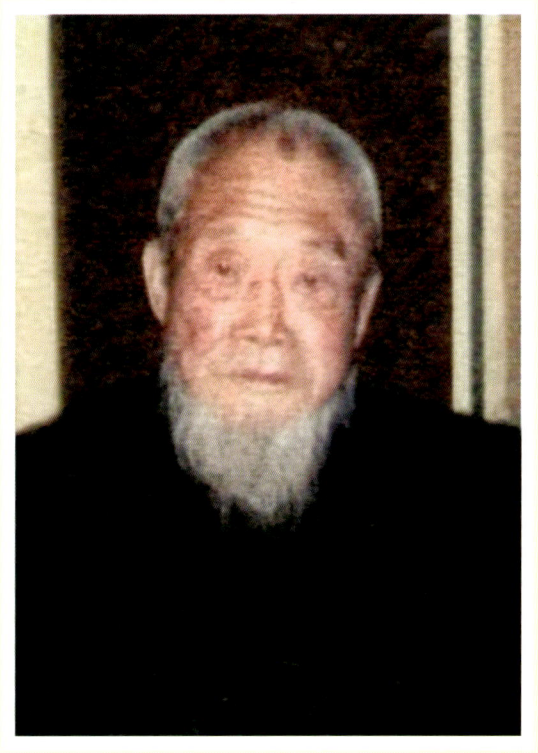

章宝春之师周荣江老先生

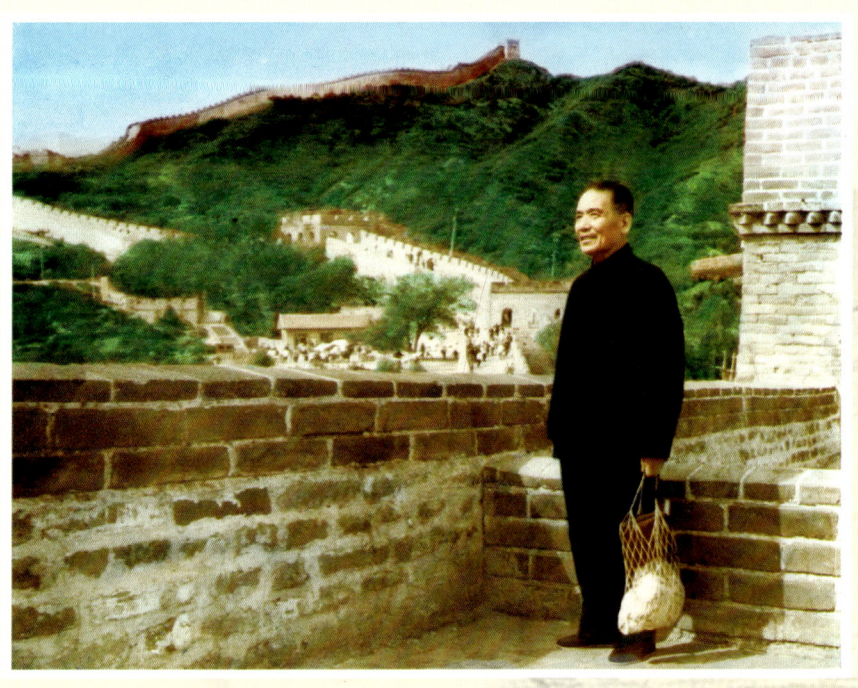

20世纪80年代，章宝春以福建省政协代表身份赴京参加中国人民政治协商会议全国委员会全体会议，其间在长城留影

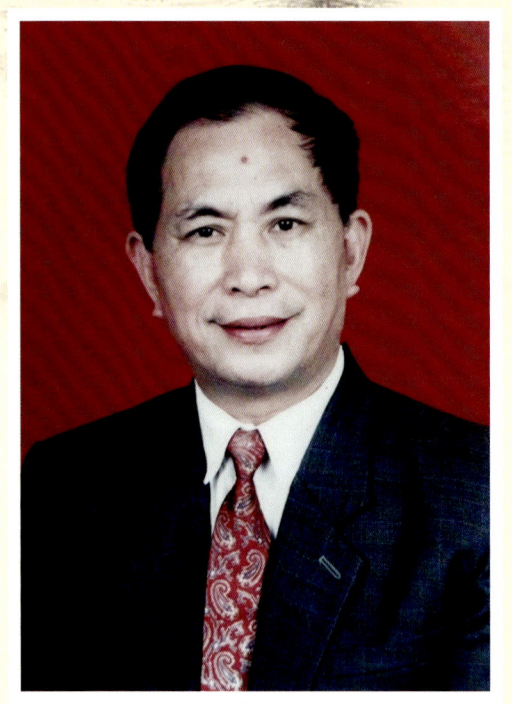
第一代传承人——章道胜

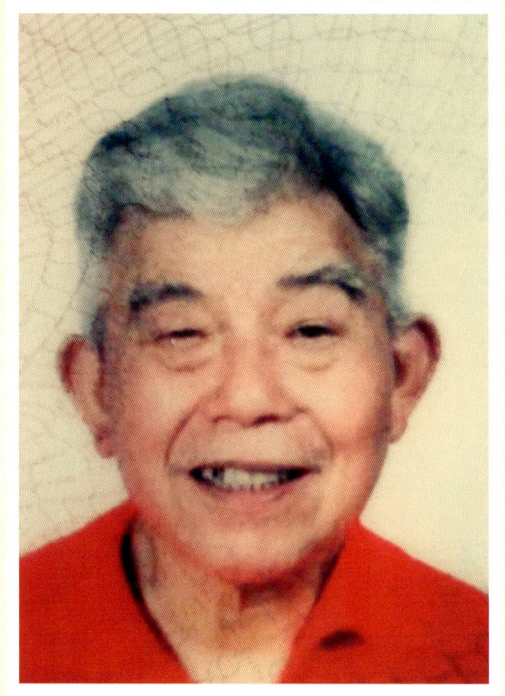
第一代传承人——麦少卿

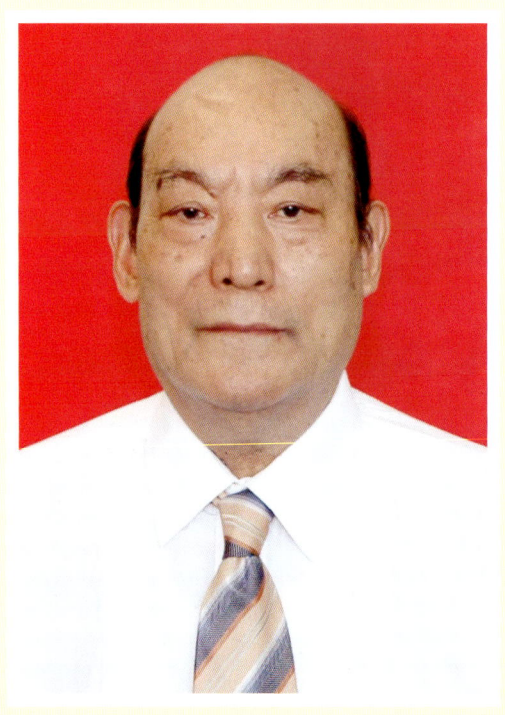
第一代传承人——李克

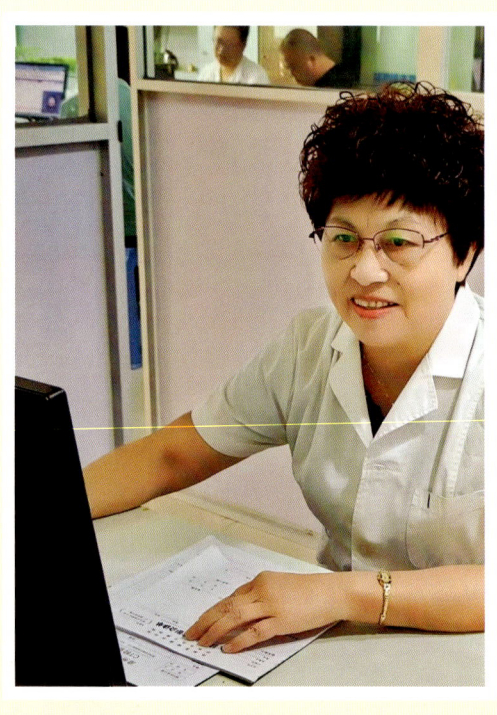
第一代传承人——章谨

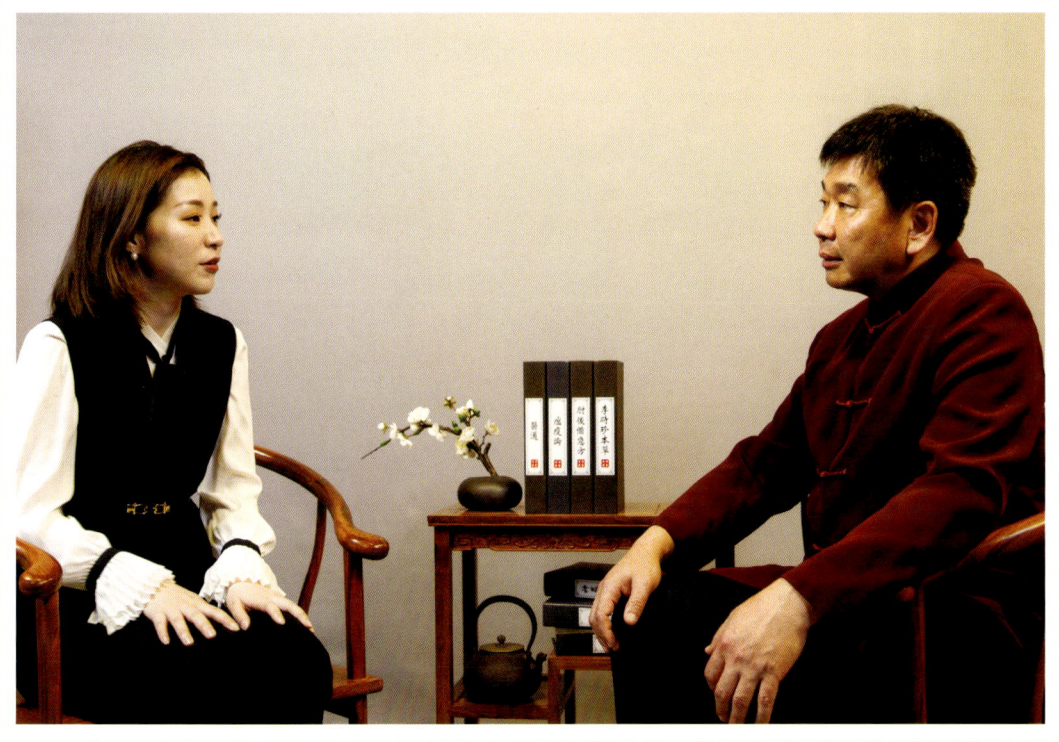

第二代传承人陈定家（右1）在人民网《闽医学派名家荟》系列节目接受访谈

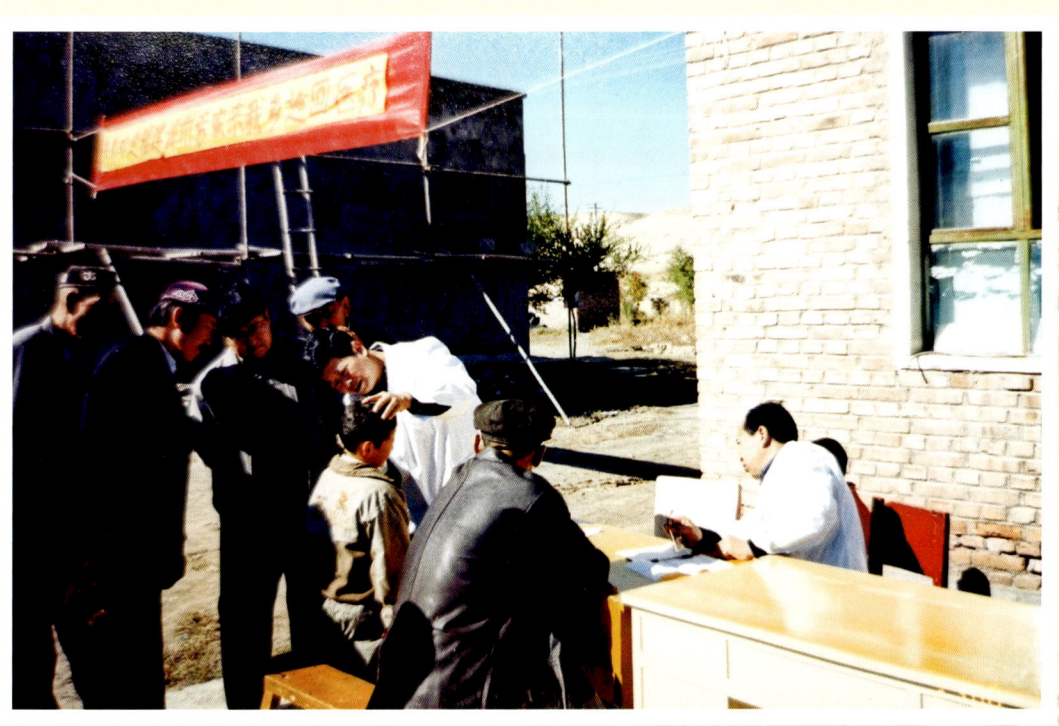

2003年，第二代传承人陈鲁峰（右3）参加援疆医疗队

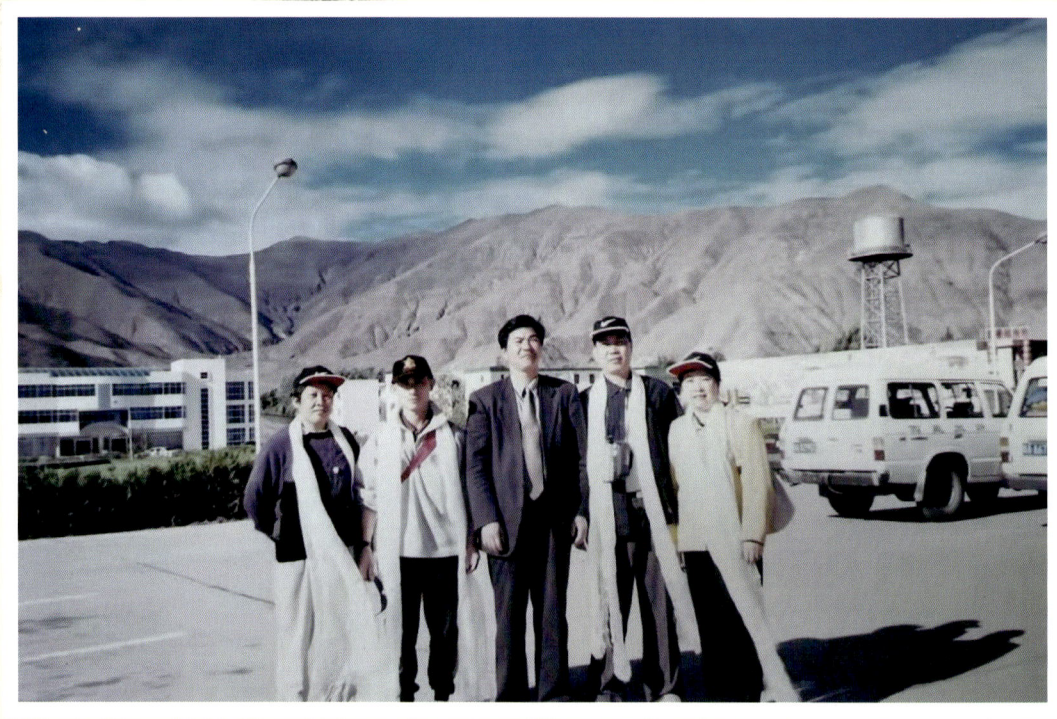

2000年，第二代传承人林乔龄（右2）参加援藏工作

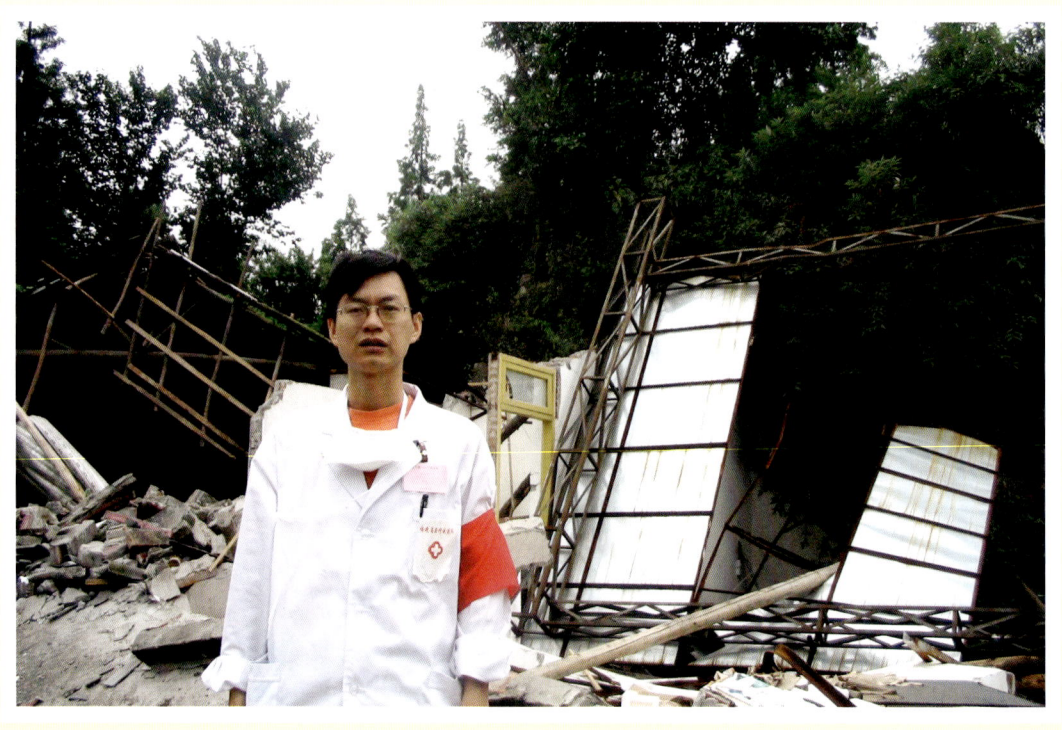

2008年，第三代传承人林石明参加"5·12"抗震救灾工作

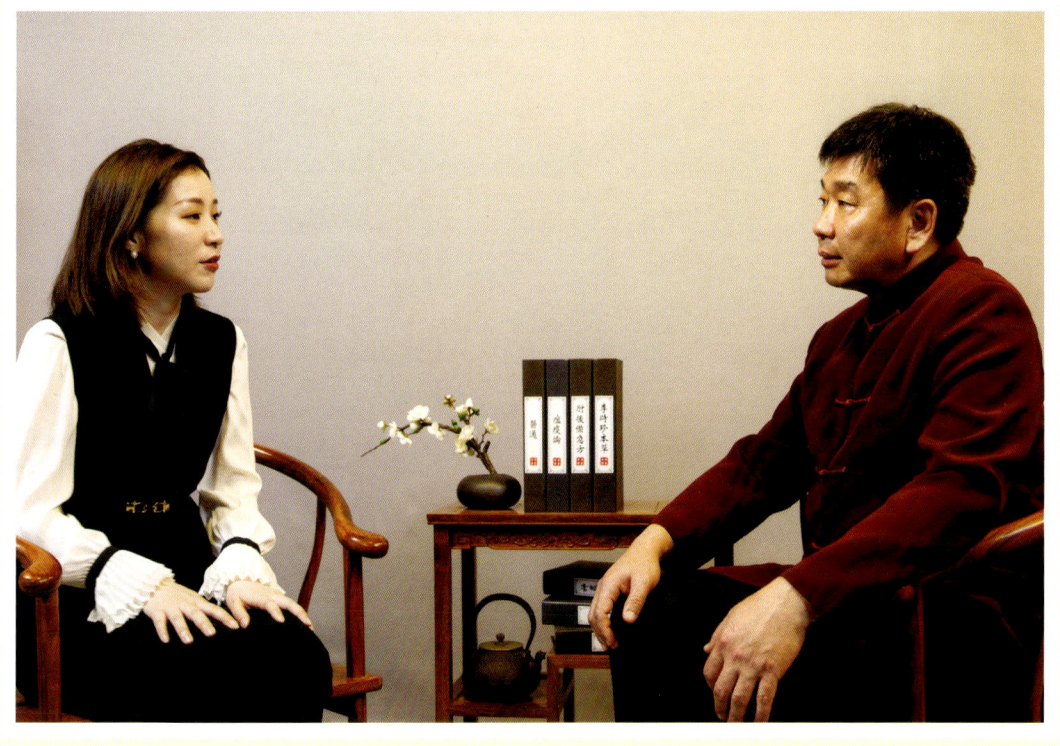

第二代传承人陈定家(右1)在人民网《闽医学派名家荟》系列节目接受访谈

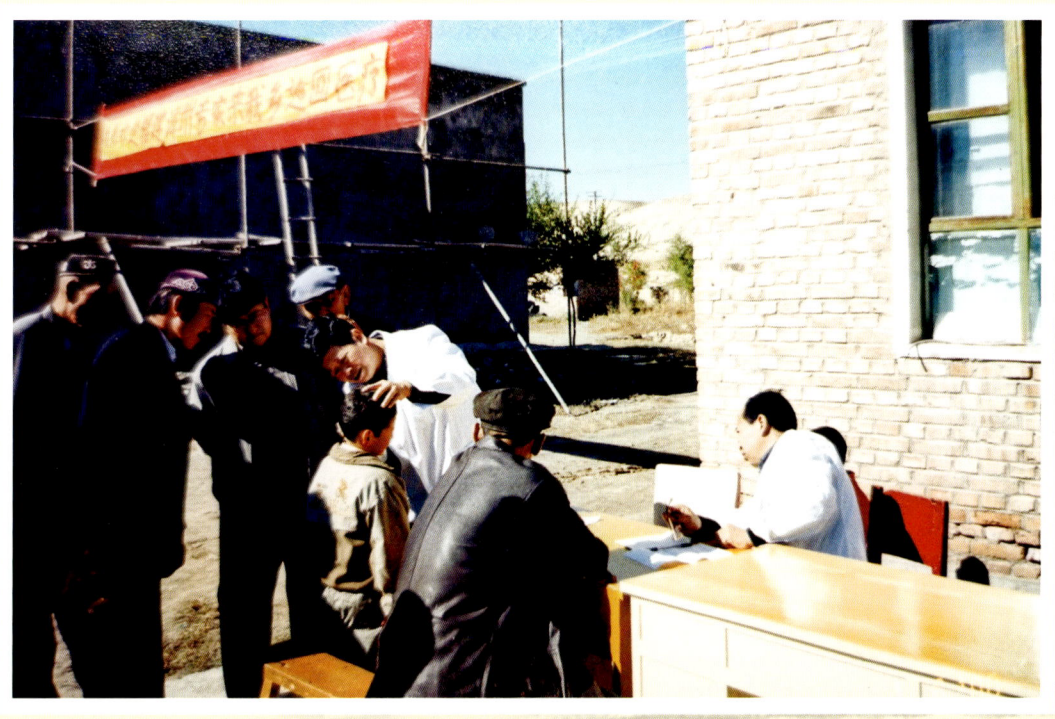

2003年,第二代传承人陈鲁峰(右3)参加援疆医疗队

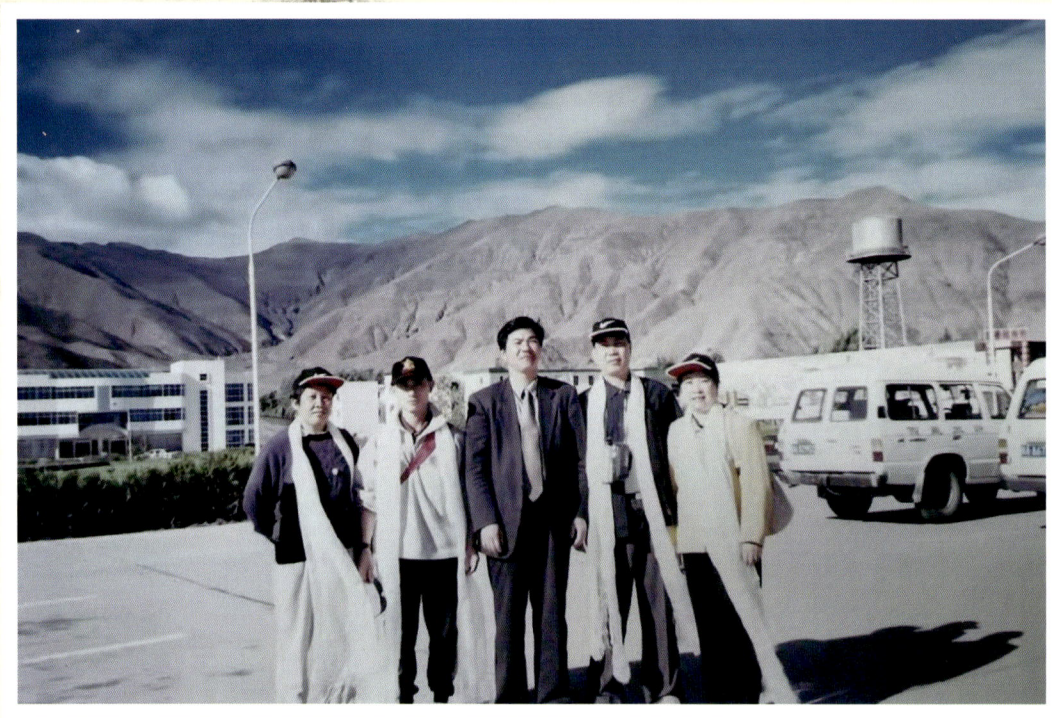

2000年，第二代传承人林乔龄（右2）参加援藏工作

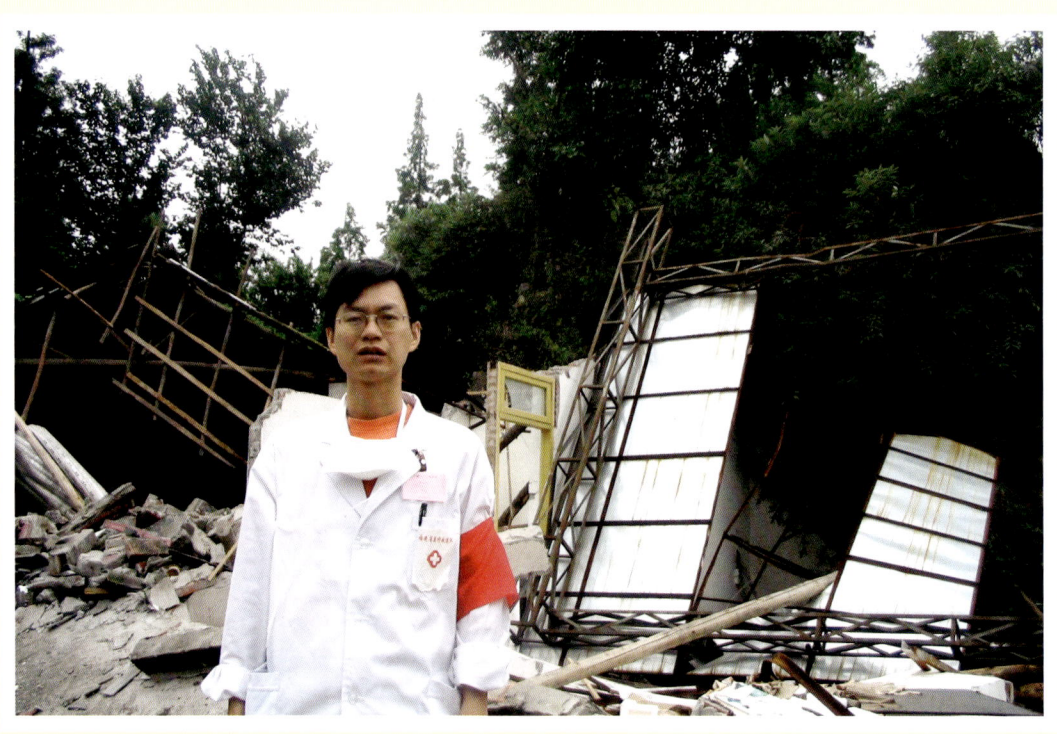

2008年，第三代传承人林石明参加"5·12"抗震救灾工作

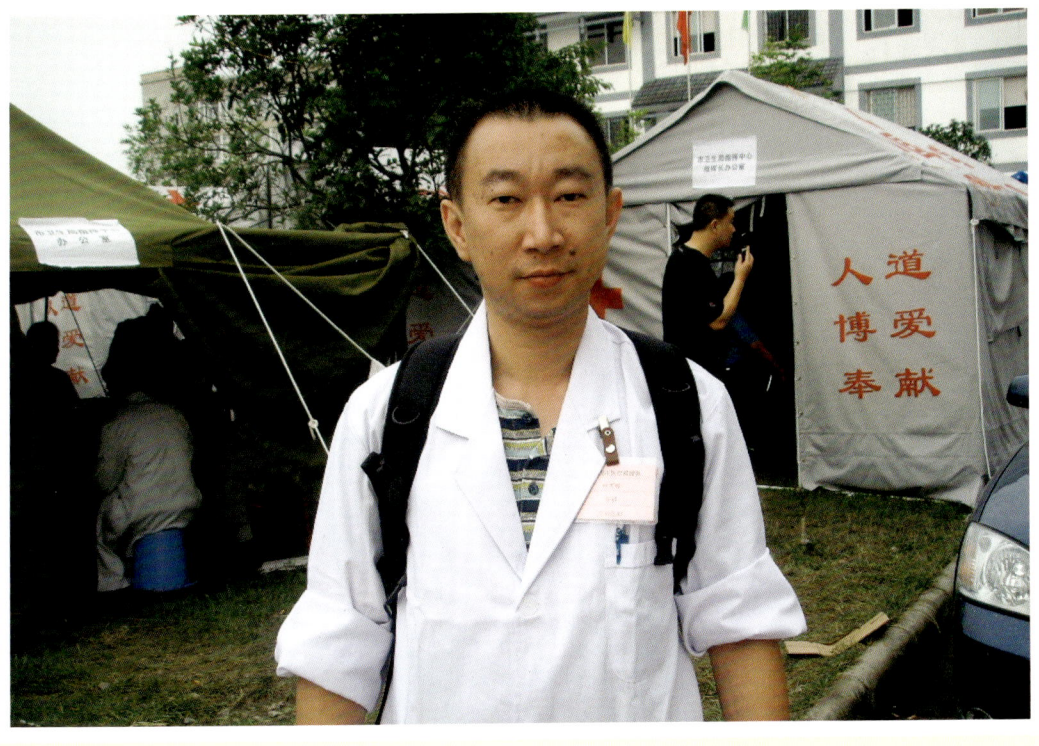

2008年,第三代传承人林哲辉参加"5·12"抗震救灾工作

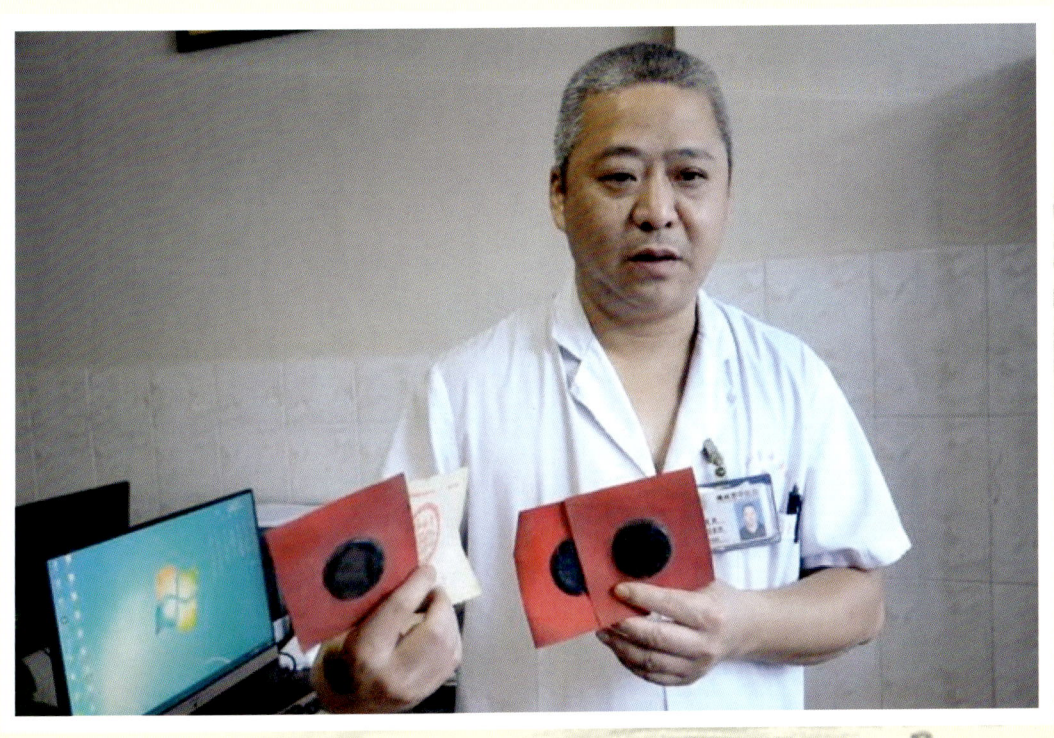

第三代传承人谢强介绍章氏风伤膏

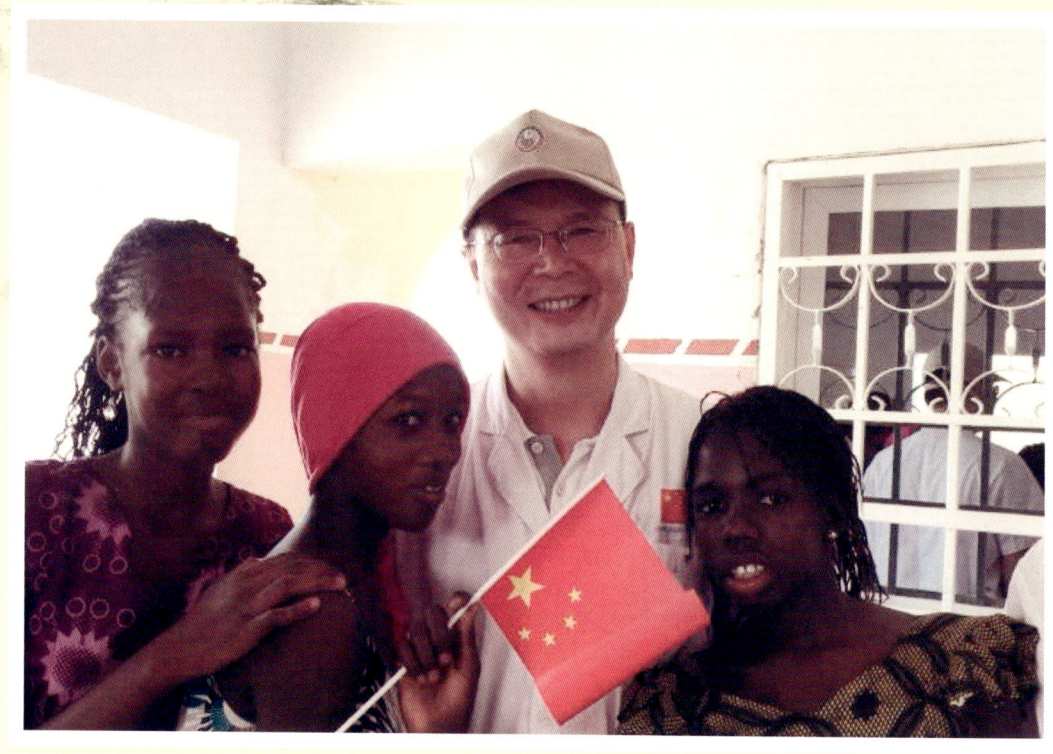

第四代传承人张嵩图（右2）在塞内加尔参加援非工作

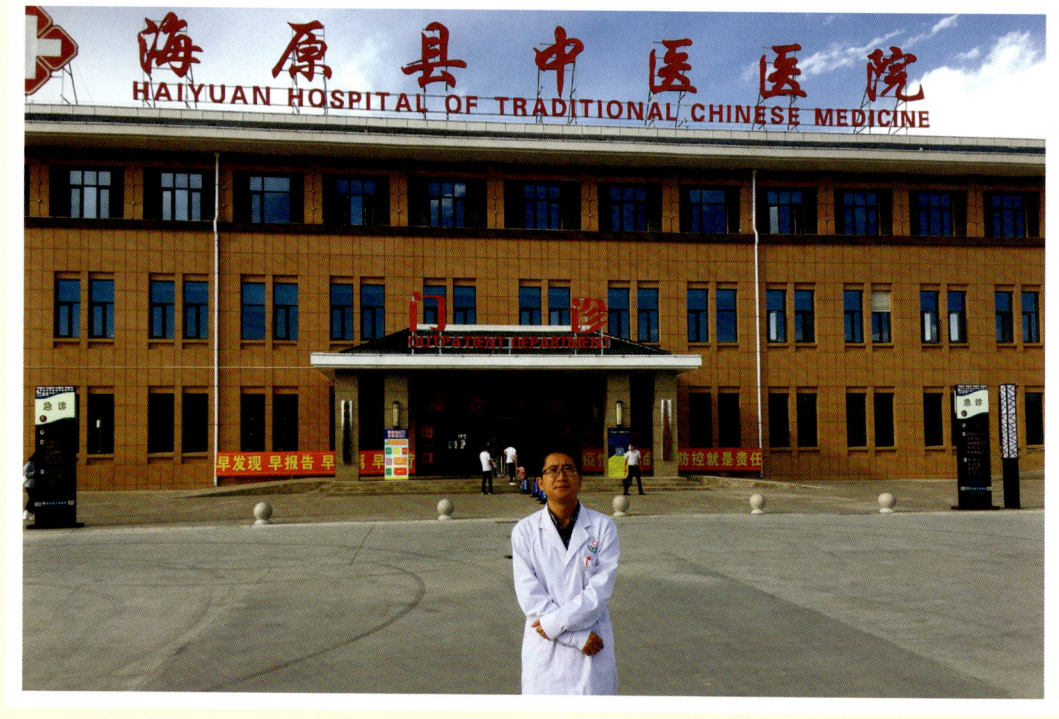

第四代传承人黄庆生在海原县中医医院参加援宁工作

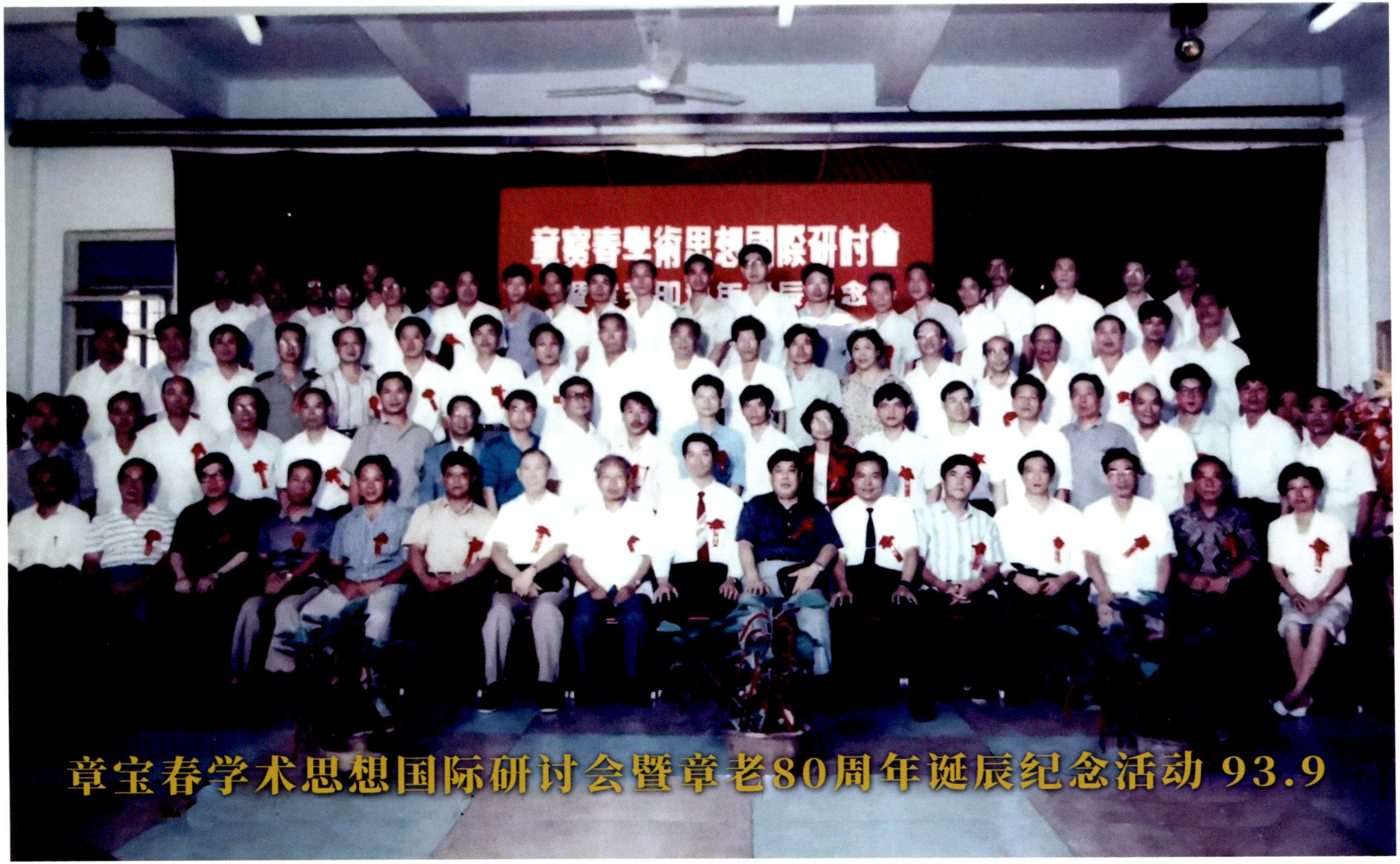

1993年，章宝春学术思想国际研讨会

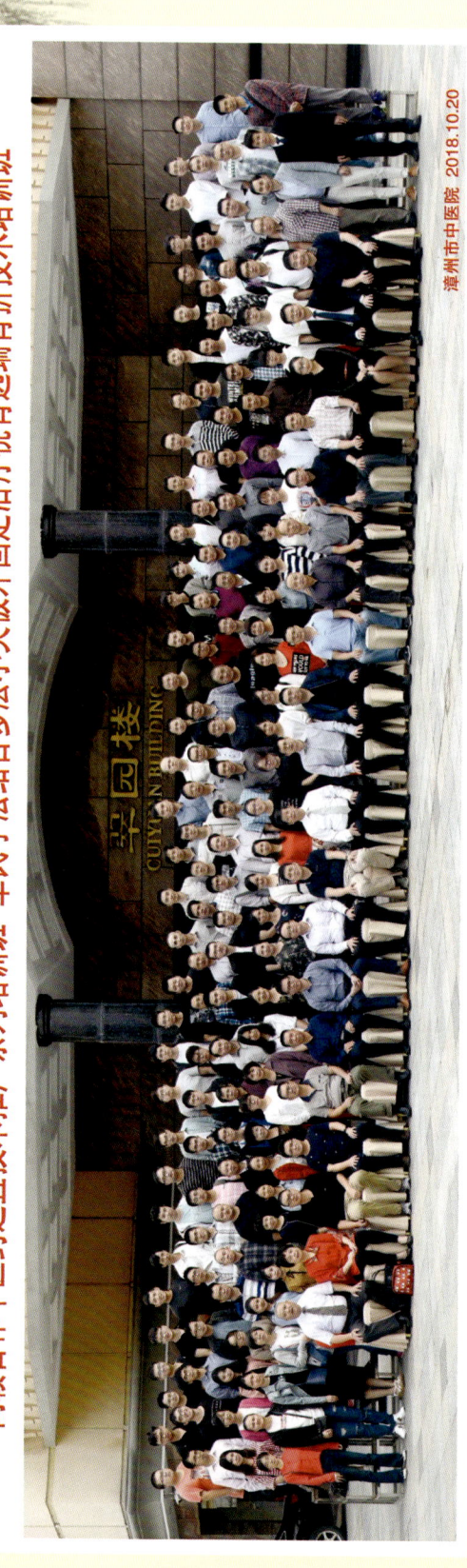

2018年，章氏手法结合多层小夹板外固定治疗桡骨远端骨折技术培训班

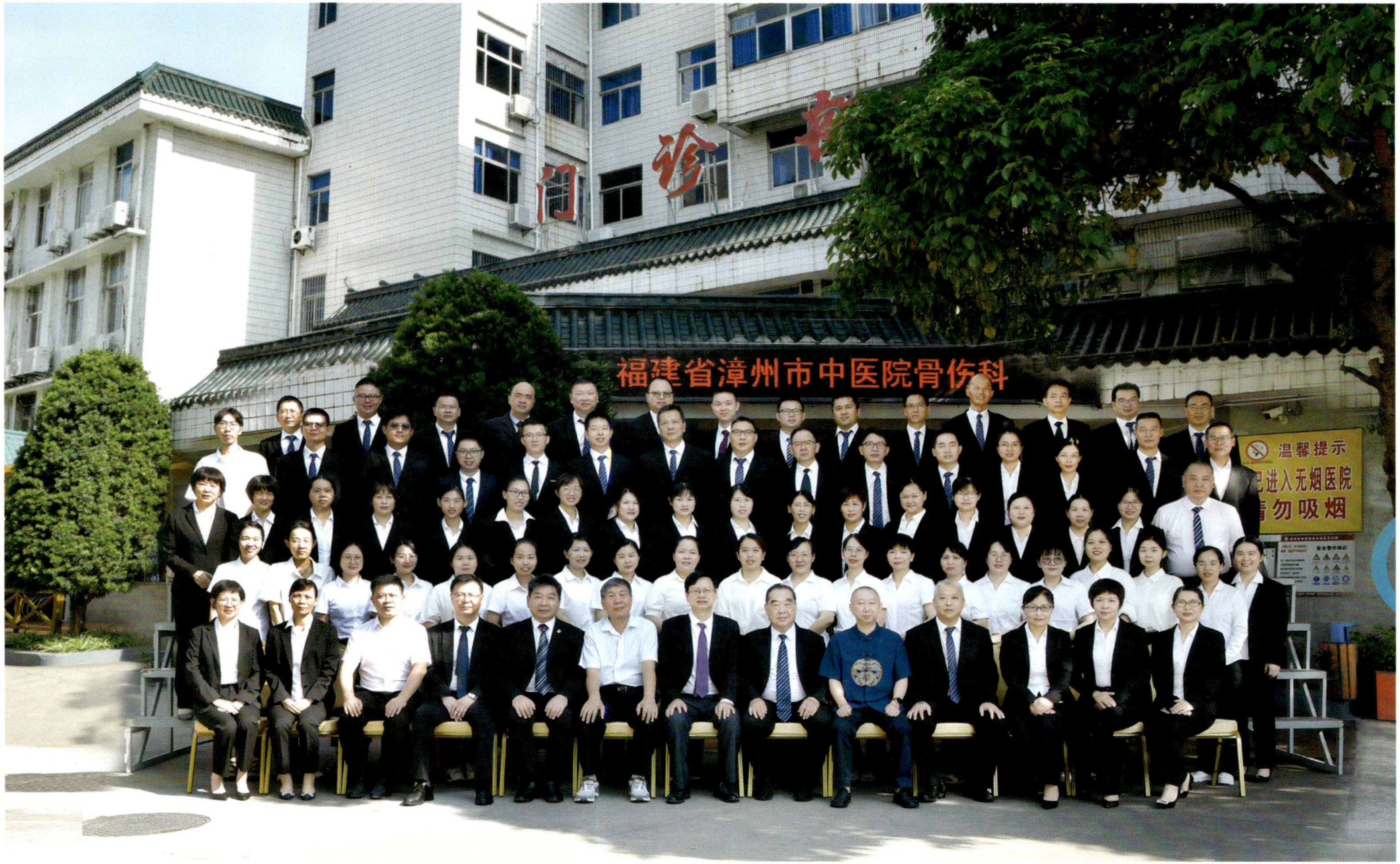

2023年,漳州市中医院骨伤科集体照

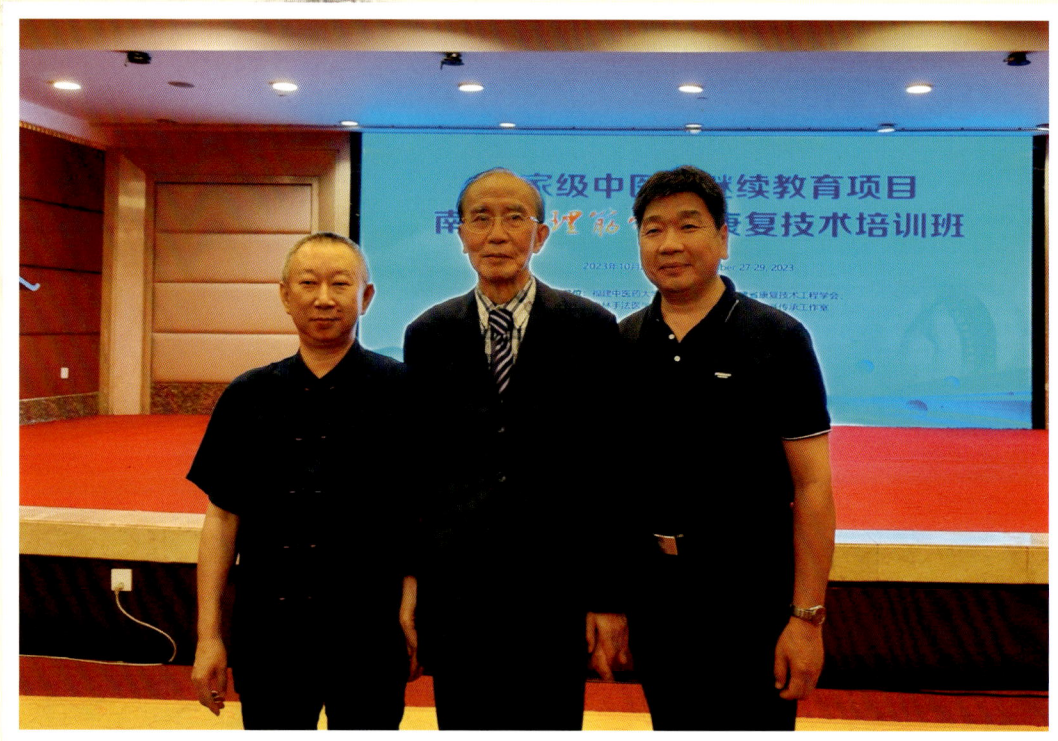

福建省骨伤研究所所长王和鸣教授（右2）在20世纪70~80年代
曾师从章宝春老先生，陈定家（右1）、林哲辉（右3）

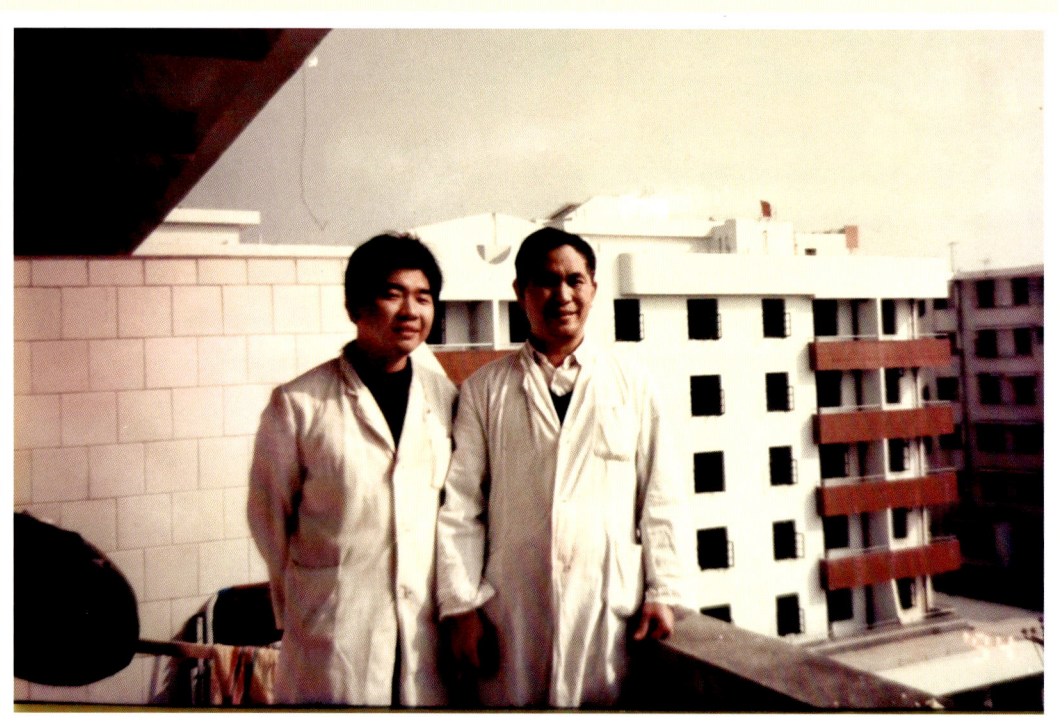

第一代传承人章道胜主任（右1）与第二代传承人
陈定家（右2）合影

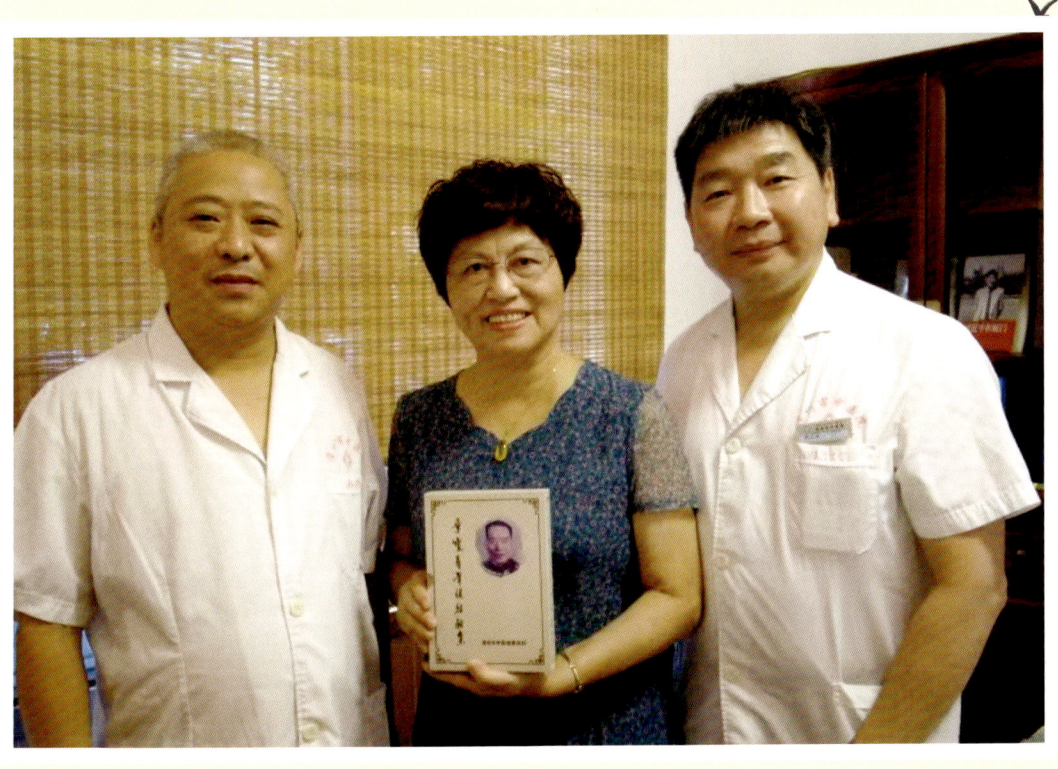

第一代传承人章谨（右2）与第二代传承人陈定家（右1）、
第三代传承人谢强（右3）合影

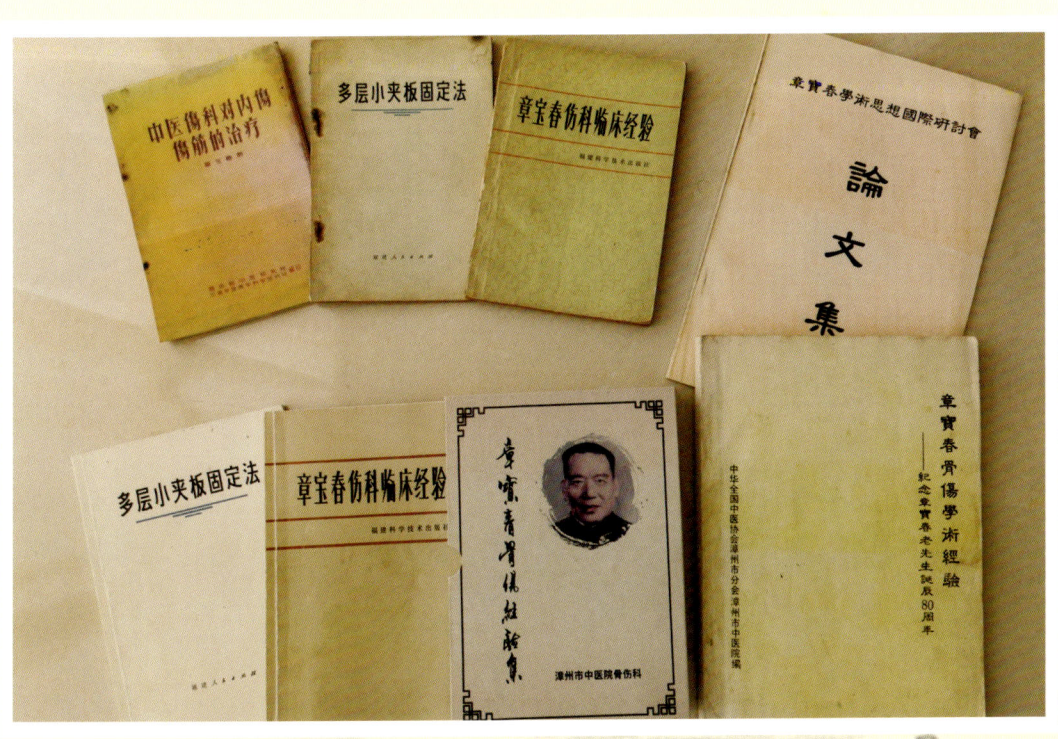

章宝春学术思想相关著作

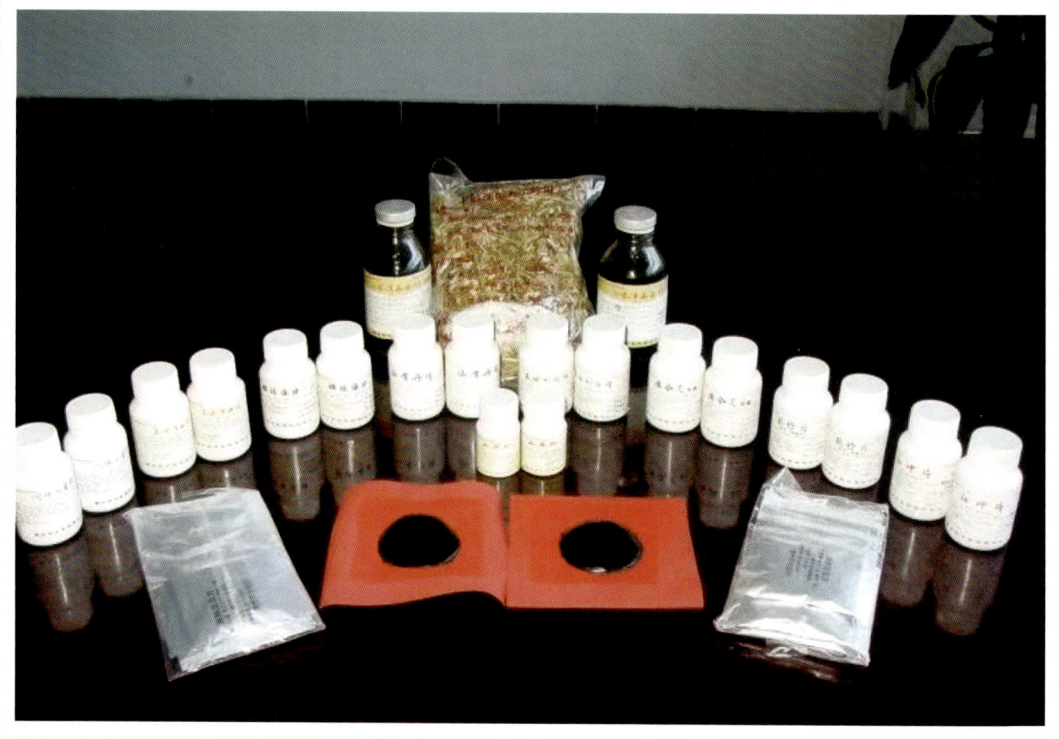

章宝春特色骨伤系列制剂

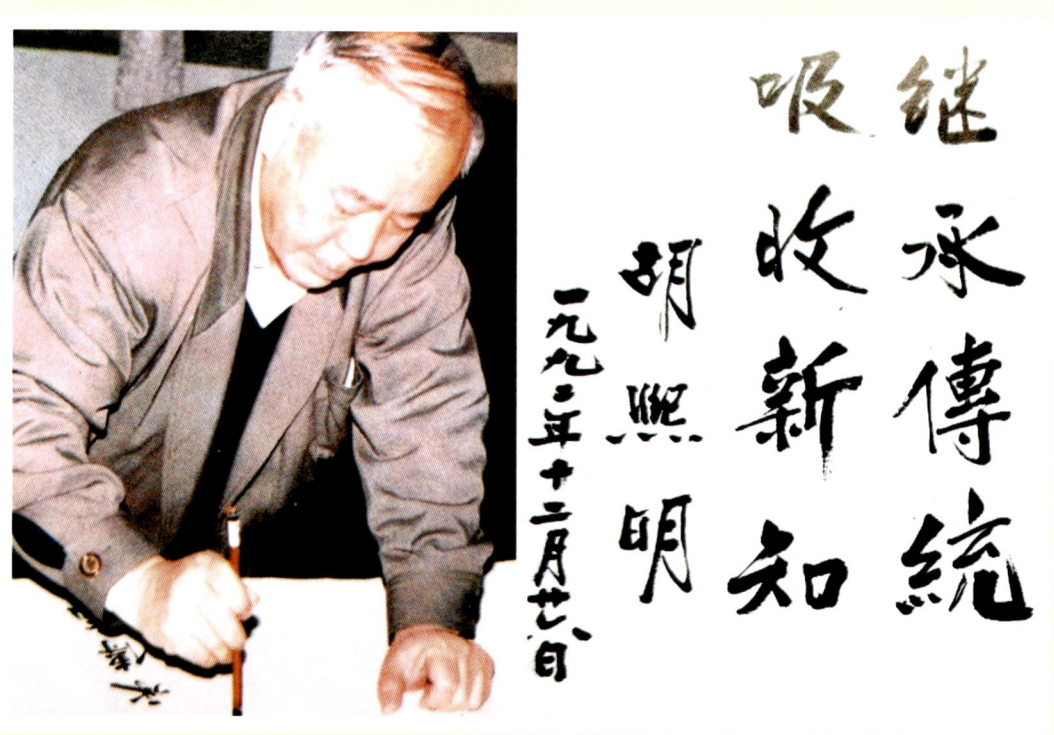

原卫生部副部长胡熙明为纪念章宝春诞辰80周年题词

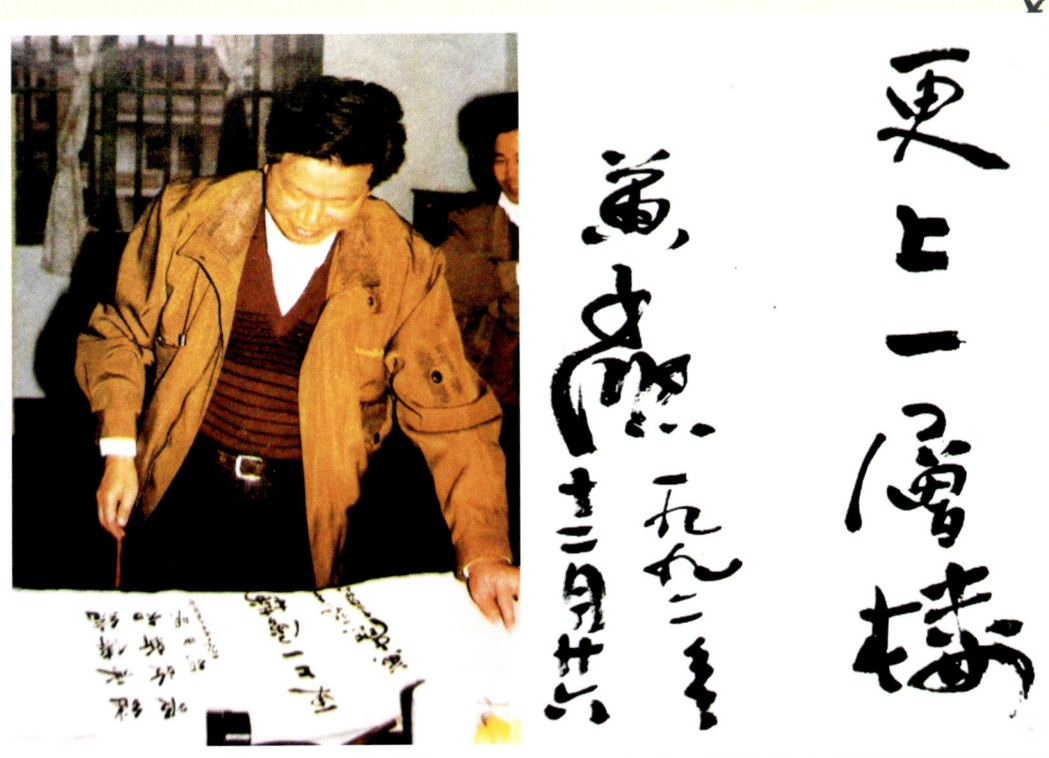

原福建省卫生厅副厅长黄春源为纪念章宝春诞辰 80 周年题词

王和鸣教授、郭维淮教授分别为纪念章宝春诞辰 80 周年题词

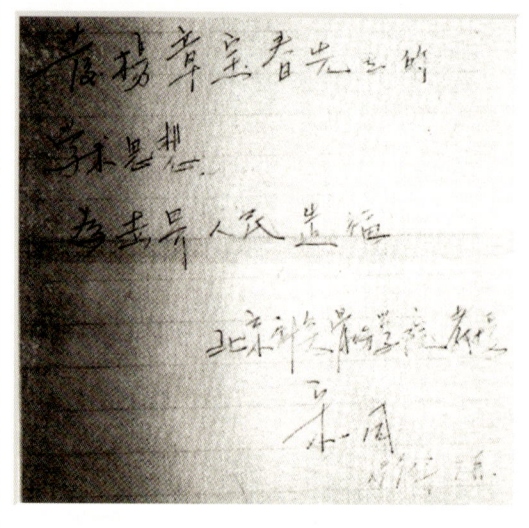

宋一同教授、许书亮教授分别为纪念章宝春诞辰80周年题词

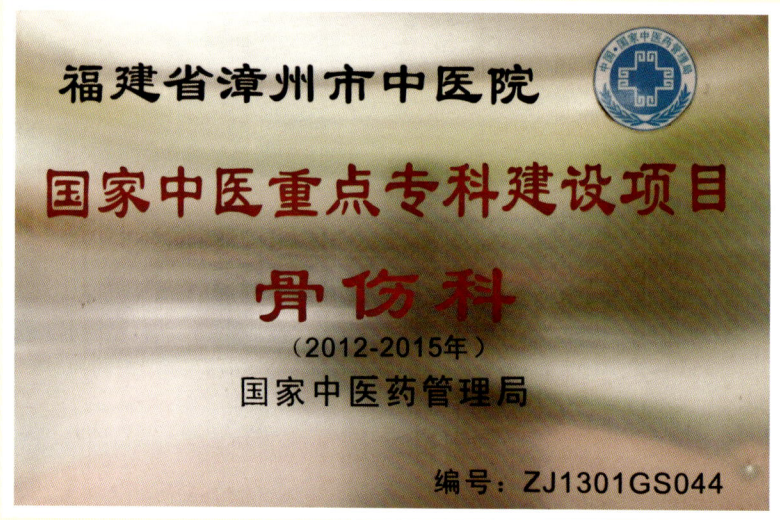

骨伤科被列入国家中医重点专科建设项目

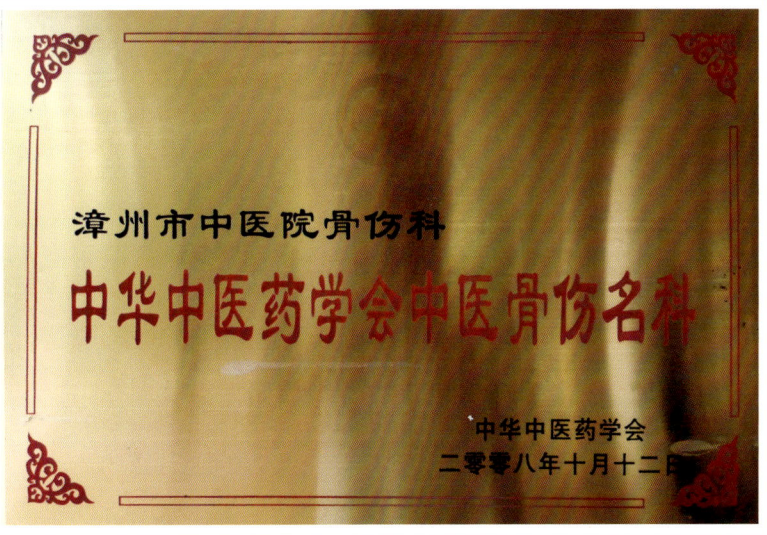

中华中医药学会中医骨伤名科

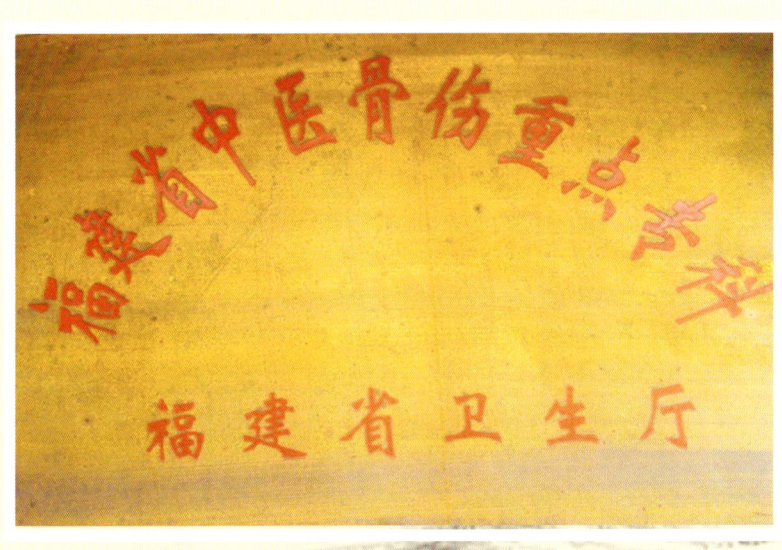

福建省中医骨伤重点专科

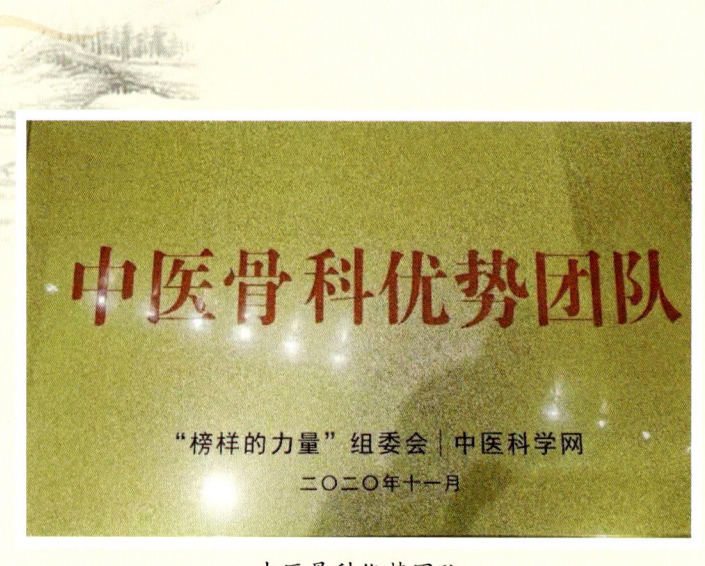

中医骨科优势团队

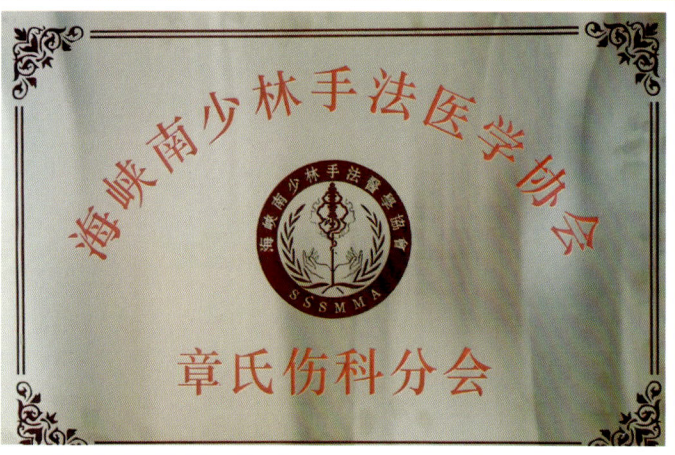

海峡南少林手法医学协会章氏伤科分会

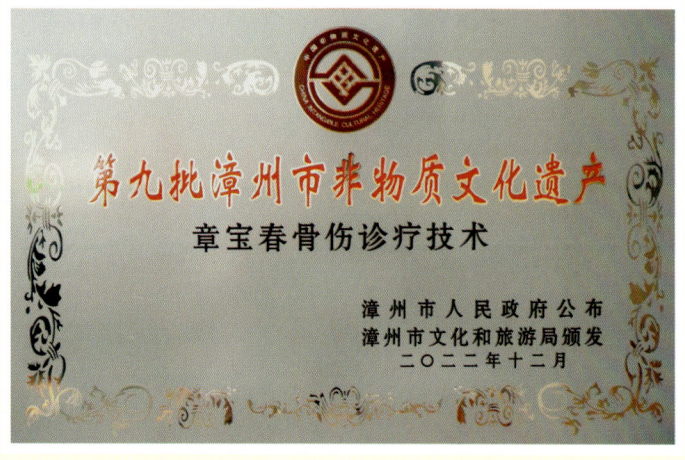

章宝春骨伤诊疗技术被列入第九批漳州市非物质文化遗产项目

章宝春骨伤学术流派传承研究

林石明 陈定家 谢 强 ◎主编

ZHANGBAOCHUN
GUSHANG XUESHU LIUPAI
CHUANCHENG YANJIU

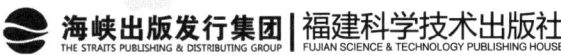

图书在版编目（CIP）数据

章宝春骨伤学术流派传承研究 / 林石明, 陈定家, 谢强主编. -- 福州 : 福建科学技术出版社, 2025.5.
ISBN 978-7-5335-7532-8

Ⅰ.R274

中国国家版本馆CIP数据核字第2025VR3170号

出 版 人　郭　武
责任编辑　沈贤娟
编辑助理　陈艳洁
装帧设计　黄　丹
责任校对　林峰光　王　钦

章宝春骨伤学术流派传承研究

主　　编	林石明　陈定家　谢　强
出版发行	福建科学技术出版社
社　　址	福州市东水路76号（邮编350001）
网　　址	www.fjstp.com
经　　销	福建新华发行（集团）有限责任公司
印　　刷	福州印团网印刷有限公司
开　　本	787毫米×1092毫米　1/16
印　　张	14
字　　数	278千字
插　　页	12
版　　次	2025年5月第1版
印　　次	2025年5月第1次印刷
书　　号	ISBN 978-7-5335-7532-8
定　　价	98.00元

书中如有印装质量问题，可直接向本社调换。
版权所有，翻印必究。

编委会

主　编： 林石明　陈定家　谢　强

副主编： 张嵩图　范纯泉　欧清彬

编　委： （按姓氏音序排列）

蔡志伟　曹旺烽　陈定家　陈振南　范纯泉

郭世明　黄庆生　林石明　吕辰玮　欧清彬

司在武　谢　强　许晓光　叶　臻　张嵩图

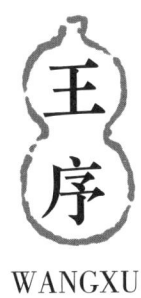

王序
WANGXU

中医骨伤科是防治骨关节及其周围筋肉损伤与疾病的专科。古属"疡医"范畴,又称"接骨""正骨""伤科"等。中医骨伤科历史悠久,源远流长,为世人所称道。随着社会的发展,中医骨伤科的传承与发展受到高度重视。

"少林伤科"是中医骨伤科的重要学术流派。长期以来,福建少林寺在海内外有着广泛而深远的影响。由于福建地处南方,相对于北方的嵩山少林寺,人们习惯上称福建少林寺为"南少林"。南少林在传承过程中集"禅""医""武"之大成,近代南少林骨伤流派出现福州林如高,漳州章宝春,泉州廖尚武、张铁龙、庄子琛,龙岩余添辉等名家,在海内外骨伤界产生较大影响。

章宝春骨伤学术流派起源于少林伤科,创立于漳州,是南少林骨伤流派的重要组成部分。漳州市中医院骨伤科创建人章宝春是福建省名老中医、骨伤科名家,曾任龙溪地区中医院(今漳州市中医院)副院长、骨伤科主任。章宝春年少时到上海拜少林学派周荣江为师,习武学医,1938年出师,后到漳州、厦门两地开设章宝春伤科诊所。1955年6月,他加入漳州市第五联合诊所。1956年,章宝春组建龙溪地区中医院，章宝春为该院骨伤科的建立和发展做出了重要贡献。1974年，章宝春编写《多层小夹板固定法》一书，由福建人民出版社出版，畅销省内外及港澳地区。1982年，章宝春之子章道胜编写《章宝春伤科临床经验》一书，由福建科学技术出版社出版。章宝春治病救人，扶伤解痛，为人民服务，精心钻研医疗技术，树立优良医德医风，多次被评为先进工作者。章宝春胸怀共产主义理想，拥护中国共产党，于1982年5月被批准加入中国共产党，同年因病逝世，享年69岁。章宝春老先生从事中医骨伤科50余载，积累了丰富的骨伤临床经验，不愧为"正骨前辈，理伤先贤"，是骨伤科同仁学习的榜样。

20世纪70~80年代，我曾师从章宝春老先生，承蒙章老厚爱，倾囊相授，我铭感五内。今章宝春骨伤学术流派传承人通过收集、总结、整理章宝春的骨伤临床经验，编著《章宝春骨伤学术流派传承研究》一书，完善该流派的学术思想，提炼流派的诊疗技术；同时也记录了漳州市中医院骨伤科在传承发展过程中，几代人所经历的创业艰辛与创新发展的辉煌历程。这些学术流派传承研究十分珍贵，可供海内外骨伤科同仁借鉴参考和学习交流。

《章宝春骨伤学术流派传承研究》为弘扬章宝春骨伤经验，推动骨伤学术流派的传承发展做出贡献。在该书即将付梓之际，欣然为序，与读者共飨。

福建中医药大学教授
博士生导师
福建省骨伤研究所所长
王和鸣
2024年9月28日

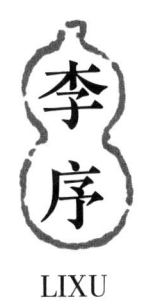

  夫医术者,乃仁术也,以济世安民为本。漳州之地,有骨伤科名家章宝春先生者,承先人之遗训,习岐黄之术,独步于闽南。先生之医术,精湛绝伦,尤擅小夹板固定治疗骨折之术,积数十年之经验,著成《多层小夹板固定法》《中医伤科对内伤伤筋的治疗》等书籍,流传后世。

  昔者,先生于漳州市中医院创立骨伤科,开一方之先河。彼时医术未盛,骨折之病,患者痛苦不堪,医者亦束手无策。先生心怀苍生,勤求古训,博采众方,终悟得小夹板固定之法。此法简便易行,疗效显著,患者痛苦顿减。先生之医术,遂名扬四海,求治者络绎不绝。

  先生治病,不拘一格,因人因时而异。每遇疑难杂症,必深思熟虑,以求至当。其学术思想独特,治疗方法自成一家。于骨折之治疗,尤重气血之调和、筋骨之接续。尝言:"骨折非独筋骨之病,亦关乎气血。气血不和,则筋骨难续。"故治骨折者,必先调气血,气血充盈,则筋骨自然接续。此言一出,医林震动,咸以为至理名言。

  先生之医术,非但治病救人,亦重学术传承。今章氏传人将先生骨伤临床之宝贵经验搜集整理,悉数载于《章宝春骨伤学术流派传承研究》一书中。此书内容翔实，条理清晰，既有理论阐述，又有临床案例，道法术三者，一气呵成。后学读之，犹如耳提面命，茅塞顿开。

夫医术之道，博大精深，非一朝一夕所能穷尽。章宝春先生以毕生精力致力于骨伤科之研究与实践，其学术成就与临床经验实乃医林之瑰宝也。《章宝春骨伤学术流派传承研究》一书之问世，必将对中医骨伤学科产生深远影响，为中医药传承创新发展添砖加瓦。

余观此书既毕，感慨系之矣。先生之医德高尚，医术高明，实为后世医家之楷模。愿诸君读此书时，能体悟先生之心境与情怀，继往开来，将中医骨伤科之事业发扬光大！

是为序！

中华中医药学会副会长
福建中医药大学校长
全国名中医、岐黄学者

李灿东

2024 年 9 月 30 日

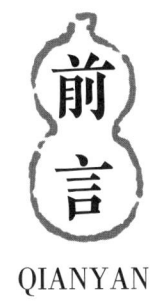

中医学术流派是中医学在长期发展过程中形成的具有独特学术思想、学术主张及独到临床诊疗技艺,有清晰的学术传承脉络和一定历史影响力、公认度的学术派别。为了进一步加强福建省中医学术流派传承,促进福建省中医学术流派百花齐放、百家争鸣、共同发展。福建省卫生健康委员会组织开展福建省中医学术流派传承工作室建设工作,2019年2月,"章宝春骨伤学术流派传承工作室"被确定为福建省中医学术流派传承工作室建设项目。

章宝春骨伤学术流派源于中医骨伤学的重要学术流派——少林伤科,创立于漳州。1931年,章宝春拜周荣江为师习武学医,学得治创疗伤的医术,经过多年临床实践形成章宝春骨伤学术流派思想及临床诊疗技术体系。

章宝春骨伤学术流派各代传承人均为骨伤科学术带头人。第一代传承人以章道胜、麦少卿、李克等为代表,总结章宝春学术经验,于1983年编著《章宝春伤科临床经验》等书籍。1993年,漳州市中医院成功举办章宝春学术思想国际研讨会,编印《章宝春学术思想国际研讨会论文集》,将章宝春骨伤经验传播到海外。第二代传承人以陈定家、陈鲁峰、林乔龄为代表，将传承章宝春骨伤诊疗技术与科室发展紧密结合。"章宝春骨伤诊疗技术"被列入第九批漳州市非物质文化遗产名录。第三代传承人以林石明、林哲辉、谢强为代表，创建章宝春骨伤学术流派传承工作室并顺利通过验收，进一步整合优化医疗资源，守正创新，建立名医工作室，推动骨伤科的高质量发展。还有多名骨伤科青年才俊也成为章老学术的积极传承者。目前已传承五代。章宝春骨伤学术流派传承脉络清晰，代有传人，在闽医学派中具有深远影响。

为了传承章宝春骨伤流派学术思想，发扬流派特色优势，立足临床实践，提高流派临床疗效，培养传承人才，打造流派人才群体，宣传特色文化，扩大流派辐射影响，整合传承资源，创新流派发展机制，结合"章宝春骨伤学术流派传承工作室"的建设工作，我们编著《章宝春骨伤学术流派传承研究》一书，梳理章宝春骨伤学术流派传承脉络，完善流派学术思想，提炼流派诊疗技术，挖掘流派文化特色，积极推动章宝春骨伤学术流派的传承研究。

鉴于水平有限，错漏之处，在所难免，敬请各位同仁批评指正！

章宝春骨伤学术流派传承工作室
漳州市中医院骨伤科
2024 年 8 月

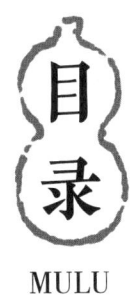

第一章 章宝春骨伤学术流派发展沿革 1

第一节 骨伤圣手章宝春 2
第二节 流派沿革与发展 4
一、流派初创 8
二、创骨伤科 10
三、著书立说 16
四、开办盛会 20
五、建设专科 22
六、守正创新 30

第二章 章宝春骨伤学术流派伤科诊疗经验 37

第一节 概述 38
一、四诊在伤科的应用 38
二、八纲在伤科的应用 41
三、伤科的诊断要点及处理原则 42
四、伤科的主要治法 45

第二节 骨伤临床技法 49
一、望眼诊伤 49
二、推伤疗法 50
三、整复手法 51
四、多层小夹板固定技术 64

五、药物洗伤疗法 74
　　六、练功疗法 75
第三节　上肢骨折 79
　　一、锁骨骨折 79
　　二、肱骨外科颈骨折 81
　　三、肱骨干骨折 84
　　四、肱骨髁上骨折 86
　　五、肱骨外髁骨折 89
　　六、尺骨上 1/3 骨折合并桡骨头脱位 90
　　七、尺桡骨骨干双骨折 92
　　八、桡骨下端骨折 93
　　九、掌、指骨骨折 95
第四节　下肢骨折 99
　　一、股骨颈骨折、股骨粗隆间骨折 99
　　二、股骨干骨折 101
　　三、胫腓骨干骨折 104
　　四、踝部骨折 106
　　五、跟骨骨折 108
　　六、跖骨骨折、趾骨骨折 110
第五节　躯干骨折 113
　　一、肋骨骨折 113
　　二、胸腰椎骨折 114
第六节　开放性骨折 117
第七节　陈旧性骨折 119
第八节　关节脱位 121
　　一、下颌关节脱位 121
　　二、肩关节脱位 122
　　三、肘关节脱位 124
　　四、小儿桡骨小头半脱位 126
　　五、髋关节脱位 127
第九节　伤筋、内伤 129
　　一、伤筋 129

二、内伤 139

第三章 章宝春骨伤学术流派方药运用经验 145

第一节 秘方 146
一、骨折 146
二、筋伤 147
三、内伤 149
四、骨病 151

第二节 经验方 154
一、骨折 154
二、伤筋 156
三、内伤 158
四、骨病 160

第三节 特色药剂 161

第四章 章宝春骨伤学术流派临床验案 163

第一节 骨折 164
第二节 脱位 167
第三节 筋伤 168
第四节 内伤 171
第五节 骨病 177

第五章 章宝春骨伤学术流派代表性著作与论文 181

第一节 主要学术著作 182
第二节 代表性学术论文 184
一、临床经验总结论文概要 184
二、特色制剂临床研究及应用论文概要 186
三、章宝春文章精选 190

· 编后语 207

第一章

章宝春骨伤学术流派发展沿革

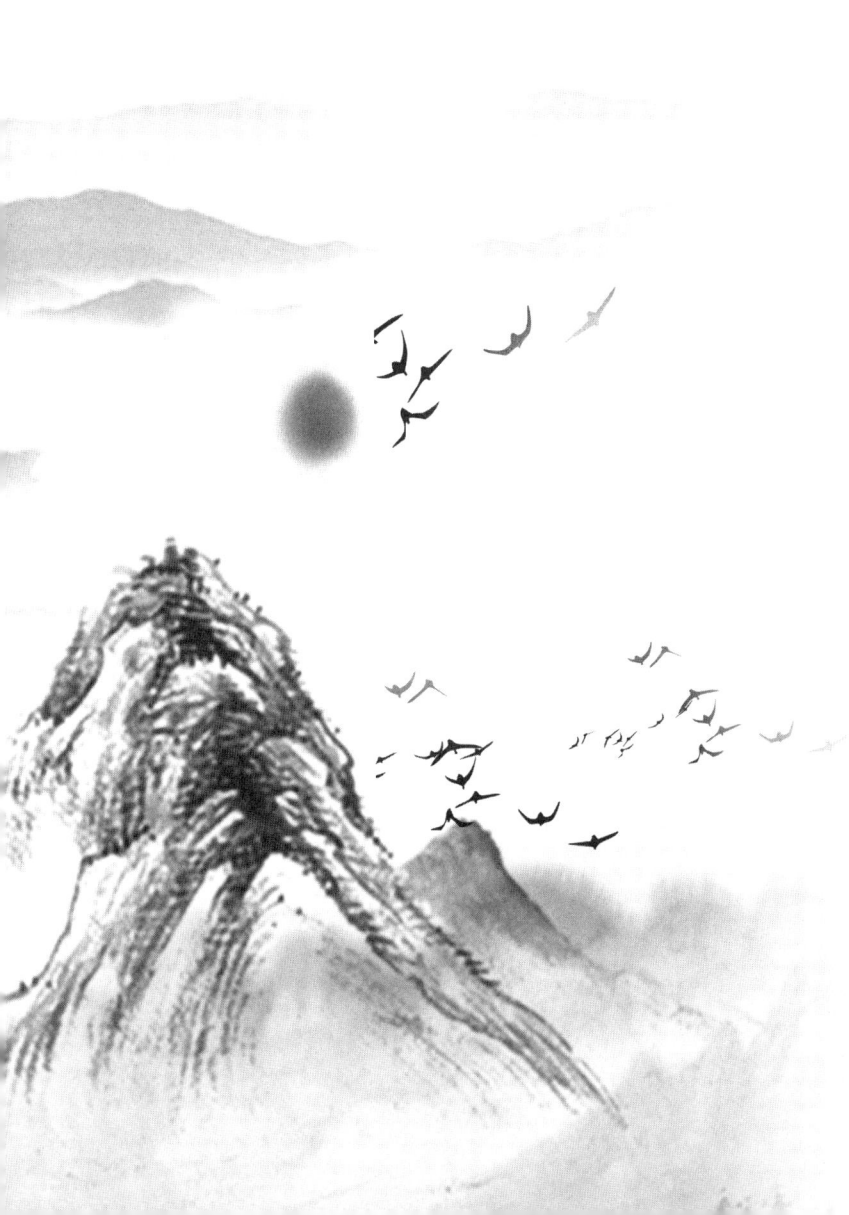

第一节

骨伤圣手章宝春

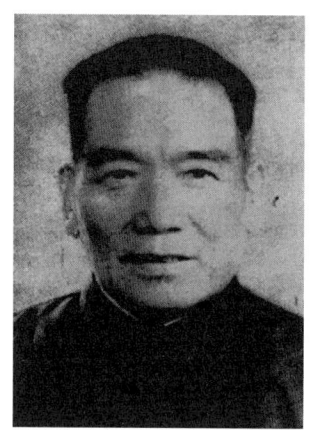

图1-1-1　章宝春老先生

章宝春（1913—1982），男，汉族，祖籍浙江杭州，原龙溪地区中医院（今漳州市中医院）副院长、骨伤科主任，漳州市中医院骨伤科创始人，是福建省名老中医、骨伤科名家（图1-1-1）。曾任漳州市第四、第五、第六、第八届人大代表，第三、第四届中国人民政治协商会议福建省委员会委员。章宝春先生从事中医骨伤科工作50余载，深研中华医学，尤其对跌打损伤、骨折、脱位的诊治有着丰富的临床经验，他医术精湛，疗效卓著，深受人民群众的赞誉。

年少时，章宝春由亲友介绍到上海拜嵩山少林寺"铁鞋和尚"之高徒周荣江为师，习武学医。章宝春精于拳脚及刀枪等武术，还学得治伤疗法及药理处方，1938年出师，后行医卖艺于浙江、江西和福建一带，为众多骨伤病人诊疗，解除群众的疾苦。

1940年，章宝春与林惠珍结婚，后在厦门、漳州一带行医卖艺，为群众接骨疗伤。林惠珍系厦门骨伤科名医林宝山之女，15岁即已精通针灸、按摩、刮痧等诸种医技。夫妻二人共创了望、闻、问、切、摸、比之法，即骨伤科诊断法。1945年开设章宝春伤科诊所。

章宝春入籍漳州，收徒传医授艺。他经常带学徒外出实践，行医于周围乡村，为村民疗伤治病。伤病者经他诊治，都有很好的疗效，因此声誉很快传开，他对病人不分贵贱热心应诊，常为贫困病人免费行医施药，因而求医者日渐增多，诊所也日益兴盛，章宝春的声誉随之增高，誉满闽南，名扬海外。

中华人民共和国成立后，章宝春继续在漳、厦两地行医。1951年3月，章宝春由福建省卫生厅发放伤科中医师执照，当时由福建省卫生厅直接发执照是少有的。章宝春虽然有此声誉，但他依旧谦虚谨慎，认真研读医学典籍，在医术上精益求精，并总结医疗实践经验。不久又参加厦门市第二期中医进修班，系统地学习、生理解剖和中医基础理论等知识，获得了丰富的医疗知识。

1956年，章宝春与数位名中医共同组建漳州市中医联合医院并创建骨伤科，任骨伤科主任。1959年，漳州市中医联合医院升格为龙溪专区中医院。1964年，福建省卫生厅授予章宝春福建省名老中医称号。福建省卫生厅指派福建中医学院的毕业生李克为章宝春学术继承人。章宝春虽为名医，但平易近人，为人诚恳，诲人不倦，毫无保留地传授技术和经验，先后开办了3期中医学徒班，招收中医学徒26人。章宝春亲自教授伤科学，传授中医理论及诊疗技术。他认真总结骨伤临床经验，撰写医学论文，在20世纪60年代，他就著有《中医伤科对内伤伤筋的治疗》等著作及《中医伤科对"伤筋"的辨证与治疗（附100例疗效介绍）》等多篇论文。章宝春积极将自己在临床应用有效的丸散膏丹及制作风伤膏的方法贡献出来。

当时中医队伍后继乏人状况日趋严重，为了培养中医后继人才，章宝春重视传医授艺，所带学徒门生50余人，多人在医学上得以成就，成为后继之秀。同时，他还受聘为龙溪卫校伤科及省、地举办的骨伤科学习班教师。他执教严谨，诲人不倦，把自己长年积累的医学所得毫无保留地传授给学生，使学生在医学理论与医疗技术两方面都得到显著的提高，为医院培养了一批颇有成就的骨伤科专家。

章宝春在漫长的临床实践中，积累了丰富的经验，形成独特的学术思想体系和治疗方法，在福建省独树一帜。他尤其注重整体观念，在望法上首创独特的"望眼诊伤法"，以结膜与巩膜之间的脉络变化，诊断胸背部陈旧伤的性质。对各种损伤的治疗，以辨证论治为准绳，坚持"局部与整体兼顾、外伤与内损并重、固定与活动结合"3项治疗原则。内治法，损伤初期攻下逐瘀、中期理气解郁、后期补气血益肝肾。他以脏腑、经络辨证为主，尤具匠心。外治法，他独创推伤、理筋、整骨手法，夹缚固定，药物洗伤，练功疗法。他的闪火推伤法，对陈旧性损伤、顽固性酸痛，疗效尤为显著。对四肢骨折，章宝春应用多层杉皮小夹板固定，疗效尤佳，因其具有可因人塑形、固定牢靠、可随时调整、便于观察和功能锻炼等优点，又取材容易、价格低廉，便于基层开展，故而受到好评和推广。他自创外用药风伤膏、推伤药酒、上下肢洗伤方；内服药接骨丹、紫金片、活血片、补筋片、润肺七厘片、杜仲片、消肿活血汤、复方川七粉等，君、臣、佐、使配伍别具一格，不愧为中医骨伤名师。他献出的骨伤内服方、外用药和经验方，共计35种，成为漳州市中医院骨伤科协定处方和院内制剂，沿用至今。章氏系列用药，参加福建省中医药成果展，获得好评，被各大医院广泛使用，部分外销东南亚。

1981年9月，章宝春出现吞咽困难，经检查确诊为食管癌。医院领导十分关心和重视，联系到上海华山医院肿瘤科为章宝春治疗。章宝春不顾病魔缠身，不辞辛苦，不遗余力地伏案加紧整理临床经验。章宝春病重住院期间，委托他的妻子林惠珍副主任医师多次向党组织表达想要加入中国共产党的坚定决心和志愿。党组织经过长期考察，于1982年5月批准章宝春加入中国共产党。1982年5月26日，一代宗师章宝春因病与世长辞，享年69岁。

章宝春医德高尚，医术精湛，为后辈树立了典范。他创建的漳州市中医院骨伤科始终秉承章宝春骨伤学术思想，在临床、科研、教学等方面竭力继承和发扬章宝春骨伤诊疗技术，骨伤科自建院创科伊始，60多年来，作为漳州市中医院特色品牌科室，为医院的发展进步起到了重要的推动作用。

第二节
流派沿革与发展

漳州市中医院骨伤科由章宝春创建并代代相传至今，是章宝春骨伤学术流派思想传承实践和弘扬发展的主体科室。

章宝春在厦门、漳州一带行医时，吸收闽南地区传统中医药文化精髓，将自己掌握的少林武功、少林伤科治创疗伤的医术及药理处方，结合福建本地的地理气候及老百姓生产生活的特点，创建了独特的章宝春骨伤学术流派思想体系。

骨伤科建科之初只设门诊，由于章宝春独特的治疗方法和极佳的疗效，在漳州市及周边地区享有很高的声誉，病人络绎不绝，1960年骨伤科门诊量占全院门诊量的30%左右。后设立住院部，住院部有26张病床。

由于人员缺乏，医院于1959~1966年间共举办3期中医学徒班，采用集中上课、分散从师的教学方法，既系统地学习了中医学理论，又继承了老中医学术思想和临床经验。出师后有6名学徒留于骨伤科。1962年医院引进麦少卿医师。医院设立放射科，购置X光机等诊疗设备，使骨伤科诊断水平有了较大的提高。后来，大专、中专毕业生也相继分配到骨伤科，新生力量的补充为骨伤科的发展奠定了坚实基础。

骨伤科作为龙头科室，带动漳州市各区医院骨伤科的发展，致力于提高本地区骨伤医疗水平。1972~2005年，在医院的支持下，骨伤科先后举办了7期骨伤学习班，对漳州市各区及周边医院骨伤科医务人员开展系统培训，培训过程中毫无保留地传授章宝春骨伤诊疗技术，促进流派学术思想和诊疗技术的发扬。

1976年后，随着中西医结合治疗在医院的开展，骨伤科在继承章宝春闭合手法整复、多层小夹板固定的基础上，应用牵引、石膏固定等治疗方法，提高了疗效。开展闭合手法治疗四肢陈旧性骨折；以生肌膏、当归膏、黄柏液为主治疗开放性骨折合并感染；开展外固定器的研究，以解决闭合手法整复后外固定的难题，扩大骨伤科治疗范围，促进学科发展。

1986年2月，医院更名为"漳州市中医院"。病房大楼落成，骨伤科病床扩大到116张，分2个病区，有医生22人、护士26人。为进一步提高骨伤科诊疗水平，医院计划外送医师到河南洛阳正骨医院、天津骨科医院等进修学习。医院高度重视骨伤科人员结构的合理配置，引进西医骨外科人才，争取多名福建中医学院本科生分配到漳州市中医院，使骨伤科人才梯队日趋完善，素质明显提高。医院多次邀请北京针灸骨伤学院宋一同教授、中国中医研究院骨伤科研究所孟和教授、福建中医学院张安桢教授等前来讲学、临床指导。

多项措施使骨伤科诊疗水平进一步提高。

1986年11月,漳州市中医院与中国中医研究院骨伤科研究所建立协作关系,定期互访、开展学术交流、讲学、会诊等。

1987年1月6日,全国知名骨科专家尚天裕、陈宝兴、王以慈、丁继华、姚树源应邀来院讲学。

1987年1月16日,漳州市中医院和中国中医研究院骨伤科研究所开展横向联系,签订协议,确定在生物力学、椎间盘突出、创伤等方面开展协作研究;联合举办全国性骨伤科学习班;对福建省名老中医章宝春的骨伤中成药,开展临床和药理研究。1989年8月4日,漳州市中医院自制的中成药紫金片、活血消肿汤、风伤膏、推伤药酒等,首次小批量出口新加坡、加拿大、马来西亚,总产值2.5万美元。

1991年,漳州市中医院创建全国示范中医医院,骨伤科被定为重点专科,医院在人员编制、资金投入、设备配置、医疗用房、床位分配等5个方面给予倾斜,科室在突出继承传统治疗方法的同时,引进骨科新技术,开展髓内钉内固定术、椎板开窗髓核摘除术治疗腰椎间盘突出症等,在小儿骨科矫形手术上有所突破。

1996年经福建省卫生厅批准,骨伤科被确定为福建省中医骨伤重点专科。为了提高专业化水平,医院组织骨伤科医疗骨干到佛山市中医院参观学习,借鉴佛山市中医院以解剖部位分科的经验,确定骨伤一科以上肢、脊柱、小儿骨科、骨病为主;骨伤二科以下肢、骨盆为主;科内以病种分组,按专病培养人才,实行住院医师三年轮转,主治医师专病定位。同时成立骨伤研究室,开展生物力学研究。3年中,医院投入500多万元购置先进的医疗设备,这大大提高了骨伤科综合能力,提高诊疗技术,达到福建省内先进水平。

2002年,医院第二病房大楼交付使用。为了紧跟学科发展趋势,提高专业化水平,医院决定把骨伤科分为3个病区,即骨一科、骨二科、骨三科,各科各拥有床位50张,有医护人员76人。

骨一科配置医护人员24人,其中副主任医师3人,以脊柱外科、骨肿瘤外科为特色。通过外派进修,与上海长海医院、长征医院横向联系,聘请专家来院指导,开展颈、胸、腰、骶整个脊柱外科手术,为漳州市中医院脊柱、骨肿瘤外科的发展开创了崭新的局面。

骨二科配置医护人员25人,其中主任医师1人、副主任医师3人,以骨与关节创伤、小儿骨科为重点。中西医结合治疗是该科特色,采用传统手法整复、多层小夹板固定,配合内服中药、外用中药洗伤等方法治疗四肢骨折脱位,取得良好疗效,非手术治疗率达60%。

骨三科配置医护人员27人,其中主任医师3人,以骨与关节创伤、关节镜外科、手外科为重点。与北京积水潭医院横向联系,开展骨盆及髋臼骨折的手术治疗等,承担或参与福建省卫生厅、福建省教育厅、漳州市科学技术委员会多项科研项目,临床与科研相结合促进学科发展。

2002~2005年，医院进一步改善骨伤科病房的设备，更新骨科床、床边X光机等，骨伤科医疗设备总值达人民币86.42万元。先进设备的引进，使骨伤科诊疗水平进一步提高。

2006年起，全国骨科专科化建设步入快速发展时期，漳州市中医院骨伤科也加大外派进修学习力度，进一步促进专科化的发展。2006年在福建省内率先开展关节镜下前交叉韧带重建术、后交叉韧带重建术。

2008年，骨伤科获得"中华中医药学会中医骨伤名科"荣誉称号。

2009年，骨伤科在省内率先开展腰椎后路微创手术，同年举办福建省脊柱后路微创技术学习班及国家级骨伤康复新疗法培训班。

2009年，骨伤科在福建省内率先开展腰椎后路动态固定手术，举办腰椎退变性疾患治疗新进展的学习班，获得良好社会效益。

2011年11月，为满足发展需要，骨一科、骨二科、骨三科整合成大骨科，由副院长陈鲁峰（第二代传承人）兼任科室主任，林乔龄（第二代传承人）及林石明、林哲辉（2人系第三代传承人）担任科室副主任。骨伤科以四肢创伤为基础，按专业分组，设脊柱专科、关节专科、小儿骨伤专科、手外专科、正骨专科。专科服务能力进一步提升。

2012年，骨伤科先后获得"国家中医药管理局'十二五'重点专科"与卫生部"国家临床重点专科"荣誉称号。

2013年，陈鲁峰、林石明、林哲辉不再兼任科室领导，由林乔龄担任科室主任，陈定家（第二代传承人）、谢强（第三代传承人）担任科室副主任。2013年9月，漳州市中医院作为福建省内5家创办单位之一，以章宝春骨伤学术流派为代表，参与创立"海峡南少林手法医学协会"。协会会长王和鸣教授对章宝春先生的骨伤学术思想和临床经验给予高度评价。

2014年5月，骨伤科增设骨伤康复区，自此骨伤科拥有4个区220张床位。骨伤康复业务的开展，极大提高病人治疗后功能康复的速度。

2018年8月，"章宝春骨伤学术流派传承工作室"经批准成为福建省中医学术流派传承工作室建设项目。

2020年，在首届博鳌中医药国际发展论坛上，骨伤科团队被评为"中医骨科优势团队"。

2021年，骨伤科引进"天玑"骨科手术机器人（福建省内第3台、漳州市第1台），标志着漳州市中医院骨伤科微创手术迈入精准智能"机器人时代"。骨伤科率先在福建省内成功开展手术机器人辅助前交叉韧带重建术。

2022年12月，经漳州市文化和旅游局审核报送漳州市人民政府研究同意，"章宝春骨伤诊疗技术"被列入第九批漳州市非物质文化遗产名录。

2022年，骨伤科引进脊柱微创专业技术人才，设立脊柱微创、运动医学专科。科室床位210张。

2023年，骨伤科成功获批3项福建省自然科学基金科研项目。

骨伤科长期担任传承教学任务，师资力量雄厚。改革开放后，骨伤科每年接收福建中医学院骨伤实习生、福建省内外进修生30多人，1987~2002年共接收海外进修生200多人，2001~2005年接收硕士研究生19人。1981~1987年承担5期福建省中医骨伤科学习班教学任务，1991年承办福建省正骨练功班、国际骨伤科学习班和福建省骨伤科新技术学习班，累计学员达200多人。

骨伤科教研室拥有实力雄厚的师资队伍：现有硕士生导师8名，主任医师13名，副主任医师6名，规培带教老师42名，师承指导老师30名，其中有7名老师通过省级以上师资培训，以及先进的教学设备。

2011~2022年先后举办14个国家级继续医学教育项目、3个省级继续医学教育项目、8个市级继续医学教育项目专科专病诊疗技术学习培训班。受新冠疫情的影响，2021~2022年国家级继续医学教育培训班采用线上会议形式，每次线上会议均有上万人参加，效果显著，受到广泛好评。

在科研方面，骨伤科也取得了丰硕的成果，2011年至今，完成国家级科研项目2项，福建省自然科学基金项目1项，漳州市自然科学基金项目10项，省级科研项目42项，市级科研项目6项，发表论文81篇，主编或参编专著2部。

2011年以来，骨伤科先后派出13批23人次前往国内边远地区以及非洲等贫穷落后地区开展医疗援助，进行对口帮扶、工作交流等活动，取得卓越的成果。2012年，骨伤科对漳州市周边4个县级中医院、2个社区卫生服务中心进行为期3年的对口帮扶。为做好东西部扶贫协作和对口支援工作，自2020年8月开始，骨伤科先后派出6批12名专家进驻中卫市中医院，从人才培养、学科建设、学术交流、科研教学等方面给予倾力帮扶，使中卫市中医院多项医疗技术实现零的突破，对口支援工作取得了卓越成效。

骨伤科始终坚持公立医院的公益性，把维护人民群众健康权益放在第一位，将医疗服务作为志愿服务的重点工作，开展健康讲座、义诊等。骨伤科医务人员利用节假日，到贫困山区及周边社区开展卫生科普讲座，定期举办"爱关节"公益讲坛，帮助更多关节炎病人，坚持规范治疗，促进康复。

自章宝春创科伊始，经历了岁月风雨的洗礼，在几代人的努力下，骨伤科整体医疗技术水平和服务能力达到新的高度，章宝春骨伤流派的学术思想和诊疗技术得到传承创新。骨伤科现有4个病区210张床位，分为7个专业组，其中关节专业组、小儿骨科专业组和运动医学组是漳州市级重点专科。

在漳州市中医院党委领导下，骨伤科党支部以党建引领科室发展，医务人员认真学习贯彻党的二十大精神，坚持人民至上、生命至上、不忘初心、牢记使命，不断开拓进取、守正创新,凝心聚力,踔厉奋发,加强流派传承建设,促进中医学术交流,推动章宝春骨伤流派持续高质量发展。

一、流派初创

(一)少林学艺

嵩山少林寺位于河南省登封市嵩山少室山北麓五乳峰下,自魏晋时期建寺以来,已有上千年的历史。少林寺不仅有举世闻名的禅武文化,也有被尊为"少林医宗"的少林医药学。少林伤科萌发于魏晋,肇始于唐宋,形成于明,发展于清。它与少林功夫的发展相伴相生,相辅相成。武、伤、医三者关系密切:伤因武而起,医因伤而生。赵廷海《救伤秘旨》记载:"跌打损伤诸方,从古为技击家所秘。"少林伤科是中医骨伤科的重要学术流派,少林寺历代高僧大多禅、武、医兼通,以效国利民为己任,致力于将其发扬光大,使少林伤科派具有显著特色,独成一派。

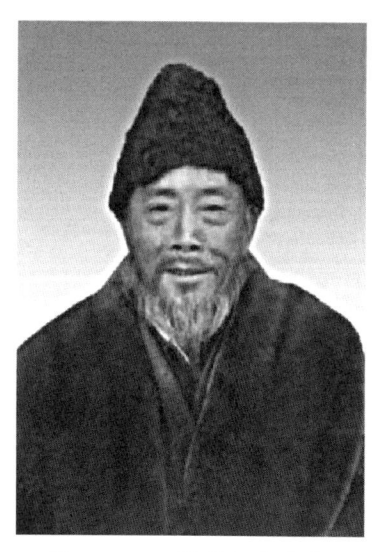

图 1-2-1 周荣江老先生

周荣江(1898—1994),章宝春之师,浙江嘉兴海宁黄湾花园村人(图 1-2-1),是曾经威震江南的"江南大力士",他 14 岁便跟随嵩山少林寺的云游武僧朱勇义进入嵩山少林寺。在少林寺学艺 6 年,周荣江十八般武艺样样精通,还学得了正骨推拿及少林寺配制跌打损伤丸药的绝技。章宝春跟随师傅周荣江学艺 7 年,他集中精力,精心钻研,勤学苦练,练就一身少林武功,精于拳脚,刀枪棍棒无不娴熟。他体魄健壮,力气过人,会"叠千斤罗汉",能耍"钉山打石"。

"叠罗汉"是由数人或数十人组成,通过在下层人肩上层层叠加的方式实现叠高,并变换不同的造型。"叠罗汉"需要功力与武艺的协调配合,处于底层的人要有深厚扎实的功力和控制平衡的能力,处于高层的人除了平衡能力外,还要展示精湛的武艺。"钉山打石"则是一项极具挑战性的硬气功。它是由一名拳师运足气功后仰躺,背脊紧贴在特制的钉板上。钉板是钉满铁钉的木板,约 50cm 见方、2cm 厚,其上钉有 200 多枚铁钉,钉头露出 4cm 之多,俗称"钉山"。拳师躺在钉板上后,其胸腹部压上 1 块重 300~350kg 的石板或石棱,然后由另一名拳师挥动大铁锤将石板或石棱敲断。石板或石棱被敲碎或敲断后,躺在"钉山"上的拳师站起来,身上却毫无伤痕。这种功夫没有一身钢筋铁骨的硬气功是无法完成的。

冬练三九,夏练三伏。章宝春不仅练就了一身少林武功,还学到了一套治伤疗法及药理处方。1938年，章宝春出师，后行医卖艺于浙江、江西和福建一带，为众多骨伤科患者诊疗，解除群众的疾苦。1940年初，章宝春与妻子林惠珍在厦门、漳州一带行医。

（二）悬壶漳厦

1940年初，章宝春与林惠珍联姻，夫妻俩辗转到厦门、漳州一带行医卖艺。

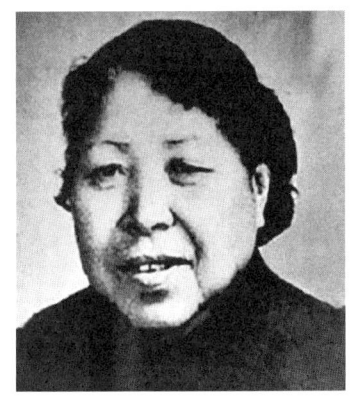

图1-2-2　林惠珍

林惠珍（1925—1985），字梅姑，莆田常太村人（图1-2-2），其父林宝山乃厦门骨伤科名医。林惠珍自幼聪颖，受家庭熏陶，酷爱武功与祖国医学，年少便随父侍诊，兼学少林拳法，15岁即已精通针灸、按摩抓痧等诸种医技。与章宝春联姻后，章宝春传之以治伤方药及各种少林拳法，夫妻俩共创了望、闻、问、切、摸、比之骨伤科诊断法。

夫妻俩历经艰辛由浙入闽至漳州，悬壶于漳、厦，1945年，章宝春在漳州新华南路西侧水德宫附近开办章宝春伤科诊所，林惠珍在厦门主持分诊所。章宝春伤科诊所的医药独特，自成一派（图1-2-3）。

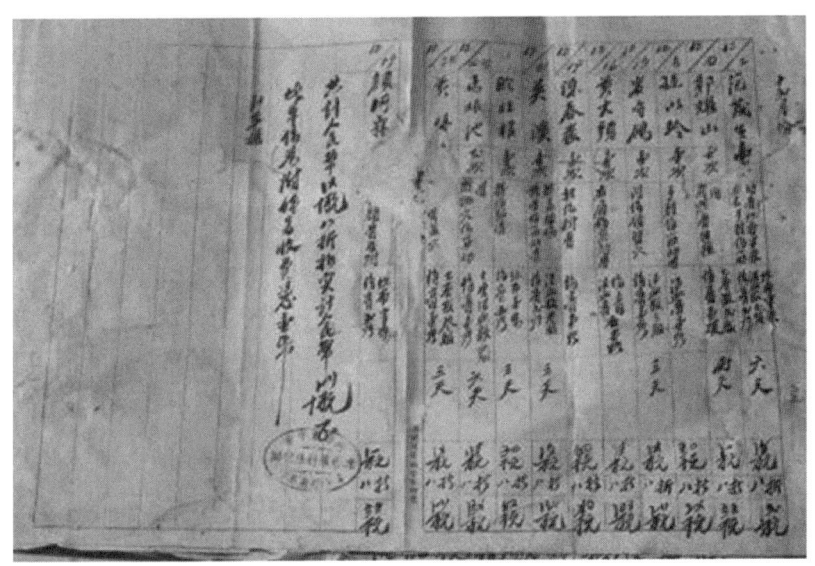

图1-2-3　章宝春伤科诊所诊疗单

章宝春在漳州收徒传医授艺。跟徒者有郑玉宫、谢勇官、杨成武及杂技团出身的蒋少山等人。郑玉宫、谢勇官、杨成武自幼跟徒，谢勇官、杨成武2人后随章宝春兄长至台湾开业，其中一人继开武馆，传授武功及医术，另一人改做生意。蒋少山后来在漳州市体育学校当教练，传授学徒武功。

章宝春带学徒行医于漳州、厦门周围的乡村，为村民疗伤治病。在行医过程中，他搜集了许多闽南民间治疗骨伤疾患的妙法验方，结合自己的伤科经验，取得良好疗效。根据福建闽南山区盛产杉树的情况，章宝春就地取材，利用杉木皮、杉木板作为骨折固定材料，创立总结出独具特色的多层小夹板固定法。多层小夹板固定法具有取材容易、材质轻盈、成本低廉、通透性好、可塑性强、富有弹性、透气疏风、固定牢靠、易于更换等优点，也利于固定后患肢的功能锻炼等。

根据漳州气候温热潮湿、患者体质多湿热的特点，章宝春采用本地区生长的中草药配伍组方，如"大通筋汤""蟹厘接骨膏""七味脓肿汤"等经验方，辨证应用清热祛湿、化瘀活血之剂，使药力直达病所，发挥有效作用。

由于医德好，医术高，章宝春声誉很快传开。林惠珍待病人如亲人，贫富贵贱一视同仁，对远道而来的乡下患者，精心治疗，帮忙代购车票，从不推卸。医者仁心，无微不至。因而求医者日渐增多，诊所日趋兴盛，声誉也逐渐提高。

二、创骨伤科

（一）建院立科，招贤纳士

1953年，漳州市著名中医妇科专家徐梦龄联合数名医界同仁共同组建了漳州市第五联合诊所（图1-2-4），于1953年9月23日正式开业，诊所因陋就简，医生自带诊桌、药柜等，经过2年的努力经营，声誉逐渐远播，求诊病人日益增加。

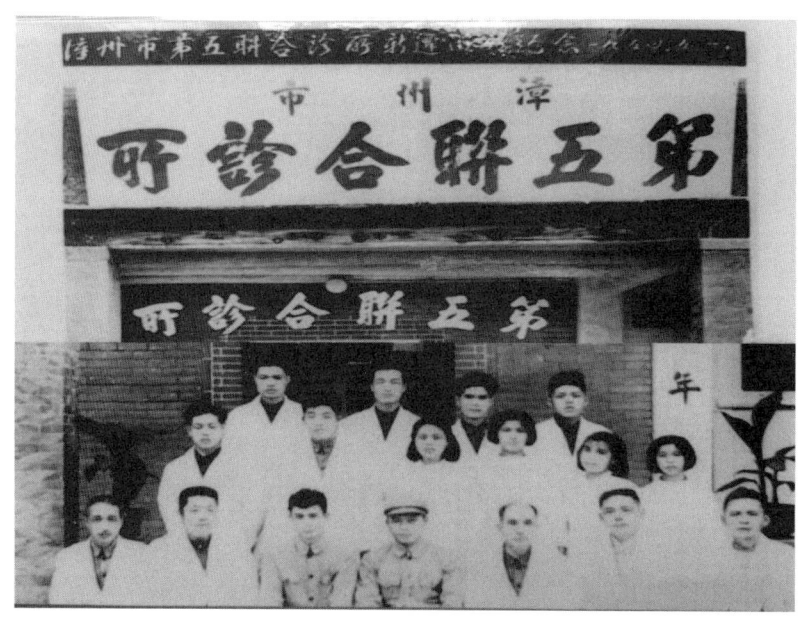

图1-2-4　漳州市第五联合诊所

1956年,章宝春与徐梦龄等数位名中医自筹资金,购置了霞仔巷南侧鸽子楼、新华南路西侧水德宫2处房产,组建漳州市中医联合医院,1956年5月1日漳州市中医联合医院正式成立,章宝春同时创立了骨伤科。医院门诊设中医内科、妇科、骨伤科等科室,综合病房床位40张。

1958年,为贯彻落实"中国医药学是一个伟大宝库,应当努力发掘,加以提高"及"中医医院要有重点试办"的指示,福建省卫生厅经多方考察,认为漳州市中医联合医院中医队伍素质较高,中医特色突出,基础条件较好,经研究报福建省人民政府核准,漳州市中医联合医院改制升格为全民所有制事业单位。1959年3月1日,龙溪专区中医院正式成立,徐梦龄任院长。医院建立行政机构,院办公室、医务科、总务科(含财务)相继成立,各科任命专职主任(科长)1人,章宝春担任骨伤科主任。门诊设有中医内科、儿科、骨伤科、妇产科等7个科室,病房床位80张。

随着医院的发展,骨伤科逐步成长壮大。1960年,骨伤科门诊量已占全院门诊量30%左右,设置病床26张,年住院病人100多人次。随着就诊病人逐渐增多,骨伤科只有几名跟师学徒,不能满足临床需求。为了解决中医后继乏人的问题,医院沿用中医传统教学方法,招收中医学徒,跟师学习,先后于1959年、1961年、1966年开办3期中医学徒班,先后招收中医学徒26人(图1-2-4)。出师后,13人留在中医外科、骨伤科、痔疮科、制剂室等科室,其中胡绍基、章道胜、郑重伟、陈国奎、庄其德等5人留在骨伤科工作。中医学徒班出师留任,弥补了骨伤科在1963年之前没有中医类院校毕业生分配入科的不足。

章宝春、麦少卿、李克成为第一代代表性传承人(图1-2-5)。

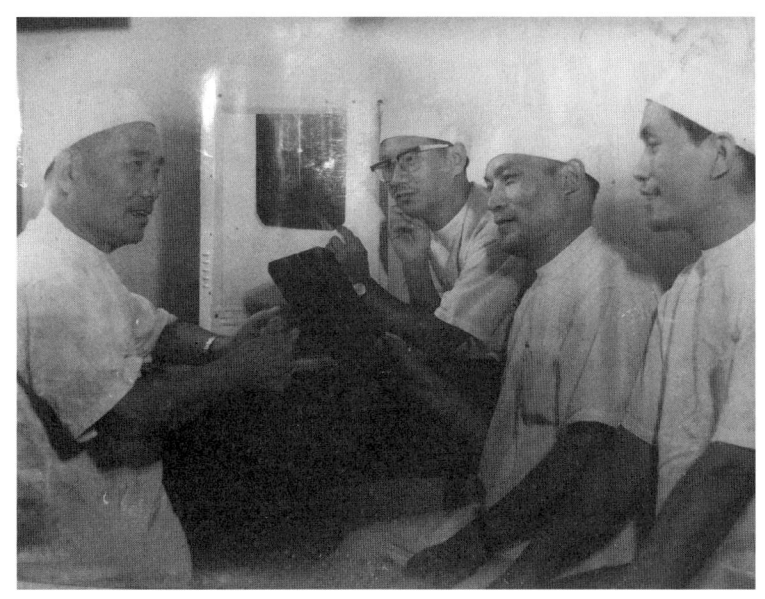

图1-2-5　章宝春(左1)和第一代传承人章道胜(右1)、李克(右2)

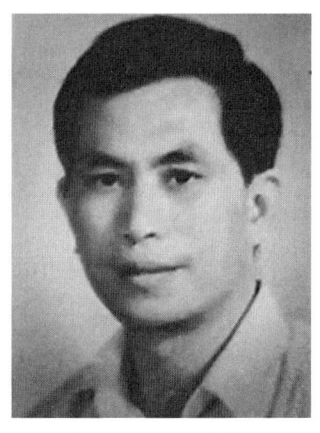

图 1-2-6 章道胜

章道胜（1943—2004），章宝春之子（图 1-2-6）。1973~1975 年在福建医科大学中医进修班全脱产学习 2 年，取得大专学历，1981 年取得中医骨伤医师资格，1983 年晋升中医主治医师，1995 年晋升中医骨伤副主任医师。1981~1984 年任外伤科副主任，1984~1993 年任骨伤科副主任，1993~1998 年任骨二科主任。撰写《章宝春伤科经验》《多层小夹板固定法》等专著。曾担任中国人才研究会理事，骨伤人才学会理事，闽南骨伤专业委员会主任委员，漳州市中医药学会副秘书长，漳州市体育科学学会副理事长。

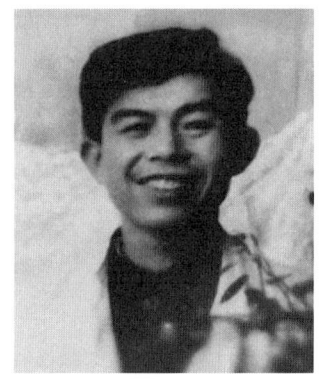

图 1-2-7 麦少卿

麦少卿（1931—2021），章宝春第一代传承人（图 1-2-7），福建省厦门市人。1955 年毕业于福建医学院医疗系，1961 年结业于福建中医学院，1961 年起从事中西医结合骨伤科工作。1981~1984 年任外伤科副主任，1984~1991 年任骨伤科主任。参与编写《点穴疗法》《多层小夹板固定法》《章宝春伤科临床经验》。在中西医结合治疗四肢骨干骨折、畸形，中西医结合保守治疗腰椎间盘突出症，中药治疗肋骨骨折合并血气胸等方面有独到研究。

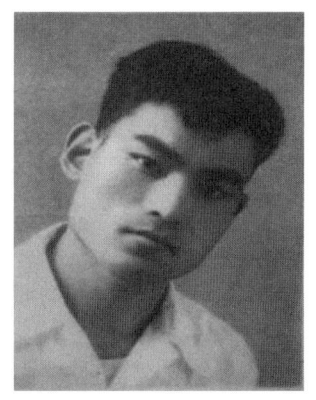

图 1-2-8 李克

李克（1932—2019），章宝春第一代传承人（图 1-2-8），山东人。1964 年，福建省卫生厅指派李克继承章宝春学术经验。1981~1984 年任外伤科副主任，1984~1989 年任骨伤科副主任，1989~1994 年任骨一科主任。擅长应用中医及中西医结合方法治疗骨伤疾患，应用中医药辨证治疗陈旧性骨折脱位、骨髓炎、关节滑膜炎、股骨头坏死，针拨治疗关节内骨折等，临床经验丰富。1986 年主研的科研项目"肱骨下端骨骺损伤手法处理"获漳州市科技进步奖三等奖。

（二）增加医疗设备

建院初期，医生仅靠 3 个指头、1 个脉枕看病。骨伤科再加 1 剂膏药、几片杉皮正骨疗伤。医疗设备匮乏。直至 1962 年，放射科成立，医院购置了 1 台 100mA X 光机，开展透视、拍片。1963 年，随着医院的发展，医院拥有 100mA、200mA X 光机各 1 台，骨折脱位患者诊疗质量得以提高，骨伤正骨手法得以验证。

制剂室创建于1956年。当时根据传统工艺制作膏剂和大蜜丸2种剂型，以手工操作为主，主要设备有人推石磨、研槽、切割刀等。1965年，医院对制剂室进行扩建，引进设备（图1-2-9），把中药制剂从手工操作生产改为半机械化生产，提高生产效率。增加电动石磨、滚丸桶等设施，剂型有丹、膏、丸、散4种。药剂室努力发掘老中医祖传秘方和制作工艺，章宝春的接骨丹、紫金片、风伤膏、推伤药酒等11种骨伤系列用药成为漳州市中医院特有的中成药制剂，疗效显著，深受病人欢迎。

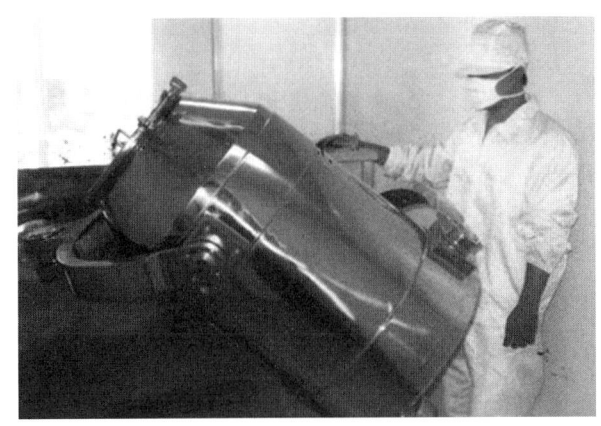

图1-2-9　制剂室引进三维运动混合机

1965年，骨伤科病房增加床位40张，建立无菌手术室。

1972年，骨伤科门诊量已达到104600人次，出院病人数达到525人次，医院医疗用房严重紧缺。1976年起，医院为缓解病房床位紧张的问题，为改善住院条件，院领导一手抓基建，一手抓医疗工作，在专署大力支持下，医院领导多方筹集资金，1978年，医院门诊大楼落成启用，面积2136.24m^2；与福建中医学院合作基建，教学楼落成启用，面积656m^2；医院制剂楼落成启用，面积1726m^2。3座大楼相继落成，初步解决了医疗用房紧缺的问题。1979年，骨伤科设立66张住院病床。

1985年，改革开放的成果逐步影响到医院，大量先进医疗设备不断上市，为适应医疗技术发展的需要，医院投入资金，购置医疗设备，骨伤科增加双目显微镜，50mA床边X光机等。1991年，医院被国家中医药管理局确定为"全国示范中医医院"创建单位，骨伤科被定为重点专科，先后购置了手提式小型X光机、骨科牵引床、关节镜、手术显微镜等设备。

1996年，骨伤科被确定为"福建省中医骨伤重点专科"。医院成立骨伤研究室，购置了大量设备。先进的医疗设备是提高诊疗水平的重要保证，院领导高度重视重点科室的设备配置，从1996年起，近10年内，共投入1000多万元更新放射科、手术室设备，确保骨伤科在福建省的领先地位。

医院医疗设备从无到有，从普通到高新，从国产到进口，先进的医疗设备为医院的发展奠定了坚实的基础，也为骨伤科全面发展做好充分准备。

（三）规范骨伤系列制剂

章宝春在几十年骨伤科临床实践中，探索创制了许多疗效卓著的骨伤科方药。当时医院多名老中医由于年龄和身体健康状况等原因，有的退休，有的病休或处于半退休状态。抢救和保护老中医经验、秘方成为一项迫切的任务，医院领导及上级党委高度重视，动员鼓励老中医献出秘方、验方，章宝春积极响应，献出骨伤内服方、外用药和经验方35种。

药剂室对章宝春的接骨丹、紫金片等11种骨伤系列用药从制作工艺流程、剂型到药品质检等反复进行研究，持续改进工艺，研制成为漳州市中医院特有的中成药制剂。

骨伤科对章氏伤科系列用药进行临床验证，通过大量的病例观察和疗效分析，规范了每种制剂的适应证、疗程、服用剂量、制作工艺流程，为临床应用提供了科学依据。

2005年获得福建省药品监督管理局执行标准的11种章氏伤科系列医院制剂目录如表1-2-1所示。

表1-2-1 11种章氏伤科系列医院制剂目录

制剂名称	剂型	功效
复方紫金片	片剂	活血祛瘀，止痛
复方活血片	片剂	理气，助消化
接骨丹	片剂	舒筋通络，清热散瘀
复方杜仲片	片剂	补肾强腰，活血化瘀，消肿止痛
复方补筋片	片剂	补肝肾，强筋骨，益气养血，活血化瘀，行气止痛
润肺七厘片	片剂	润肺化痰，散瘀止血
消肿活血合剂	合剂	活血化瘀，消肿止痛
七味消毒合剂	合剂	清热解毒，凉血活血
复方三七粉	合剂	化瘀止血，消肿止痛
推伤药酒	酒剂	活血祛瘀，舒筋通络，祛风除湿，温经止痛
风伤膏	硬膏剂	祛瘀活血，舒筋通络，祛风利湿，行气止痛

在医院坚持"突出中医特色"的办院方向指引下，药剂室根据临床医疗用药的需求，科学管理，积极配合临床开展科研工作，引进先进设备，改进药品剂型，组建药检室，开展中西药制剂质量检查，使药品质量进一步提升。

为了提高中药合剂的质量，医院邀请上海曙光医院制剂室主任到院指导，同时派人去上海学习，引进减压浓缩锅、可倾式反应锅、超净工作台，使中药合剂有了很大发展。

(四)中西结合,适应发展

建院初期,没有现成的中医医疗规章制度可以遵循。大部分医生来自个体开业。医院综合病房设有 50 张床位,主要收治慢性病患者。病房医生查房后,除留值班人员外,其余医生到门诊看病。住院病房经常由老中医单独值班,西医力量十分薄弱,加上医疗设备简陋,处理急诊病人时遇到很多困难,甚至连开放性骨折、出血性休克等病人往往需要劝其转院。根据实际情况,医院引进西医医院的管理经验,结合中医特点制定了一系列医疗、护理诊疗常规,使医疗工作有章可循。

中西医结合是我国新医药学发展的方向,中医药人员必须学习现代医学知识,掌握西医常见病、多发病的诊疗方法和急诊抢救危重病员的技术;必须掌握现代科学知识和方法才能开展中西医结合的临床科研工作,整理和发扬祖国医药学遗产。院领导认识到中医院一定要有精干的西医骨干力量,尤其是学过中医的西医人才。于是 1962 年医院引进西医学习中医外科人才麦少卿医师。麦少卿本科毕业于福建医学院医疗系,后保送到福建中医学院第一届西医学习中医班继续深造 3 年,取得优异成绩,通过临床考核。他擅长灵活应用针灸、点穴、按摩、中西药或必要的外科手术治疗急腹症(图 1-2-10)。1965 年,为了进一步拓展业务,骨伤科病房增加西医外科床位,引进西医外科医师,成立外伤科,配置麻醉护士,开展中西医结合外科临床诊疗工作。麦少卿医师应用中西医结合治疗创伤、骨折、颈肩腰痛。作为章宝春学术流派第一代传承人,麦少卿做了大量工作,起到了骨干带头作用。

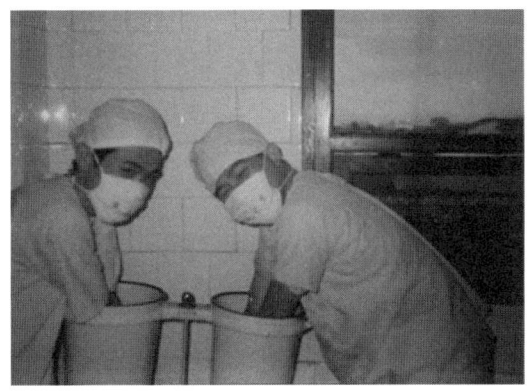

图 1-2-10 麦少卿医师(右 1)在手术室用酒精泡手消毒

作为中西医结合骨干人才,麦少卿积极协助医院组建西医学习中医基地,多次担任龙溪地区西医学习中医班、中医护理学习班及省市各类学习班、进修班的教学工作。

1972 年,受龙溪地区卫生局的委托,医院举办第一期龙溪地区西医学习中医班。学制 1 年,全脱产学习,教材采用全国中医学院本科统一教材,由本院毕业于福建中医学院西医学习中医班、本科班的医师担任教学。学员由区（县）、部队等医院推荐，多数是医学院本科毕业且有5年以上临床经验的在职西医，首期招收学员40名。1973~1982年又连续举办西医学习中医班9期，共有393名西医参加学习，培养了一大批中西医结合骨干人才。1975~1977年连续举办3期中医护理学习班，全院75%的护理人员得到培训，获得了福建省卫生厅中医处的高度重视和赞扬，促进了中西医结合事业的发展。本院的不少西医师也在实践中积极学习中医知识，基本能够运用中医辨证论治方法处理常见疾病。

1976年后，随着中西医结合治疗在医院的开展，在继承章宝春闭合手法整复、多层小夹板固定的基础上，临床上应用牵引、石膏固定等治疗方法，提高了疗效。

三、著书立说

（一）总结临床经验，撰写专业论文

章宝春不仅医术高明，而且善于总结骨伤医疗实践经验，撰写医学论文。早在1960年，福建省中医研究所、龙溪专区医学科学研究所就编印了他的专著《中医伤科对内伤伤筋的治疗》。1961年，章宝春撰写的论文《中医伤科对"伤筋"的辨证与治疗（附100例疗效介绍）》在当年《福建中医药》杂志发表。1965年，章宝春撰写的论文《治疗40例股骨骨折临床介绍》在当年《福建中医药》杂志发表。章宝春还撰写了《论拔罐疗法及其作用》《闭合手法再折复位治疗陈旧性肱骨髁上骨折畸形愈合50例》等10余篇论文，刊载于《福建中医药》《辽宁中医》等医学杂志上。他的《中医手法治疗冻结肩》一文，曾在全国中医正骨手法经验交流会上交流介绍。

在章宝春的教导和影响下，章道胜、麦少卿、李克等第一代传承人除掌握熟练的骨伤临床诊疗技术外，还十分重视总结经验，撰写发表骨伤专业医学论文。

1964年，章道胜主任高中毕业后被龙溪专区中医院招收为学徒，跟随其父章宝春学习中医骨伤诊疗技术。1973~1975年，他在福建医科大学中医进修班全脱产学习2年，取得大专学历。章道胜致力于投身中医骨伤科事业，从医30多年来，他撰写论文30余篇。其中，《治疗冻结肩40例体会》于1982年6月入选《福建省首届中青年中医论文竞赛选编》，并荣获三等奖；《闭合手法复位治疗四肢陈旧性骨折畸形愈合》于1982年获地区科委医药卫生科研成果奖；《中西医结合治疗腰椎间盘突出症》于1992年参加北京国际颈肩腰腿痛学术会议。1995年，他撰写的《闭合手法整复治疗髋关节脱位合并同侧股骨干骨折》在《中国骨伤》杂志发表。1999年，章道胜撰写的《手牵足蹬法治疗肱骨外科颈骨折45例报告》在《中医正骨》杂志发表。

麦少卿主任作为第一代传承人，在骨伤科起着骨干作用。1972年，麦少卿整理民间《点穴疗法》，在闽南地区推广。1978年，麦少卿组织科内研究"中西医结合治疗骨折"，

获得福建省科技成果奖,先后发表学术论文 30 余篇。麦少卿主研的中西医结合治疗陈旧性骨折畸形愈合项目获得 1982 年龙溪地区医药卫生科研成果奖;中医药治疗胫腓骨开放感染性骨折 61 例临床观察项目获得 1988~1989 年漳州市科技进步奖三等奖。麦少卿撰写的《擀面棍复位法治疗股骨干骨折畸形愈合》于 1990 年在深圳的骨伤科国际学术讨论会交流,7 篇论文刊登于《中国中医骨伤科百家方技精华》。1964 年,麦少卿撰写的《中医辨证论治对外科手术善后处理的体会》在《福建中医药》杂志发表。1965 年,麦少卿撰写的《七味脓肿汤治疗软组织炎症 102 例临床观察》在《福建中医药》杂志发表。1986 年,麦少卿撰写的《瓜蒌枳壳二陈汤加味治疗肋骨骨折并血气胸》在《北京中医药》杂志发表。1988 年,麦少卿撰写的《胫腓骨开放感染性骨折 61 例临床观察》在《中医杂志》发表。1990 年,麦少卿撰写的《解毒化淤汤在创伤治疗上的应用》在《福建中医药》杂志发表。

1963 年,李克主任与章宝春结成对子,继承章宝春的骨伤科经验。他十分注重中医骨伤科医学的传承,积极撰写论文,并不断研究新课题,做好病人的随访工作,丰富了临床经验,掌握了病人的第一手材料,先后发表《肱骨下端骨骺损伤手法处理》《温胆汤在骨伤科应用》《小夹板躯体固定治疗肩胛骨骨折》《圆棍顶推法整复老年柯雷氏骨折》等 40 余篇论文,深受同道好评。

(二)重视临床教学,举办骨伤学习班

传承精华,守正创新,临床教学是重要的一环。章宝春一向重视带徒施教。医院从 1959 年到 1966 年举办 3 期中医学徒班,共招收中医学徒 26 人。1972~1982 年,医院举办西医学习中医班,培养了一大批中西医结合人才,促进了中西医结合事业的发展。

1979 年起,为了提高基层医院临床中医师的业务水平,漳州市中医院连续举办龙溪地区中医进修班 5 期,学制 1 年,系统地学习了中医基础理论和基本的西医诊断方法,成为基层医疗单位的技术骨干。同年,经福建省教育厅批准,漳州市中医院承担三年制、龙溪地区中医大专班的教学任务,1981 年学生毕业后由国家统一分配。其中 2 名毕业生分配到骨伤科工作。

1972~2005 年,医院先后举办 5 期骨伤学习班,学员主要为漳州市各县区人员,骨伤科带教人员毫无保留地传授章宝春骨伤诊疗技术,提高本地区骨伤医疗水平,促进流派学术思想和诊疗技术的发扬。

1962 年起,医院成为福建中医学院、漳州卫生职业学院的临床实习基地,骨伤科作为医院重点科室,每年接收实习生、见习生。1985 年,医院正式成为福建中医学院教学医院,接收中医系、骨伤系、针推系、护理系实习生。1990 年起,医院相继成为厦门大学海外教育学院、深圳大学医学院、福建中医学院海外教育学院的临床教学基地。骨伤科拥有 150 张床位,病人多、病种齐全、中医特色突出,在国内及东南亚享有较高的声誉。同时接收来自东南亚的骨伤科实习生、研究生,扩大了中医骨伤科的国际影响力。

章道胜、麦少卿和李克主任积极推广中医理论的学习和运用，主动担任多期中医骨伤科学习班以及各种培训班的教学任务，培养了大批基层中医骨干。为培养更多的新人，1997年10月，李克主任向漳州卫生职业学院捐资10万余元，设立奖学、奖教基金，鼓励和帮助在医学教育中成绩优秀的广大师生。数十年的临床教学工作，不仅为培养合格的医学人才做出了积极贡献，也促进了科室工作的全面发展。医院历年举办骨伤科相关业务学习班如表1-2-2所示。1992~1994年接收海外及中国港澳台地区进修生如表1-2-3所示。

表1-2-2　医院历年举办骨伤科相关业务学习班

年份	学习班名称	学时（制）	学员人数
1959	第一期中医学徒班	7年	11
1961	第二期中医学徒班	7年	7
1966	第三期中医学徒班	5年	8
1979	中医大专班（国家统配）	3年	56
1981	龙溪地区第一期骨伤学习班	半年	30
1984	龙溪地区第二期骨伤学习班	半年	36
1985	龙溪地区第三期骨伤学习班	半年	21
1986	龙溪地区第四期骨伤学习班	半年	20
1987	龙溪地区第五期骨伤学习班	半年	24
1991	福建省正骨练功班	3个月	20
1993	国际骨伤学习班	1周	42

表1-2-3　1992~1994年接收海外及中国港澳台地区进修生

国家与地区		1992年进修人数	1993年进修人数	1994年进修人数
新加坡		9	7	21
马来西亚		4	6	5
印度尼西亚		2	—	—
尼泊尔		1	—	—
日本		1	—	—
加拿大		1	—	—
中国	香港	5	3	4
	台湾	9	1	4
	澳门	4	1	—
合计		36	18	34

(三) 形成理论体系，出版学术专著

在漫长的临床实践中，章宝春积累了十分丰富的骨伤科诊疗经验，总结出一整套独具特色的治疗方法。在临床诊疗过程中，通过四诊收集病症，运用八纲辨证分析，既注意病变的局部变化，也注意全身状况；既注意病邪的消长，也注意正气的盛衰，重视整体观念和辨证施治原则。他强调损伤局部要与经络脏腑相联系，不能脱离整体，辨证要严谨细致，寻根究底，才能抓住主要矛盾，对症下药，获得医疗效果。他对骨与关节的生理解剖位置，了如指掌；在临床实践中做到望之能辨其大体，摸之能辨其病证。他手法功力娴熟，正骨手法稳准而轻巧，诊治效果卓著迅速，受到病人一致好评。经过几十年的学习探索和临床实践，章宝春还自制了许多疗效卓著、声誉远扬的伤科丹、膏、丸、散，如风伤膏、推伤药酒、复方活血片、润肺七厘散等，尤其是风伤膏，在海内外享有盛誉。章宝春宗古训，融医学方药、武术功法于一体，精于骨伤临床诊疗，同时注重医学理论的学习、总结和提高，他博采众方，吸收现代医学技术，创立了独特的骨伤学术思想体系，在骨伤学术上独树一帜。至此章宝春骨伤流派的学术思想已经基本确立，骨伤诊疗体系已初具规模，在福建省处于领先地位。

1973年，章宝春已年过花甲，健康状况大不如前，但他仍积极配合医院继承老中医学术经验的计划，把自己数十年积累的伤科临床经验进行总结整理，以便互相交流，深入探讨，以供后世业医者参考（图1-2-11）。

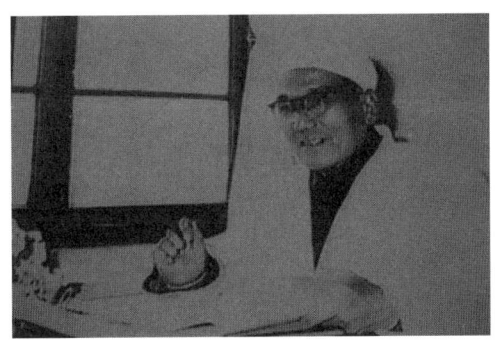

图1-2-11　章宝春老先生工作照

1974年，医院组织麦少卿、李克、章道胜等医师在章宝春指导下编著了《多层小夹板固定法》一书。《多层小夹板固定法》着重介绍章宝春结合福建地理环境特点，以杉木皮为小夹板固定材料，将中西医治疗的长处结合起来而独创的疗法，具有疗效好、疗程短的优点。

为了继承发扬中华医学遗产，章宝春不顾病魔缠身，不辞辛苦，几经寒暑，将数十年宝贵经验加以总结，写出初稿，后由章道胜、麦少卿2位医师协助整理，编著《章宝春伤科临床经验》一书。《章宝春伤科临床经验》重点介绍章宝春伤科临床经验，包括中医四诊八纲、辨证论治原则在伤科的应用，骨折的整复和固定方法，以及脱位、伤筋、内伤的

诊断治疗等内容。其中有关望眼诊伤与内伤的论述，是章宝春数十年经验之精华，也是该书独具的特色。全书附有插图107张，经方、验方35条，典型病例23则，内容丰富、条理分明、案例生动，可供中西医者学习参考。

四、开办盛会

（一）拓宽视野，促进交流合作

改革开放以来，在麦少卿、李克及章道胜带领下，骨伤科医护人员解放思想，努力进取。为促进骨伤科医务人员实力提升，使医务人员尽快了解本专业先进的科研成果及学术动态，掌握新技术、新疗法，扩大知识面，按照医院规定，高级职称医务人员每年参加全国性学习班或专业会议1次、中级职称者每2年1次，省、市学术会议根据内容尽量安排中、初级人员参加。

针对科室技术空白的问题，科室选送有较强学习能力的中青年技术骨干到专业技术水平较高的省、部级医院进修。考虑到地区差异上的技术互补，尽量避免同一医院多人进修，为了进修后能立即开展工作，科室实施医、护配套同步进修措施，取得很好效果。

为了开阔视野，拓展思路，提高专业化水平，由院领导带队，组织骨伤科医疗骨干外出参观学习。骨伤科分2次到全国骨伤中心佛山市中医院学习，回院后多次开展科室大讨论，在科室建设目标、实施意见和方法等方面达成共识。

引进、开展新技术和新疗法是提高诊疗水平的主要方法，科室除外派进修、参加全国专科学术会议、短训班引进新技术外，还邀请专家来院讲课、做手术，不定期举行学术研讨会，进行学术交流和讨论，以拓宽视野，提高业务水平。聘请专家来院举办科研学习班，传授科研基本方法，提高医务人员课题选择、课题设计、标书书写、实验研究的能力，结合临床开展前瞻性科学研究，通过科研促进医疗技术水平提高。

（二）举办章宝春学术思想国际研讨会

1993年，在章宝春先生诞辰80周年之际，为弘扬章宝春骨伤学术思想，骨伤科向漳州市中医院提议举办章宝春学术思想国际研讨会，经漳州市中医院报漳州市卫生健康委员会，漳州市卫生健康委员会领导高度重视，认为章宝春是福建省首批名老中医，是一位誉满海内外、融武术与医疗为一体的名医，是漳州市中医院创始者之一，为骨伤科的建立与发展谱写了光辉的篇章。骨伤科已成为漳州市中医院的特色科室，这与章老的精心培植息息相关。多年来章老先生的门生遍布东南亚各国及中国港澳台地区，本着改革开放、广交朋友的原则，弘扬章氏正骨医疗技术，增进海内外友人的了解和支持，促进漳州中医事业发展，经研究决定，筹办章宝春学术思想国际研讨会，暨章宝春诞辰80周年纪念活动。

漳州市人民政府办公室及时做出"关于《筹办章宝春学术思想国际研讨会》的批复"，批文如下。

市卫生局：

漳卫医（1993）019号文悉。经研究，原则同意在我市名老中医章宝春诞辰八十周年之际，举办"章宝春学术思想国际研讨会"。研讨会要以扩大开放、广交朋友为宗旨，通过介绍、研究章氏正骨医疗技术发展史和漳州中医院发展史，以及学术交流，增进我市医学界与海内外医学界的交往和友谊，推动漳州医学水平的提高，提高漳州的知名度。研讨会事务繁杂，涉及面广，希你局加强领导，缜密组织，把各项活动安排得尽善尽美，以取得预期目的。

1993年9月14日，章宝春学术思想国际研讨会在漳州市芗城区温泉大厦隆重举行。

中国共产党漳州市委员会宣传部部长吴玉辉到会并在开幕式上致辞，吴玉辉部长对章宝春学术思想国际研讨会的召开表示热烈祝贺，对章宝春骨伤学术经验对闽南地区中医骨伤科发展所起的重要作用给予高度评价，希望漳州市中医院以此为契机，增进漳州市医学界与海内外医学界的交往和友谊，大力推动漳州市中医药事业的发展，造福漳州人民。福建省卫生厅副厅长黄春源、中医处处长林颖莅临会议，各大新闻媒体报道了大会盛况。

按会议预定程序，开幕式后举行专业讲座和学术交流会。参加会议的代表97人，来自中国、新加坡、马来西亚、印度尼西亚、加拿大等6个国家。大会举办专题讲座7场，孟和教授做"制器以正之，用辅手法之不逮"，王和鸣教授做肩痛症的辨证与施治，陈殷良教授做中医伤科用药心法等讲座。这些精彩讲座使参会代表受益匪浅。本次会议共收到有关中医骨伤临床经验、骨伤手法治疗、中西医结合临床经验、器械研究、药品应用体会、骨伤科护理等方面论文51篇，大会交流23篇。与会代表热烈讨论与交流，取长补短，学术氛围浓厚。会议同期举办了为期1周的国际骨伤学习班，42名学员参加了学习培训。

在纪念章宝春诞辰80周年之际，卫生部胡熙明副部长、福建省卫生厅黄春源副厅长以及多名骨伤科专家题词、致函以表纪念，同时对国际研讨会的成功举办表示祝贺。

继承传统，吸收新知。——胡熙明

更上一层楼。——黄春源

院长同志，春节好！欣闻贵院召开继承发扬名老中医章宝春学术经验交流会，特此祝贺。章氏伤科，荣盖南国，继承发扬，造福人民。——郭维淮

祝贺章宝春先生学术思想国际研讨会暨诞辰80周年纪念活动胜利召开。发扬章宝春先生的学术思想，为人类造福。——宋一同

著名骨伤专家章宝春诞辰八十周年纪念，正骨前辈，理伤先贤。——王和鸣

中医骨伤科名医章宝春诞辰80周年纪念，移轮接骨称圣手，跌打风伤有妙方。——许书亮

在举办章宝春学术思想国际研讨会之前，医院领导高度重视，吴小玲院长亲自挂帅筹划，周维骥副院长组建大会筹备组，骨伤科麦少卿、李克、章道胜等积极配合协调，做了细致周密的安排，并组织编印了《章宝春骨伤学术经验——纪念章宝春老先生诞辰80周年》《章宝春学术思想国际研讨会论文集》（图1-2-12）。

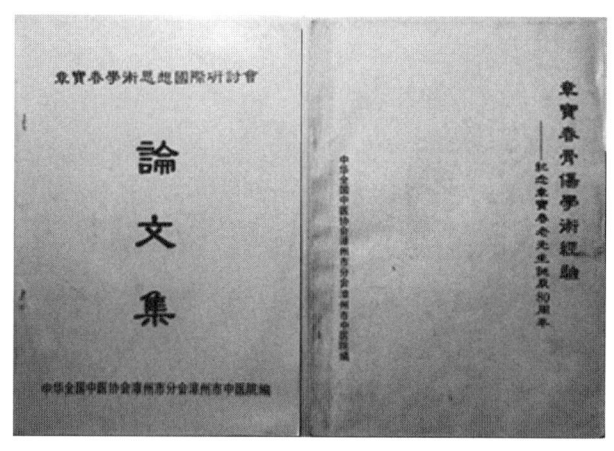

图1-2-12　漳州市中医院组织编印的2本文集

《章宝春骨伤学术经验——纪念章宝春老先生诞辰80周年》由吴小玲、周维骥担任主编；李克、章道胜、麦少卿、郑重伟、谢盛煌（新加坡）、沈宝国（新加坡）担任副主编；陈联源、庄其德、郑玉堂、郑美惠、王建云、胡绍基、陈定家担任编委；陈焕泓担任顾问。该书重点介绍章宝春骨伤诊治要点及处理原则、骨折的整复与固定、内伤的辨证诊治三大部分，聚章老先生50余载的丰富经验，理法方药颇具特色，后附章老弟子所阐发的论文，可谓图文并茂，供海内外同行参考。

《章宝春学术思想国际研讨会论文集》登载本次会议专家讲座素材和大会交流的学术论文。

此次大会的成功举办，进一步总结整理章宝春骨伤学术经验，传承弘扬章宝春骨伤学术思想，促进漳州市中医院骨伤科在骨伤学术专业理论和临床诊疗水平方面的提高，促进福建省骨伤科医疗的发展并形成凝聚力，增进漳州市中医院骨伤科与海内外同仁的交流与合作，提高骨伤科在国内及海外的知名度。

五、建设专科

（一）特色优势

随着医疗市场的变化，突出专科技术优势，形成特色，成为医院发展的关键。院领导通过医疗市场调查、外出参观学习，结合医院实情，进行分析研究，提出"院有专科、科有专病、人有专长"的实施方案。

1991年，医院被确定为"全国示范中医医院"创建单位，迎来进一步发展的契机。3年里，内部设施有了较快的发展和改善，服务能力得以拓展，人员结构趋向合理，各项规章制度、诊疗、护理常规进一步健全，并得以贯彻执行。中医治疗率、病历质量、中医护理操作、中医辨证施护、中药制剂品种、饮片质量等逐步达标。重点专科骨伤科、肛肠科特色突出，在群众中享有较高声誉。医疗、护理质量明显提高，取得较好的社会效益和经济效益。1995年3月16日，国家中医药管理局对医院检查评审，认为漳州市中医院是一所特色突出、初具规模、科室设置合理、设备比较齐全、功能较完善的市级中医院，通过验收。医院获得"全国示范中医医院""三级乙等中医医院"称号。1994年8月8日，医院确定骨伤科为院重点专科。

1995年，医院启动专科专病建设，对人才培养的计划性、针对性明显提高。根据专科专病发展计划，结合个人意愿，医院初步规划主治医师及以上医疗骨干的专业发展，计划选送他们外出进修学习，参加专业短训班，并采取医、护、医技同步进修的方法，便于回院后开展工作。骨伤科有计划选送中级职称以上医护人员到北京积水潭医院、北京大学第三医院、上海市第六人民医院、上海瑞金医院、上海长海医院、上海长征医院、天津医院、广东省中医院等进修，学习脊柱、关节、创伤、手外科、小儿骨科等专科新技术，开展新项目。

医院投入500多万元购置C型臂X光机（图1-2-13）等，先进的医疗设备大大增强了骨伤科综合实力，使骨伤科诊疗水平进一步提高。1996年7月16日，医院引进的电子计算机断层摄影装置（CT）正式启用；1997年11月，引进的C型臂X光机安装使用，骨科开展X线下整复手术，提高一次性对位成功率；1999年，500mA拍片机投入使用，为创建省级重点专科以及国家级重点专科做好了前期准备。

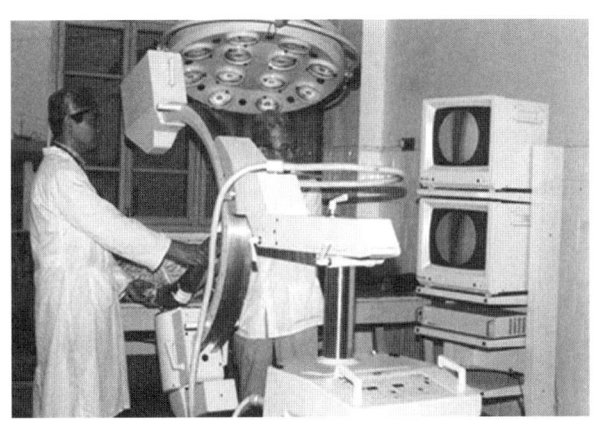

图1-2-13　C型臂X光机

科室在医院的支持下与北京、上海多家三甲医院开展横向联系，建立长期的会诊、手术指导、讲课等合作关系。与上海长海医院、长征医院横向联系，聘请专家来院指导，开展枕基下寰椎后弓切除减压和枕颈融合术治疗脊髓空洞症，开福建省之先河，取得了良好疗效。

科室持续开展以"病人为中心，以发挥中医药特色优势"为主题的活动，全面加强科室建设，做到科有专病，人有专长，人无我有，人有我精，不断提高医疗技术水平。坚持中医特色治疗，发展专科专业化的特色优势，继承和发扬正骨理筋手法、外固定治疗、验方应用、功能康复等传统特色疗法，并于总结中改进，创新发展。在传统特色疗法的基础上，探索新的中医药治疗方法，开展穴位贴敷、小针刀、中药外敷，坚持辨证论治，运用并改进熏洗床等新疗法，充分发挥中医药特色治疗的优势，提高工作效率，有效提高经济效益和社会效益。

科室根据专业发展及人才梯队建设，依据个人专长，每年选派2人到省外大医院进修培训；同时鼓励中高级职称的医生外出参加省级与国家级学术交流会，掌握新信息，确立新理念，提高学术水平。开展了多项新技术，特发性脊柱侧弯矫形术、脊柱结核Ⅰ期前后路联合手术、后路胸椎肿瘤切除术、后路胸椎骨化黄韧带切除术、关节镜辅助下交叉韧带断裂重建术、习惯性肩关节脱位关节镜下关节盂重建及关节囊紧缩术、关节镜下肩袖重建术、肾衰动静脉造瘘等新技术得到进一步推广和成熟。

经过几年的努力，骨伤科在创伤、脊柱、关节、手外科、小儿骨科等方面，专业水平有了很大的提高，技术优势突出，成为医院特色科室。专科专病建设走出发展、振兴中医的新路子，形成特色突出、技术领先、优势显著的新局面。一批学科带头人脱颖而出，为专科的发展奠定了基础。

金时恩主任就是致力于专科专病建设，取得显著成效的典范。

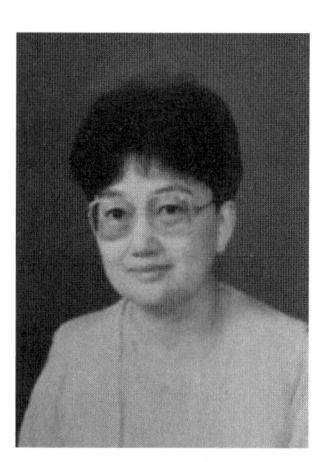

图1-2-14　金时恩

金时恩（1948—2000），主任医师，教授，硕士生导师（图1-2-14）。1976年1月毕业于福建医科大学中医系。1993~1998年任骨一科副主任，1998~1999年任骨一科主任。曾任漳州市中级职称评审委员会及漳州市高级职称评审委员会委员。1994年获得福建省"三八红旗手"称号，还获得过"全国巾帼建功标兵"等荣誉称号。在国家级及省级学术刊物上发表论文27篇，其中《伸肘位石膏夹板固定治疗肱骨髁上伸直型骨折临床与力学研究》为福建省省级立项科研项目。1996年参与编写《中国老年骨科全书·老年软组织损伤学》。

金时恩擅长应用中西医结合治疗开放性骨折、慢性难治性骨髓炎，应用哈氏棒内固定术、Dick钉内固定术治疗爆裂型胸腰椎骨折脱位，应用椎板切除减压"H"型骨块植骨、steffee钢板复位固定治疗椎体滑脱、椎管狭窄，应用人工股骨头置换术治疗髋关节创伤、骨病等，取得了良好的疗效。

1983年，金时恩到北京积水潭医院进修小儿骨科，回院后便坚持开展小儿骨科各种畸形矫正手术。1993年，科室初步尝试专业分科，金时恩主任主动承担小儿骨科专业分科，小儿骨科成为漳州市中医院成立较早、发展较为成熟的特色专科，于1996年、1997年各做了1例切开复位髋臼成形股骨粗隆下旋转短缩截骨术，治疗大龄儿童发育性髋关节脱位，术后观察髋臼覆盖良好，股骨头发育恢复，患儿步态正常。经过多年努力，金时恩主任积累了许多病例资料和治疗经验，为专科的发展做出重要贡献。

在骨伤科发展的进程中，还有众多像金时恩主任这样兢兢业业、认真工作的骨伤科前辈，因为他们的努力，骨伤科才能得到不断发展和进步。

（二）专业分科

改革开放以来，随着我国经济水平的快速提升，各行各业迅猛发展，交通肇事、工伤事故的发生率显著增加，创伤病人数量急剧上升，病情复杂、严重程度明显增加。随着生活水平的提高，人们对骨关节疾病、运动损伤及儿童、老年人骨骼系统疾病更加关注。骨伤科的伤病种类、病人数量、诊疗范围都发生了较大的改变。为了适应发展需要，1993年，骨伤科尝试科内亚专业分科，根据实际情况按病种分为腰腿痛、创伤感染、骨病、小儿骨科4个方向。

2002年，骨伤科分为3个病区。骨一科配置医护人员24人，以脊柱外科、骨肿瘤外科为特色，能开展颈、胸、腰、骶整个脊柱骨科手术，对一些脊柱问题、骨肿瘤等疑难杂症如脊髓空洞症的手术治疗，恶性肿瘤切除、保肢手术进行了临床探索，为漳州市中医院脊柱外科、骨肿瘤外科的发展开创了崭新的局面。骨二科配置医护人员25人，以骨与关节创伤、小儿骨科为重点。着重引进新技术、新疗法，开展髋、膝关节置换及股骨头缺血性坏死等复杂性骨折的手术治疗。探索关节镜手术，对小儿先天性马蹄足内翻、下肢畸形、发育性髋关节脱位等进行了临床研究，积累了经验。"伸肘位固定伸直型肱骨髁上骨折的临床研究""成骨通络丸治疗股骨头缺血性坏死的实验研究""股骨头缺血性坏死介入疗法""儿童股骨头缺血性坏死保守治疗临床研究"等获福建省卫生厅科研立项，为学科发展奠定了基础。骨三科配置医护人员27人，以骨与关节创伤、关节镜外科、手外科为重点，开展桡骨头、肩关节、肘关节置换术，以及骨盆及髋臼骨折的手术治疗等。手外科对四肢血管、周围神经、骨缺损，以及关节韧带损伤，修复重建，取得较好疗效。

2006年起，全国骨科专科化建设步入高质量的飞速发展期，漳州市中医院骨伤科也加大外派进修学习力度，派出骨干到北京、上海、重庆及广东、山东等地的大医院，以及香港玛丽医院学习新技术、新理念，进一步促进专科化发展。

2011年，医院对骨伤科进行资源整合，进一步加强专科化建设，在四肢创伤的基础上，设立脊柱专科、关节专科、小儿骨伤专科、手外专科、正骨专科，积极传承创新，专科服务能力进一步提升。骨伤科重点专科建设走上持续良性发展轨道（图1-2-15）。

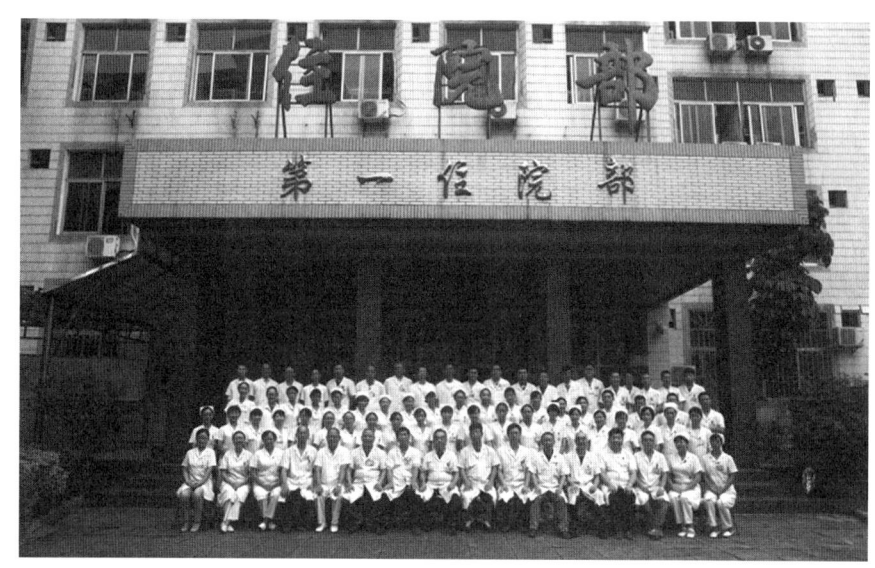

图1-2-15 骨伤科集体照（2016年）

（三）省级重点

1996年，福建省卫生厅根据医疗市场的变化，提出创建福建省重点专科的重大决策，医院领导外出参观学习、实地调查，结合医院的实际情况，分析研究，确定由骨伤科申报福建省重点专科创建单位。

1996年9月24日，福建省卫生厅召开全省重点专科专病会议，确定漳州市中医院骨伤科为"福建省中医骨伤重点专科"创建单位。建设期3年，福建省卫生厅给予一定经费资助。

医院提出"院有专科、科有专病、人有专长"的实施方案，为了开阔视野，拓展思路，提高专业化水平，组织骨伤科医疗骨干到佛山市中医院学习以解剖部位分科的经验。

1997年1月9日，福建省卫生厅中医处处长林秀明来漳州市中医院检查、指导专科专病建设工作。1月10日，漳州市中医院召开骨伤科省重点专科建设工作会议，决定骨伤科按解剖部位分科：骨伤一科以上肢、脊柱、小儿骨科、骨病为主；骨伤二科以下肢、骨盆为主；科内以病种分组，按专病培养人才，实行住院医师3年轮转，主治医师专病定位。计划选送中级职称以上医护人员到上海、北京部级以上医院进修学习。

骨伤科高度重视新技术的引进，1997~1999年开展人工全髋关节置换术，股骨头置换术，脱位钢板内固定，椎间融合器治疗腰椎节段性下移，髋臼钢板治疗髋臼骨折，加压滑动鹅头钉治疗股骨颈、股骨粗隆间骨折等15项新技术，达到福建省内先进水平。

1998年2月25日，福建省卫生厅副厅长杨平来漳州市中医院视察，对专科专病建设做了重要指示，确定医院为"福建省中医骨伤科研究基地"。

1998年5月28日，由福建省卫生厅中医处处长林颖、副处长林秀明，福建中医学院副院长王和鸣，福建中医学院第二附属医院副院长陈立典等7人组成的福建省中医专科专病重点项目中期评审专家组莅临漳州市中医院，对列入福建省重点专科建设的骨伤科、康复科进行中期检查评审，专家组一致好评，要求进一步努力，迎接2000年的验收。

1998年9月16日，宿松县中医院院长熊文华带领赴漳考察组一行6人来漳州市中医院参观考察专科专病建设等方面情况。

2000年2月18日，医院骨伤科生物力学临床实验室投入使用。

2000年7月28日，由福建省卫生厅中医处处长林秀明带队，福建中医学院骨伤系主任刘献祥教授等专家组成的福建省重点专科评估验收小组对漳州市中医院重点专科进行全面检查评审，顺利达标，康复科、骨伤科取得福建省重点专科称号。

经过3年创建，骨伤科在创伤、脊柱、关节、手外科、小儿骨科等方面，专业水平有很大提高，技术优势突出，成为医院特色科室，获"福建省中医骨伤重点专科"称号。专科专病建设实现了医院提出的"院有专科、科有专病、人有专长"的创建目标，使骨伤科形成了特色突出、技术领先、优势显著的新局面。

（四）国家重点

2011年，为贯彻落实深化医药卫生体制改革精神，提高医院医疗技术水平和服务能力，满足人民群众获得高水平医疗服务的需求，为人民群众提供安全、有效、方便、价廉的医疗服务，提高三级医院医疗技术能力和服务水平。中央财政安排专项资金，财政部与卫生部设立国家临床重点专科建设项目。

实施国家临床重点专科建设项目，有利于引导医院将建设与发展重心转移到维护公益性质、以提高医疗服务能力为核心的内涵建设上来，促进医疗质量提高和医药费用的合理控制。

项目目标任务是以需求为导向，提高三级医院专科医疗能力，对各专科为解决疾病诊疗问题而开展的技术创新提供支持，以填补疾病诊断治疗领域的技术空白，推广适宜医疗技术，并加强临床型医学人才培养和学科队伍建设，提高医疗质量，控制医药费用不合理增长，同时，促进区域医疗技术和服务能力的均衡发展，有效实现公立医院改革的目标。

2011年11月，为满足病人不断增高的医疗服务要求、减轻医护人员环节不断增加的临床工作压力，也为了技术上精益求精、增强骨伤科竞争力，医院下决心对骨伤科进行资源整合，进一步加强专科化建设。在四肢创伤的基础上，设立脊柱专科、关节专科、小儿骨伤专科、手外专科、正骨专科、骨伤康复区。专科服务能力进一步提升。在漳州市中医院领导的鼓励与支持下，骨伤科决定申报国家级重点专科建设单位。按照《卫生部办公厅关于做好2011年国家临床重点专科建设项目申报工作的通知》（卫办医政函〔2011〕316号）

相关规定:"专科申报范围"中的"中医科"分为25个专业,包含有骨伤科、康复科等专业,申报数量按文件所定,各省分配名额申报,福建省有2个分配名额,各省每个专科限推荐1家医院。建设项目(中医)的评估工作由中华医学会负责。评估包括材料审核和集中答辩2个部分。骨伤科在陈鲁峰副院长带领下,克服重重困难,经过几轮评审与现场答辩,于2012年获得"国家中医药管理局'十二五'重点专科"与卫生部"国家临床重点专科"建设单位殊荣!

在国家中医重点专科创建周期内,骨伤科按照专科建设要求制定2012~2016年专科建设发展总体规划,并根据总体规划逐年制定并实施年度重点专科工作计划,制定并实施本专科发挥中医药特色优势的具体措施。专科建设发展规划落实情况如表1-2-4所示。

表1-2-4 专科建设发展规划落实情况

年度		落实情况
2012年	规范科室命名	根据国家中医药管理局中医医院与临床科室名称的有关规定,科室命名为"福建省漳州市中医院骨伤科"
	合理设置科室重点专科配置	骨伤科重点专科分为门诊、病房、急诊,按照中医医院临床科室建设与管理指南要求,门诊设12间诊室和1间骨伤综合治疗室;病房设3个病区5个专业组,共有床位160张,并设立中医综合治疗室;急诊由各专业组派出的4名医师轮班
	制定并实施专科建设发展规划	与"十二五"重点专科总体目标一致,制定并实施专科建设发展规划,体现中医特色
	中医药文化建设	通过内部装饰、墙报等传播中医药防治骨伤科疾病的理念,宣传中医药防治骨伤科疾病的知识,介绍中医药防治骨伤科疾病的方法及专家特长,营造良好的中医药文化氛围
	优势病种	确定腰痛病、踝关节骨折、桡骨远端骨折3个优势病种。制定诊疗方案,实施临床路径管理
	建立学术带头人和学术继承人制度	科室确立陈鲁峰主任医师、林乔龄主任医师为学术带头人,负责本科室中医特色的传承和创新,负责研究本科室发展方向与发展规划,组织制定与实施重点项目
2013年	加强科室建设	门诊病人数量增加,优势病种患者出院后的复诊率提高,优势病种门诊量增加。提高住院病床周转次数,缩短平均住院日,降低平均住院费用,增加出院人数
	专科特色	改进和完善3个优势病种的诊疗方案,在临床工作中应用和推广中医药临床路径
	专科护理	实施国家中医药管理局印发的优势病种中医护理方案,制定中医查房、会诊、病例讨论制度并落实。开展辨证施护,建立优势病种的中医药特色护理方案

续表

年度		落实情况
2014年	加强重点专科建设组织管理	定期召开骨伤专科建设领导小组工作会议，研究及修订临床诊疗方案
	改善就医环境	优化病区环境，改善伤员的医疗环境，新增骨伤康复病区，增加40张住院病床，满足骨伤病人的就医需求。进一步规范骨伤科门诊就医环境。设置门诊骨伤综合治疗室，满足门诊病人的诊疗需要
	完善优势病种诊疗方案，引入临床路径管理	不断改进腰痛病、踝关节骨折或脱位、桡骨远端骨折的诊疗方案，突出中医特色，开展特色治疗，力争推出独特而疗效显著的治疗方案。提高疗效，增加骨伤科的业务与经济收入，同时按国家中医药管理局的要求引入临床路径管理
2015年	通过重点专科建设中期评审	在骨伤科全体医护人员的共同努力下，骨伤科完成自评情况总结并形成书面报告，完成监测指标体系数据填报。顺利通过国家中医药管理局对骨伤科重点专科建设情况的中期评审，取得较好成绩
	整改骨伤科重点专科建设工作	根据国家中医药管理局提出的问题和建议，骨伤科对国家级临床重点专科建设及国家中医药管理局关于国家中医重点专科建设工作进行整改，进一步完善重点专科建设，迎接国家中医药管理局对骨伤科重点专科建设成果的验收
	围绕国家级重点专科建设工作，依照国家中医药管理局创建重点专科的标准和要求加以整改完善	发扬中医优势，将骨伤科建设成集创伤、骨病于一体的具有临床诊疗与骨伤康复相结合特色的突出中医特色的重点专科。围绕国家级重点专科的建设工作，依照国家中医药管理局创建重点专科的标准和要求逐步加以整改完善
2016年	配合医院网络系统改造，逐步完善骨伤科重点专科网络数据平台	逐步完善骨伤科重点专科网络数据平台，与国家中医药管理局所确定的建设单位保持联系，交换专科临床、科研、教学等方面的资料。同时配备专人负责重点专科的信息采集及录入工作
	扩大改造骨伤康复病区，加大骨伤康复病区的设备投入	引进新技术、新设备。开展骨伤康复医疗项目，扩展诊疗范围。设立运动治疗专区，并购进冲击波治疗仪、多关节等速肌力测试训练系统、脊柱工作站等，拓展治疗项目，为颈腰椎病、关节活动受限等疾病的治疗提供经济有效的方法
	将骨伤科建设成合格的国家中医重点专科，争取成为区域性高水平的骨伤中心	积极做好准备，迎接国家中医药管理局的验收，为进一步争取成为区域性高水平的骨伤诊疗中心打好基础

创建重点专科以来，骨伤科在专科基本条件、医疗技术队伍、医疗服务能力与水平、医疗质量与安全、中医特色诊疗、科研与教学等方面有了显著提升，特别是临床服务能力和技术水平大幅度提高。骨伤科发挥特色优势，形成良好的品牌效应，取得良好社会效益。

2015年1月22日，福建省卫生和计划生育委员会组织16名专家对重点专科进行中期评估，骨伤科取得良好成绩。

2017年1月，各国家中医重点专科按要求开展自评，并参加国家中医药管理局组织的验收工作。按照重点专科建设监测和中医住院病案首页监测的有关要求，骨伤科如实、客观完成所有监测数据的填报工作。福建省卫生和计划生育委员会中医药管理部门组织对项目建设任务完成情况进行现场核查，同时依据《国家临床重点专科建设项目管理暂行办法》，对建设项目经费执行情况、经费使用是否合理等进行核查。经过严格审核，骨伤科顺利通过验收。骨伤科发展步入新的阶段。

2015年，骨伤科承担2个国家局级科研项目，成果于2019年1月由中华中医药学会正式发布，其中膝痹病（膝骨关节炎）以临床指南发布（图1-2-16），指骨骨折以专家共识结题。

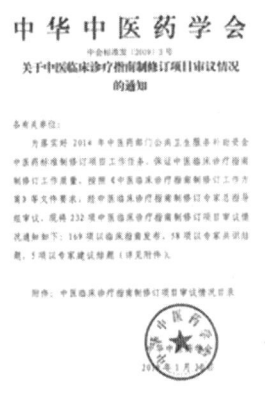
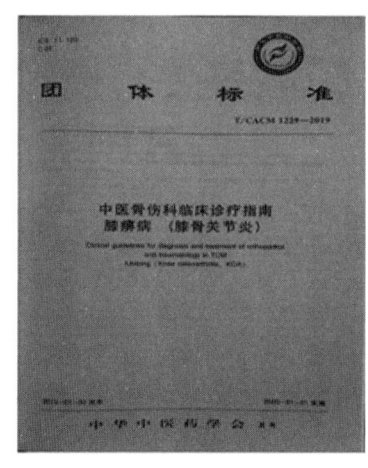

图1-2-16 中华中医药学会发布团体标准《中医骨伤科临床诊疗指南膝痹病（膝骨关节炎）》

六、守正创新

（一）优化资源

2020年，新型冠状病毒突袭而至，疫情来势汹汹，人民生命安全和身体健康面临严峻威胁。1月26日，根据福建省卫生健康委员会通知，漳州市中医院组织医务人员报名全力支持武汉市开展医疗救治工作。生命重于泰山，疫情就是命令，防控就是责任！骨伤科全体医护人员第一时间主动请战，随时听从调遣，驰援武汉，抗击疫情。骨伤科医护人员克服重重困难，坚守临床一线，完成各项医疗工作，受到上级组织和病患的高度肯定。

疫情后期，随着疫情逐渐稳定，根据疫情防控中心逐渐复工复产的指导意见，医院一面坚持抗疫，一面逐渐恢复临床诊疗工作。医院根据实际情况，全面优化现有医疗资源，对第一、第二住院部病区病床进行合理调整，并将第一住院部调整为国家中医重点专科楼，骨伤科医疗用房得以扩充和优化。

2021年，骨伤科成功引进骨科手术机器人，标志着漳州市中医院骨伤科微创手术迈入精准智能"机器人时代"（图1-2-17）。

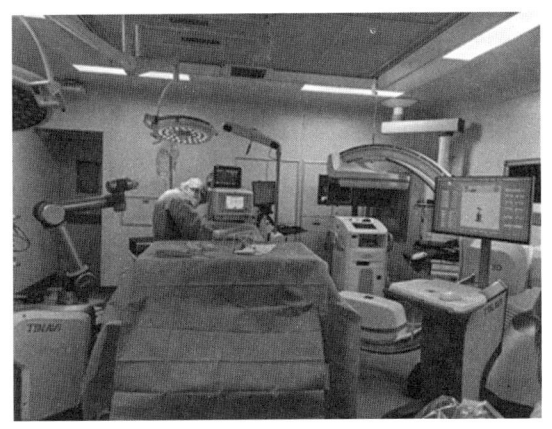

图1-2-17　骨科手术机器人

2022年，骨伤科引进脊柱微创专业技术人才，筹备设立脊柱微创、运动医学专科。2022年10月10日，微创骨科病区成立，这是福建省内首个专业从事骨科微创治疗的特色专科，配置40张床位，包括微创脊柱专科及运动医学专科，配备医护人员19名，包括医生7名，护士12名，其中，副高及以上职称4人，硕士生导师3人，医学博士1名，医学硕士5名。

专科拥有骨科手术机器人、椎间孔镜系统、微创通道系统、脊柱常规与镜下动力系统等一流设备，率先在闽南地区开展当前国内外主流的各类脊柱微创外科技术，如椎体成形术／椎体后凸成形术、经皮单轴脊柱内镜辅助下腰椎髓核摘除减压术、经皮单轴脊柱内镜辅助下腰椎减压融合手术、单侧双通道辅助下椎管减压术、单侧双通道辅助下腰椎融合术、微创通道腰椎减压融合内固定术、骨科手术机器人辅助下脊柱内固定术、斜前方入路腰椎间融合术等，实现颈椎病、脊柱骨折、腰椎间盘突出症、腰椎管狭窄症、腰椎滑脱症、老年骨质疏松性椎体压缩性骨折、退变性脊柱侧弯等脊柱伤病的全面微创手术治疗。

经过医疗资源整合优化，骨伤科医疗用房扩大，增加了住院床位，骨伤科拥有骨一科、骨二科、骨三科及微创运动科等4个病区，包含脊柱组、关节组、手外足踝组、小儿组、正骨组、脊柱微创、运动医学专科7个专业组。

2023年8月12日，骨伤科成功举办第一届龙江骨科论坛，成立闽西南中医骨伤联盟，正式签约叶晓健教授名医工作室、王拥军教授名医工作室，并成立上海交通大学脊柱微创研究中心漳州临床研究中心，实现顶级医疗资源下沉，促进学科建设全面发展，提供更加优质的医疗服务。

（二）流派传承

根据《福建省卫生计生委关于印发2018年福建省卫生计生工作要点的通知》（闽卫

综〔2018〕22号），福建省卫生计生委组织开展福建省中医学术流派传承工作室建设工作，进一步加强福建省中医学术流派传承，促进福建省中医学术流派百花齐放、百家争鸣、共同发展。

中医学术流派是中医学在长期历史发展过程中形成的具有独特学术思想或学术主张及独到临床诊疗技艺，有清晰学术传承脉络和一定历史影响力与公认度的学术派别。

2019年2月，经单位申报、评审推荐、资格审核、专家现场质疑答辩和综合评审等，福建省卫生健康委员会确定"章宝春骨伤学术流派传承工作室"为福建省中医学术流派传承工作室建设项目，并予公布。

根据《福建省中医学术流派传承工作室建设项目实施方案》及申报书设置的目标，骨伤科在学术整理、人才培养、推广应用、条件建设等方面取得优异成绩。

在学术整理工作中，骨伤科通过检索查阅相关历史文献资料，包括漳州市地方志编纂委员会编著的《漳州市志》，丁继华编著的《现代中医骨伤科流派菁华》，丁继华点校的《少林伤科》，章道胜、麦少卿编著的《章宝春伤科临床经验》，漳州市中医院编写《漳州市中医院简史》《多层小夹板固定法》《章宝春骨伤学术经验——纪念章宝春老先生诞辰80周年》等珍贵历史文献资料，加以挖掘整理，章宝春骨伤学术流派经过五代人近百年的师承与努力，形成一整套章宝春骨伤学术流派的学术思想和体系。

骨伤科开设流派示范门诊3个，以突出章宝春骨伤学术思想和骨伤临床经验治疗为主，疗效显著。建设期间年均门诊量18502人次，平均每个工作日74人次，区域外病人就诊比例达36.8%。

在建设期间，骨伤科探索开发院内制剂或特色制剂6种：温痹贴、清痹贴（外用散剂）、珍膝膏（膏方）、杜仲片、补筋片、接骨丹，后3种膏方已进入稳定性实验阶段。

为加强特色技术推广，章宝春骨伤学术流派传承工作室牵头成立闽西南中医骨伤联盟，多次举办章宝春骨伤流派学习班，并由医院牵头与基层医院签署对口帮扶。在流派传承工作室建设期间，骨伤科举办国家级继续教育项目10次，培训10万余人；举办省级继续教育项目3次，培训1000余人；举办市级继续教育项目1次，培训300余人。

2023年11月，福建省卫生健康委员会组织单位自查。漳州市卫生健康委员会组织3名专家，设组长1名，按照《福建省中医学术流派传承工作室建设项目验收评分表》进行自评考核，报送福建省卫生健康委员会中医药管理处。经过严格考核，"章宝春骨伤学术流派传承工作室"顺利通过验收。

（三）非遗保护

在近百年五代人的传承和发展中，章宝春骨伤诊疗技术与闽南地理气候、民间风俗、宗教信仰、饮食及生活习惯等相互融合，经数代中医骨伤科专家的临床实践、应用和发展，已形成具有浓厚闽南地方特色的传统中医药文化，促进漳州中医骨伤事业发展，提高漳州甚至闽南地区的中医药诊疗水平，造福百姓，具有深远重大的社会价值。

1. 章宝春骨伤诊疗技术的特征

（1）根据闽南骨伤特点，创立整骨理筋手法

根据闽南民众骨伤特点，章宝春创立一整套传统整骨理筋手法（整骨12法、理筋13法）。

（2）结合脏腑经络学说，创立特色诊伤方法

根据经络与脏腑之间的联系，章宝春创立望眼诊伤特色方法，通过观察眼结膜与巩膜之间的脉络改变，以诊断胸背部陈旧伤的性质，进而确定治疗用药。

（3）根据地域特点辨证施治

漳州地处闽南地区，气候温热潮湿，伤患体质多湿热，章宝春应用本地区生长的中草药，辨证应用清热祛湿、化瘀活血之剂，使药力到达病所，发挥有效作用。

（4）就地取材，独创多层小夹板外固定术

漳州盛产杉树，章宝春利用杉木皮、杉木夹板创立多层小夹板外固定术。杉木皮取材容易、材质轻盈、成本低廉、通透性强、可塑性强、富有弹性、透气疏风，适用于儿童及成年人四肢骨干、关节骨折，有利于固定后患肢的功能锻炼。

2. 章宝春骨伤诊疗技术文化表现形式的动态过程

章宝春骨伤诊疗技术是根据闽南地区地理气候和闽南民众生活劳动习俗、骨伤特点，运用"少林伤科"流派的学术思想独创的骨伤诊疗技术，主要包括整骨理筋手法、多层小夹板固定术、闪火推伤法、练功法、望眼诊伤法。章宝春骨伤诊疗技术在闽西南及周边地区影响广泛，深受病人的赞誉。

本项目可供从事骨伤专业的人员学习，为研究章宝春骨伤诊疗技术提供宝贵资料和参考，具有承上启下、守正创新的深远意义，不仅可力挽深陷发展困境的章宝春骨伤诊疗技术，使之得以传承和弘扬，同时可促进闽南地区中医药文化的传承创新，促进漳州中医骨伤和中医药事业的发展。

3. 章宝春骨伤诊疗技术存续与传承状况

章宝春创建的漳州市中医院骨伤科，是福建中医药大学硕士点，也是住院医师规范化培训基地的重要科室。尽管骨伤科长期举办学术交流会、学习班，传授章宝春骨伤学术思想和临床经验，学员遍及国内外，且20世纪90年代，章宝春创制的骨伤制剂畅销东南亚。但近年来，医院制药厂被拆除，骨伤制剂停产多年，应用章宝春骨伤诊疗技术治病绩效低，导致年轻人不爱学。章宝春骨伤诊疗技术出现后继无人、日渐衰落的状况，面临发展困境，

甚至失传，亟待保护和传承。

2022年起，骨伤科为章宝春骨伤诊疗技术申请非遗项目做相关准备工作，漳州市中医院审核申报材料并同意申请作为"章宝春骨伤诊疗技术"市级非物质文化遗产代表性项目保护单位，制定5年保护计划，并报送漳州市卫生健康委员会，经漳州市卫生健康委员会审批，同意推荐"章宝春骨伤诊疗技术"申报第九批漳州市非物质文化遗产代表性项目。

2022年12月，经漳州市文旅局审核报送漳州市人民政府研究同意，"章宝春骨伤诊疗技术"被列入第九批漳州市非物质文化遗产名录，陈定家为"章宝春骨伤诊疗技术"代表性传承人。

（四）创新发展

近年来，我国中医药事业发展取得显著成效，管理体系建设得到加强，中医药产业快速发展，服务能力稳步提升。

漳州市中医院骨伤科坚持弘扬中医骨伤特色优势，吸收利用最前沿的科学技术和方法，瞄准国内外先进技术，利用国内外的先进技术设备来做大做强自己的专科，推动骨伤科理论与实践不断发展。

2021年7月，在林石明院长带领下，骨伤科率先在福建省内成功开展手术机器人辅助前交叉韧带重建术，填补了漳州市膝关节韧带重建精准化治疗的空白。天玑骨科机器人系列手术的成功开展，标志着漳州市中医院骨伤科迈入高质量发展轨道，将更好地满足群众日益增长的个性化、高品质医疗服务需求。

2024年7月10日，林石明院长在纳通机器人导航下完成漳州市第一台膝骨关节炎人工膝关节单髁置换术。

2021年12月6日，国内著名骨科专家、中国工程院院士张英泽一行莅临漳州市中医院调研指导并示范手术。张英泽院士在短时间内顺利完成2台复杂的微创手术。张英泽院士精湛的手术、严谨的作风和精彩的分享，给了现场医护人员极大的启发。术后，张英泽院士一行人来到骨伤科病区，与骨伤科医护人员展开亲切交谈。此次与张英泽院士团队的交流学习，激励漳州市中医院各业务科室刻苦钻研、再创辉煌。

2022年，运动医学专科荣获漳州市中医重点专科建设项目建设单位。

为贯彻落实党的二十大精神，促进优质医疗资源下沉、扩容，提升医院综合服务能力，满足人民群众多样化中医药服务需求。2023年，漳州市中医院骨伤科成功举办第一届龙江骨科高峰论坛，牵头成立闽西南中医骨伤联盟。近40位骨科界学者来漳传经送宝，与会专家以及300余名参会代表汇聚漳州，围绕骨科及相关学科的新进展，开展深入的研讨和广泛的交流，本次论坛为骨科同道提供了学习交流、开拓视野、扩大合作、增进友谊的广阔平台。

2023年9月23日，在漳州市中医院门诊7楼会议厅隆重举办中国中医科学院望京医院杨克新名医工作室签约暨中医经典理论学习班。会后，杨克新教授到骨伤科与医护团队进行深入的交流。

2023年，在各级领导支持下，漳州市中西医结合学会小儿骨科分会成立，骨伤科成功举办省级继续教育项目"儿童肘关节损伤规范诊疗学习班"。骨伤科微创病区率先在漳州成功开展单侧双通道内镜技术。2023年，骨伤科获福建省自然科学基金项目3项、福建省青年科学基金项目1项、漳州市中医药科研项目1项。

2024年2月19日，漳州市中医院总部院区项目奠基仪式隆重举行。总部新院区建设将有效改善漳州市中医院办医条件，推动漳州市中医药事业传承创新发展。计划在总部院区设立章宝春骨伤诊疗技术展示厅、讲习所，为广大中医骨伤科医生和有志从事中医骨伤诊疗工作者提供学习、交流的场所，为漳州中医骨伤科特色技术传承发展培养新生力量。

漳州市中医院骨伤科全体医护人员将认真学习贯彻党的二十大精神，在医院党委领导下，坚持人民至上、生命至上。不断开拓进取、守正创新，为加快现代化滨海城市建设凝心聚力、踔厉奋发，齐心共筑高质量发展健康梦。

第二章

章宝春骨伤学术流派伤科诊疗经验

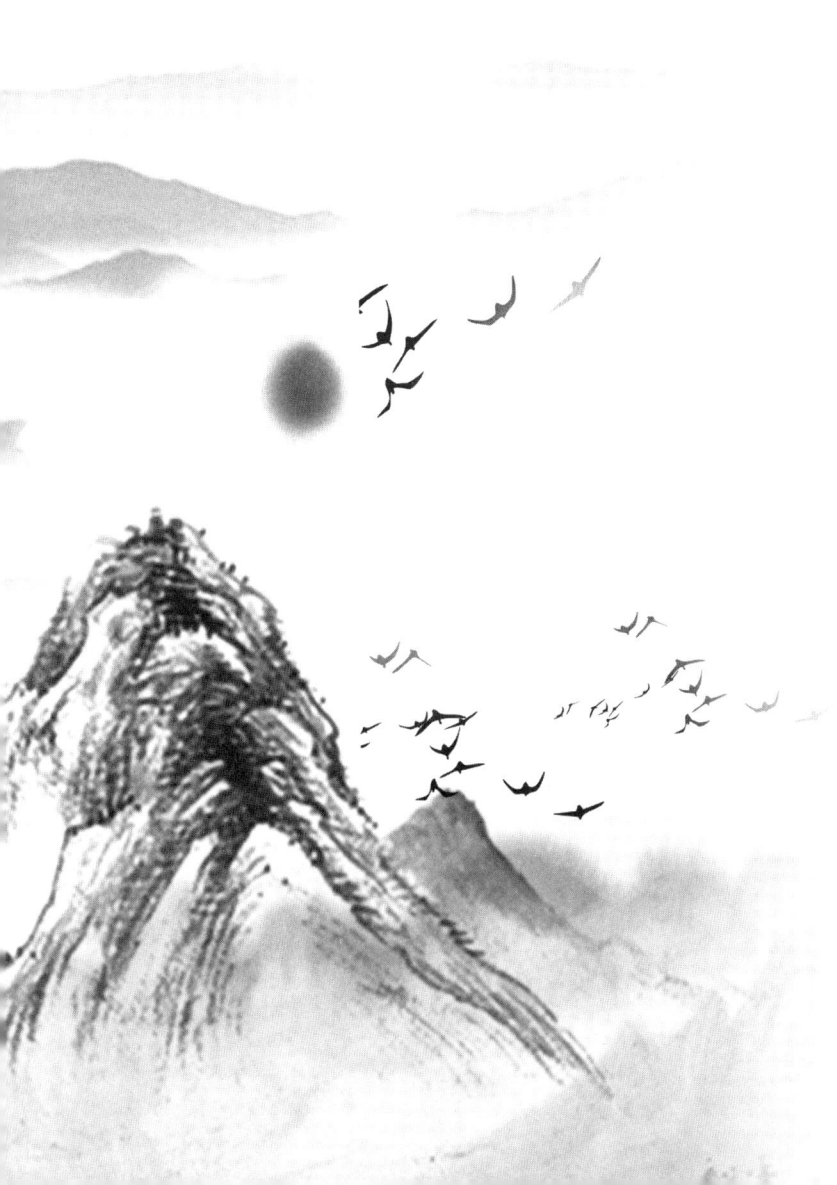

第一节
概　述

伤科包括伤筋（软组织损伤）、伤骨（骨折、脱位）、伤脏腑（内伤）及外伤引起的并病（骨病）的诊断治疗等方面的内容。伤科疾病多有明显的局部症状，医者对局部比较重视，容易忽视局部与整体的关系。如严重的多处损伤常常导致脏腑气血功能失调、心肾功能衰竭，或伤员原来伴有的其他内科疾病加剧。因此，必须通过四诊搜集有关客观材料，运用八纲进行辨证分析，既注意病变局部的变化，也照顾到全身状况；既注意病邪的消长，也要注意正气的盛衰，从而做出正确的诊断。治疗要根据伤筋、伤骨、伤气、伤血等损伤的不同类型，以及病证发展过程的不同特点，采取不同的治法，内外兼治，动静结合，才能收到满意的疗效。

一、四诊在伤科的应用

四诊，即望、闻、问、切，是中医学诊断疾病的主要方法，也是诊断伤科疾病的主要方法。

（一）望诊

望诊包括望全身的神色形态、损伤局部状况、舌质舌苔及眼结膜、巩膜的变化等，初步确定损伤的部位、性质与轻重。

1. 望神色、肤色

观察全身形态和色泽的变化，以判断病情的轻重。伤员无明显神态色泽改变，病势较轻；倘若伤员表情痛苦，神气萎靡，面色苍白，汗出如油，双侧瞳孔不等大，鼻、耳道出血，呼吸微弱或气粗喘急等，病多危重。其次是观察局部肤色的变化，肢体损伤以后，多有肿胀瘀斑。局部肿胀甚者，皮肤瘀斑青紫多属新伤；局部肿胀不甚，皮肤瘀斑青黄多属陈旧伤。

2. 望形态

肢体受伤较重时，常出现形态的改变。若就诊时见患者用健臂扶托患臂，身体向患侧倾斜，多为上肢骨折或脱位。腰部损伤患者，多出现弯腰慢行，转侧困难，用手支撑腰部等形态。若见肢体肿胀缩短、旋转或成角，以及关节部位凹陷或隆突等畸形，可知有骨折或脱位。若是股骨颈骨折，患肢常呈短缩、外旋畸形。

3. 望舌质舌苔

观察舌质舌苔的变化，可知患者气血的盛衰、病情的进退、病性的寒热、病邪的深浅及伤后机体的变化。若舌质淡胖、血色少，多为气血虚弱或阳气不足伴有寒象；舌苔过少或无苔，提示脾胃虚弱；舌质红，苔黄燥或白如积粉，为热毒内蕴，多提示合并感染；若瘀血化热，实热积聚，苔多黄燥；湿热内蕴，苔多黄腻；热邪深入营血，耗伤津液，年老体虚之骨伤患者，常因精血亏损，阴液耗伤，舌质转红绛而无苔，临床上虽见发热，但属于阴虚发热。一般损伤或外伤初期的患者，舌质、舌苔多无明显变化。创伤较重者，多有瘀血，舌质可见青紫。严重外伤常会影响消化功能，多表现为湿热苔象，如厚白而腻或黄厚而腻。用药除了伤科常用的活血化瘀药外，还要根据舌苔辨证用药。治疗后，舌苔往往随病情的好转而恢复正常。

4. 望眼诊伤法

望眼诊伤，即观察眼结膜与巩膜之间的脉络改变，以诊断胸背部陈旧伤的部位和性质，确定治疗用药的一种特殊的伤科望诊方法。

（二）问诊

通过详细询问病史、受伤原因、受伤部位、肢体功能及疼痛情况，以了解损伤性质和轻重缓急。一般损伤病人，伤后最大的痛苦是疼痛，而疼痛处往往又是损伤部位之所在，因此，有必要根据疼痛的性质分析病情。如骨折伤筋有剧痛，炎症化脓有跳痛，椎间盘突出症神经根受压迫有传射痛、烧灼样刺痛或麻木感；一般骨折夜间疼痛较甚；肌肉劳损者休息时疼痛减轻，活动时疼痛加剧等。此外，还应询问伤员饮食及二便情况，这对损伤的诊断及治疗都具有巨大的意义。

（三）闻诊

1. 闻骨擦音

两骨折断端移动时因摩擦而产生的声音为骨擦音；如果用手触摸也能得出这种感觉，是谓骨擦感；骨骼完全断离可闻到骨擦音。这是判断有否骨折和了解骨折类型的可靠体征。横形骨折声音清脆而短，斜形骨折声音低而长，粉碎性骨折声音多而散乱。

2. 闻入臼声

关节脱位复位时，常可闻到关节入臼的响声，若听到一响声，多是上髎成功的信号。

3. 闻筋响声

检查某些肌筋损伤时，可听到特殊的摩擦音，声音尖细清脆，或低，或如捻发音，如前臂伸肌腱损伤后，活动腕关节可触到"沙沙"的捻发音，可与骨折相鉴别。

（四）切诊

伤科的切诊包括摸诊、比量法、切脉等。

1. 摸诊

摸诊主要是通过对患者损伤局部进行触摸、挤压、轻度叩击或轻轻地被动屈伸、旋转肢体等方法，以了解病情，判断损伤性质。①触摸法：通过摸压痛、摸畸形、摸异常活动，以确定是否有骨折、脱位或关节肌腱、韧带等的病变。例如，骨折断端部位有尖锐的压痛，且有异常活动出现；横形骨折压痛范围小于斜形骨折；脱位和伤筋压痛范围较大，程度较骨折缓和。②摸畸形：除完全骨折移位及脱位可出现畸形外，肌筋完全断裂亦可出现畸形。③摸异常活动：完全性骨折患者可出现异常活动，如果伤后在关节部位出现侧向，或前后活动变化比正常活动度增加，应考虑关节周围韧带断裂。④挤压法：双手挤压患处上下、左右、前后，观察是否有挤压痛，以辨别是否骨折。如双手挤压双侧髂骨翼引起挤压痛者，提示骨盆骨折。⑤叩击法：以手握拳，叩击损伤肢体远端，骨折处可因纵向冲击力发生疼痛。若叩击痛阴性，仅有伤处压痛，提示骨的连接性未受破坏，可能是肌腱损伤。

2. 比量法

比量法是对比患侧与健侧的形态、关节活动功能，以了解损伤情况。对比方法有肉眼观察、双手测量，或用软布尺测量肢体的长短粗细等。例如，测量结果患侧比健侧短，提示骨折移位缩短的程度，这不但在治疗前有诊断意义，在治疗过程中及治疗后测量，亦有意义。骨折、脱位、伤筋均可发生肿胀增粗，但骨折、脱位有移位者，肿胀更明显；伤后继续肿胀，提示内出血在继续，应加以注意。若患侧比健侧细小，多因损伤日久，活动量小，引起肌肉废用性萎缩；神经损伤也可引起该神经支配的肌肉功能障碍性萎缩。对比关节功能活动情况，可以了解伤情及治疗恢复情况。一般来说，骨折、脱位肢体的自动和被动的功能活动均受限制。神经损伤后其所支配的肢体，往往失去自动的功能活动。

3. 切脉法

伤科切脉与中医内科相同，通过切脉可以了解和掌握伤员机体气血寒热虚实等情况，对辨证施治有很大帮助。一般损伤，脉搏无明显变化；伤情较重者，常因瘀血发热而见脉数；兼有外感则脉浮；热邪炽盛时，脉洪大而有力；若创伤出血多，气血俱虚，则脉细数而无力，或见芤脉，甚则难以数清，多提示病情危重或虚脱、休克，应特别注意，以免危及生命。各种损伤剧烈疼痛时多见弦脉；伴有痰湿内滞、痰多腹胀者，可见弦滑脉；原有高血压、动脉硬化等疾病的损伤病人，脉弦硬而有力；若损伤日久，气血凝滞，而致虚寒，可见迟脉；内伤气血、久病体弱、高龄、肝肾两虚者，脉见沉细。

无论诊断或处理用药，均要根据切脉注意伤员整体变化，才不致造成诊疗上的错误。

二、八纲在伤科的应用

八纲，即阴、阳、表、里、寒、热、虚、实，也是伤科临床诊断的基础。通过四诊，把所获得的材料，用八纲进行综合归纳分析，才能对疾病有一个比较全面的认识，从而制定相应的处理措施。

（一）阴阳

阴阳，是八纲的总纲，可用来概括表里、寒热、虚实，即里、虚、寒属阴，表、实、热属阳。一般来说，急性损伤有瘀血，或兼外邪（化脓感染），体质强壮多属阳证。陈旧性损伤、慢性劳损，或损伤后遗症及年老体弱多属阴证。伤后大出血引起的亡阴，或虚脱大出汗造成的亡阳，可危及病人的生命。医者必须重视全身状况及局部与脏腑经络的相互关系，分析邪正虚实，辨别阴阳属性，才能更好地指导治疗和判断预后。

（二）表里

表里，即辨别疾病所在部位和病情深浅。伤及皮肤、肌肉、筋骨者，多属表证；伤及脏腑、经络、气血者，大都属里证。一般来说，外伤易治，内伤难治。临床上主要是区分外伤肌表或内伤脏腑，或二者兼伤，以便做出正确的处理。

（三）寒热

寒热，即辨别疾病性质属寒属热及概括机体功能的偏盛偏衰。一般来说，新受创伤，机体内在功能亢盛，损伤早期瘀血化热，常出现低热；开放性骨折易感外邪，如化脓性感染多表现为热象；陈旧性损伤，或损伤恢复期，因机体内在功能衰退，多表现为寒象。临证时主要根据脉象、舌苔的变化，分辨疾病属寒属热。但病情是错综复杂的，不能一见发热就用寒凉药物，一见寒象就用温热药物。如果素体虚寒、外邪郁热，出现寒热互结，就得寒热并用；若热势尚盛，则苦寒清热，以折火势；若热邪郁久伤阴，致阴虚生内热，则甘寒养阴以清热。只有辨明疾病属性，才不致偏颇。

（四）虚实

虚实，是辨别人体正气强弱和病邪盛衰的两个纲。虚，指正气不足，多见于严重损伤大出血或损伤后恢复期及各种慢性损伤病人、久病年老体弱者。实，指邪气亢盛，多见新近创伤、血瘀气滞、内伤郁血及兼感外邪者。由于体质有强弱、邪气有盛衰，损伤后的症状表现也是相当复杂的。临床上常见"虚中夹实""实中夹虚"等虚实夹杂之象。如老年人外伤，腰肌劳损日久，从症状来看，系瘀血停滞、气滞肿痛，应属实证，但腰为肾之府，年老久病，肾阳不足，气血不和，脏腑功能衰退，可出现精神抑郁、食欲不振等症状，又属虚证。因此,"虚则补之""实则泻之""扶正祛邪""攻补兼施""先攻后补""先补后攻"等治法,必须灵活掌握。

三、伤科的诊断要点及处理原则

伤科包括外伤与内伤两大类。外伤包括伤皮肉、伤筋、骨折、脱位等,内伤包括伤气血、伤脏腑、伤经络等。损伤轻者,影响日常的工作和生活,损伤重者,则可威胁到生命。因此,做好损伤的诊断和鉴别诊断有着重要的意义。

(一) 诊断要点

应详细询问病史,结合损伤的特点,进行综合分析,才能做出正确的诊断。当然,必要时可配合 X 线检查,以协助诊断。

在详细询问病史时,必须强调整体观念,对伤员进行全面检查。有些伤员受伤部位距离外力作用点甚远,例如高处跌落足跟着地,可引起小腿骨折或脊椎骨折,也可能多处损伤,甚至出现严重内伤。也有个别无明显损伤病史,而系外力长期作用于人体所致的病变,如慢性劳损。临床上应注意了解病人的职业等,分析其与损伤的关系。如肱骨外上髁炎、桡骨茎突炎,多发生于长时间重复单一动作(经常旋转前臂和伸屈肘、腕关节等)的劳动者(如木工、钳工及从事家务劳动的妇女)。

1. 外伤皮肉

外伤皮肉属于机体浅层软组织损伤,临床上分为擦伤、破皮伤、挫伤。擦伤,指皮肤表层受到磨损,伤处有擦痕及少许出血点。破皮伤,指皮肉破损,可见创口流血。挫伤,指较深层的软组织损伤,不见破皮,但伤处疼痛、肿胀、皮下瘀斑,严重者常合并致命的内脏损伤。

2. 伤筋

伤筋指肌肉筋腱、肌腱韧带、周围末梢神经及软骨等损伤。伤筋在临床上与骨折、脱位有共同的表现,如肿胀、疼痛、功能障碍等。伤筋的特点有以下几点。

①肿痛范围局限,压痛多局限,并可触及片状或硬条索状肌纤维隆起,此为肌肉痉挛之征。②功能障碍较轻或不明显,活动可使局部肿痛及功能障碍增剧。随着肿胀消退,疼痛及功能障碍也随之减轻或消失。③肌腱断裂处可摸到两断端收缩膨隆及中间的裂隙凹陷。若附着关节的韧带断裂,可影响关节稳定性,被动活动出现异常,有时需要 X 线检查才能与骨折、脱位鉴别。

3. 骨折

有移位的四肢骨折,因具有骨折的特征,诊断多不困难。而发生不全骨折或嵌插骨折时，体征不显著，一般来说，骨折时肿胀、疼痛、功能障碍都比较严重，反复检查同一部位可出现较明显的压痛点。骨折的体征如下。

①骨折处出现各种畸形，如肢体短缩、旋转或成角。②骨擦音：移动骨折断端，断端互相触碰发出的声音，用手触摸可感觉到，或听到骨擦音。③异常活动：移动骨折远端的肢体，可发现骨折部位有不同程度的异常活动。④纵向叩击痛或挤压痛：用手轻叩伤肢远端，可引起骨折处疼痛，例如肱骨骨折叩击肘部，可触发上臂疼痛。用手在骨折处双侧进行挤压，例如挤压骨盆两侧，引起骨折处疼痛。

4. 脱位

脱位指组成关节的骨骼脱离正常的位置。完全脱位诊断并不困难，半脱位因关节变形较不明显，需要仔细检查。典型的脱位体征如下。

①关节变形。在受伤的关节处摸到异常的凹陷（关节盂空虚感），另外在关节附近可摸到脱位的关节头。②活动关节有弹性固定感。③肢体的轴线与健侧对比不对称。④若脱位合并骨折，常可在关节周围触及骨擦音，可行 X 线检查以协助诊断。

5. 内伤

内伤指外力损伤人体内部气血、脏腑、经络的证候。经络是人体气血运行的通道，内贯脏腑，外达肌表，贯通全身，因此根据经络循行路线上出现的有关症状，可判断伤气、伤血或内脏损伤。

（1）伤气

伤气指伤后机体气机运行不畅或失常，分为气滞、气闭和气脱。气为无形，行无定处，忽聚忽散，且范围较广。临床上，气滞可表现为某一脏腑的症状，如胸闷、气急、腹胀、纳呆、神疲无力等，却无实质性的脏腑损伤。气闭多因骤然伤气而致气塞不通，表现为晕厥、不省人事，多见于颅脑损伤。气脱多因剧烈疼痛所致，表现为面色苍白、口唇发绀、烦躁不安、汗出肢冷、脉细无力。

（2）伤血

伤血指伤后血脉不得循经流注，血道不得宣通，表现为血瘀和亡血。血瘀为离经之血聚于一处，滞留体内某一脏腑或经络，不能消散，其特点是有形可征，表现为伤处痛点固定，局部肿胀，皮肤可见青紫瘀斑。亡血就是脏腑、经络严重失血，如咳血、吐血、衄血、便血、尿血等，或内脏出血，出血量多时可致失血性休克，又名"血脱"，出现面色苍白、唇舌淡白、冷汗、头晕、恶心、呼吸微弱、脉细数或微弱。

临床上单纯伤气或伤血者不多见，气滞血瘀多并见，内伤如此，外伤肢体亦多同时伤及气血。《内经》曰："气伤痛，形伤肿。"单纯气伤则仅见气滞疼痛，血伤则成瘀，肢体损伤常肿胀疼痛并见，多属气血两伤，但两者有所偏重，又常常互相影响。因为"气为血之帅，血为气之母"，气和血有着不可分割的关系。如内伤病人气伤日久，或滥用药物，常可导致伤血甚至亡血，不可不多加注意。

（3）内脏损伤

内脏损伤指内伤损及脏腑，出现相应的脏腑症状。例如，颅脑损伤常见头痛、呕吐、神志不清或五官出血、瞳孔不等大；肺损伤常见胸痛、咳嗽痰中带血、呼吸困难；胃肠损伤常见腹痛拒按、恶心、呕吐、腹胀、局部压痛。肝脾损伤除具有胃肠损伤体征外，常兼有失血征象；肾脏损伤常见腰痛、呕吐、血尿等。损伤程度不同，症状亦有轻重，严重内伤引起的内脏破裂，可出现创伤性休克，其症状与血伤引起的出血性休克类似，病情凶险，发展迅速，若不及时处理，可危及生命。

（二）处理原则

损伤处理的目的，是减轻伤员的痛苦，恢复机体生理功能，防止并发症及后遗症。处理时要注意3项基本原则：抢救及时、动静结合、内外兼治。

1. 抢救及时

创伤后常因疼痛剧烈或大出血引起气脱或血脱，且病情进展迅速，常可导致亡阴、亡阳、阴阳离决等危候。因此，必须分秒必争，抢救伤员，不要因急于处理体表的损伤而延误了抢救。有效措施简述如下。

（1）伤员安置

先将伤员安置在温暖、安静的环境里，采取平卧位，不要随意搬动伤员，以免加重伤情。

（2）行气开窍

针刺人中、合谷、十宣、涌泉等穴位，采取间歇性刺激手法，或用通关散吹鼻取嚏，也可服大红七厘散行气开窍。

（3）镇静止痛

口服云南白药、七厘散或川七末等，以镇静止痛，减轻伤员痛苦，防止病情恶化。

（4）饮食调理

神志清醒者，可饮热茶或糖盐水，以防阴液亏损。有胃肠道功能紊乱可疑时，应禁止饮食。

（5）止血措施

创口出血者，应包扎止血；大血管出血，或包扎后不易止住的大出血，可用止血带在伤口近心端扎紧止血。

（6）中西医结合治疗

病情严重或复杂者，可采用中西医结合的方法处理。

2. 动静结合

损伤早期应让伤员安静休息，以利病灶的修复，减少出血或反应性肿胀。骨折、脱位患者，更应注意妥善固定。在固定的同时，还要注意不使受伤部位活动，以促进气血流通，改善新陈代谢，使创口早日修复，防止某些不良后遗症。

骨折或脱位在固定前要注意早期复位。早期复位，水肿多不严重，容易整复成功。复位时切忌暴力，尽量避免多次复位，以免加剧软组织损伤。

复位后要在适当的体位下妥善固定，防止移位，避免影响血液循环。不要过早解除固定，以免影响创伤恢复。一般伤筋以达到消肿，骨折、脱位以达到临床愈合为度。内伤则根据具体情况适当卧床休息。

伤后早期进行适当的功能锻炼，非受伤肢体早期即可活动，而行固定的肢体也可根据不同阶段，选择适当的功能锻炼方法，以预防肌肉萎缩、关节僵硬。

3. 内外兼治

治疗时，既要注意体表的损伤，也要注意是否有内伤。如体表外伤，常会使气血、经络受损；有创面者，更易感受外邪，并发感染。因此，治疗时既要有针对性地选用各种外治法，也要配合内治法，掌握内外兼顾的处理原则，根据辨证论治给予内服药物，控制感染，增强机体抵抗力，这就是伤科的整体疗法，也是减少损伤并发症和后遗症的主要措施。

四、伤科的主要治法

中医学认为，外来暴力造成的局部损伤，也会引起机体内部的变化，如《正体类要》所言，"肢体损于外，则气血伤于内，营卫有所不贯，脏腑由之不和"，明确指出局部损伤和整体功能之间有着密切的关系。

伤科对各种损伤治疗的要求，历来是局部与整体兼顾、外伤与内损并重、固定与活动结合，因此在治疗过程中，应根据辨证论治的原则进行。骨折或脱位后所致的肿胀疼痛、功能障碍，凡导致血离经脉、瘀血不散、经络血阻、气血不畅，均可引起脏腑功能变化。伤科的治法有外治法和内治法，前者指局部治疗，后者指整体治疗，两者配合应用，才能取得明显效果。

临床上，轻伤或单纯体表伤一般可单用外治法。复杂伤、重伤或陈旧伤一般需要配合内治法。体表伤（包括骨折、脱位、伤筋）偏于外治法，内伤及复杂伤偏于内治法。

（一）内治法

伤科与其他科一样，也是根据中医学理论辨证用药。骨伤科有"血不活则瘀不能去，瘀不去则骨不能接"的说法，血与气互相联系，气为血之帅，血随气行，故伤气必及血，伤血亦必及气。所以治疗上必须活血与理气配合，调阴和调阳兼顾，这是骨伤科内治法的基本原则，主要分为损伤初期内治法、中期内治法及后期内治法。

1. 初期内治法

有瘀血者宜攻之，攻下逐瘀法为首要治法。跌打损伤后，瘀血作痛，根据"通则不痛"的理论，若见里实便结，脉弦大或洪数，舌尖红，苔黄糙或腻，应先予通泻大便、泻下瘀血以止痛，大便数天不解者，先用加减桃仁汤，大便干结者，选用复元活血汤，以上二方有通泻大便及止痛作用，一般可连服2~3d，如果泻下次数每天在3次以上，可服米汤以止泻。大便已通、感遍身瘀滞疼痛者，用大红七厘散或泽兰汤；有出血者用川七白及散或云南白药，以止血逐瘀止痛；伤后4~5d，局部尚感瘀血作痛，可用复方紫金片；骨折脱位及肌肉损伤肿痛较剧者，宜用消肿活血汤；神志不清者，宜先用通关散以开窍。

2. 中期内治法

损伤诸证，经过初期的攻下逐瘀止痛法治疗后，病情可逐渐好转，一般在伤后1周，即可用中期内治法，以理气解郁为主，配合活血祛瘀，以疏通气血，促进恢复。瘀血未尽，仍然肿痛者，可继续用复方紫金片。瘀血大部已除，功能未全恢复，伤处隐隐作痛，若以伤气为主，应用理气活血片；若以骨折为主，常用接骨丹，以促进骨痂生长；若以伤筋为主，运动功能受到影响者，宜选用活血舒筋汤；偏寒者，可用小活络丹。陈旧性损伤及损伤较严重、气血瘀滞、疼痛难以解除者，可用三棱莪术汤。

3. 后期内治法

损伤后期，体质多虚，根据《内经》"损者益之"的治疗原则，临床常用补益法，以增强体质，解除后遗症。一般用补益气血或补益肝肾的方药。如长期卧床、身体虚弱、头晕目眩、四肢无力、舌淡苔白、脉沉细者，为气血虚弱，可用八珍汤或十全大补丸；脾胃虚弱、饮食欠佳者，用健脾理气汤；骨折伤筋后期，常感伤处酸痛无力，因肝主筋、肾主骨，应用益肾地黄汤或益肾丸，以强壮筋骨；伴关节活动不利，宜选用壮筋益肾汤或复方补筋片，以促进功能恢复；并发风湿痹痛者，可用风湿丸。

上述分期治疗，为一般损伤通用的治疗原则。临床上还应辨证施治，方能收到良好的疗效。

（二）外治法

外治法是局部治疗方法，在伤科的治疗中占据相当重要的地位，甚至决定治疗成败，必须熟练掌握。常用的外治法有推伤疗法、整复手法、夹板固定法、药物洗伤疗法和练功疗法等，应选择性应用。

1. 推伤疗法

凡皮肤、肌肉、软组织挫伤，可用推伤疗法。根据新伤、旧伤及瘀血之多寡，常用下面2种手法。

（1）推伤拔罐疗法

推伤拔罐疗法，是利用各种罐子（最好是竹罐），借热力排去内部的空气，使其吸附于皮肤，造成局部皮肤充血来治疗疾病的一种方法。

（2）闪火推伤法

闪火推伤法，是对推伤拔罐疗法的改进，除对新鲜挫伤所产生的局部硬结痛有作用外，更适用于陈旧性损伤，特别是多年损伤、气血凝滞、顽固性酸痛，效果尤为显著。

2. 整复手法

通过手法可使移位的组织恢复至正常位置，如骨折、关节脱位、筋伤（筋歪、筋转、筋翻）等，可分为整骨手法和理筋手法两大类。

（1）整骨手法

整骨手法是治疗骨折、脱位的首要步骤，包括摸法、拔伸牵引法、旋转法、屈伸法、端提法、挤压法、分骨法、折顶反折法、回旋法、摇抖法、足蹬法、气整法等12法。早期的手法整复，对促进骨折的愈合及功能的恢复、减轻病人的痛苦，具有重要的作用。因此，凡骨折（无移位骨折除外）、脱位都必须及时采取整骨手法使其复位。若不用手法整复，虽有"灵丹妙药"，亦难起效。

（2）理筋手法

理筋手法是治疗伤筋的主要方法，包括推法、拿法、按法、摩法、揉法、揉捏法、关节屈伸法、摇转法、背法、拔伸法、扳法、搓法、抖法等13法。筋伤后，损伤局部出现筋歪、筋转或筋翻等症状，医者可用双手对损伤部位施以轻巧的手法，将其拨正理顺，使之恢复正常，达到理顺筋络、舒筋活血、消肿定痛的目的。

3. 夹板固定法

夹板固定法是骨折治疗的重要手法。骨折经整复处理后，若欲保持整复后的良好位置，必须加以固定直至骨折断端达到理想的愈合为止。几十年的临床实践证实夹板固定法（如多层小夹板固定技术）具有取材容易、携带方便、医疗费用低、病人痛苦少等优点。

4. 药物洗伤疗法

药物洗伤疗法，借助药液熏蒸，促进皮肤渗透吸收，使皮肤血管扩张，经络疏通，气血调和，局部软组织营养改善，并能活血止痛，调节活动功能，从而缓解或祛除损伤后遗症，故称"洗伤疗法"。

5. 练功疗法

练功疗法，即功能锻炼，古称"导引"。它是运用古代"导引"中的部分锻炼方法，来防治某些损伤性疾病，促进肢体功能恢复的一种有效疗法。

第二节 骨伤临床技法

一、望眼诊伤

1. 理论依据

中医学根据经络和脏腑的关系，创立了"五轮"和"八廓"学说，认为"眼通五脏，气贯五轮"，五脏六腑之精华皆上注于目，通过经络的运行贯通，使周身气血上注于目。十二经脉同眼有着直接或间接的关系，不论哪一脏、哪一腑，凡有疾病，都会通过眼部表现出来。

眼胞属脾，内、外眦血络属心，黑珠属肝，瞳仁属肾，白珠属肺。胸廓为肺之腑，胸、背部受伤，可反映到白珠，如跌、打、闪、挫所伤，必致气滞血凝；受伤日久，必然积瘀，伤后肺络气血受阻，血管扩张，白睛上见青紫红筋浮起，红筋末端有瘀血点（俗称"报伤点"），根据瘀血点的颜色深浅，可了解伤在血分或气分。伤在血分，"报伤点"深黑而沉着；伤在气分，"报伤点"淡黑如薄云，散而不聚。

2. 检查方法

受检查者取正坐位，检查者用手指撑开伤员上下眼睑，使巩膜暴露，观察结膜与巩膜间的血管，若见巩膜有青紫红筋浮起，红筋末梢有瘀血点，且颜色较黑，状如针尖大小，才有诊断意义（图2-2-1）。若瘀血点不在血管末端，而是在其附近或中部，则不是"报伤点"。

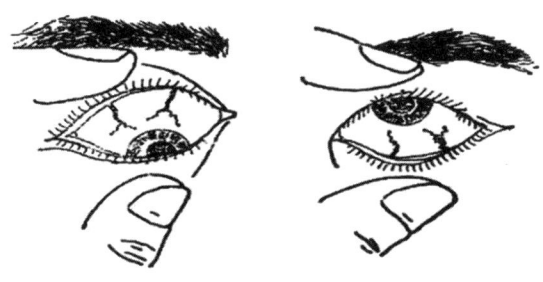

图2-2-1　"报伤点"在瞳孔水平线上方及下方

3. 临床意义

根据"报伤点"出现的位置，可以判断胸廓受伤的部位。"报伤点"出现在左眼，提示伤在左侧胸胁或左背部；出现在右眼，提示伤在右侧胸背部。"报伤点"出现在瞳孔水平线上方，提示伤在胸胁；出现在下方，提示伤在背部。"报伤点"的存在，可作为伤科医生验伤的参考依据。若未见"报伤点"，则应全面考虑是否有受伤。

根据"报伤点"的颜色、形状分析受伤的程度。"报伤点"色淡如云或黑白兼杂、散而不聚者，系伤在气分；色黑沉着、凝结如小芝麻者，系伤在血分；黑色圆点周围包绕淡若云彩的不规则晕状者，系气血两伤；红筋明显充血、弯曲如螺旋状者，提示有疼痛症状。

因此，望眼诊伤可作为了解伤势轻重的参考，也可作为治疗用药的参考。

4. 诊断率

1960 年，福建中医学院第一届西医学习中医班组织了望眼诊伤研究小组，对 1000 例成人患者进行观察，发现有"报伤点"541 例，占有外伤史患者的 78.3%。有"报伤点"的 541 例中，"报伤点"出现部位与受伤部位相符合者共 407 例，占 75.2%，"报伤点"出现数与受伤部位数相等者 304 例，占 56.2%。以上结果表明，望眼诊伤在伤科诊断上具有较大参考价值，其原理有待进一步研究探讨。

二、推伤疗法

（一）推伤拔罐疗法

推伤拔罐疗法具有调整血液循环、兴奋神经功能、营养神经的作用，能改善因创伤造成的局部缺氧状况，缓解疼痛，促进创伤修复。拔火罐后再贴上风伤膏。每隔 2~3d 拔罐 1 次。伤重、创面大、肌肉丰厚处（如臀部），时间可略长些；伤轻、创面小、肌肉薄处（如头部、上肢等），时间可短些。通常每次留罐 3~5min，最长可达 7~8min，时间过短则作用不大，时间过长则引起毛细血管瘀血过多，皮肤呈紫黑色。

推伤拔罐疗法适应证及注意点如下。

推伤拔罐疗法适用于一切新鲜或陈旧的肌筋损伤及骨折，脱位后遗症之患处酸痛，风湿痹痛等。

皮肤有擦破伤或创口者，以及新伤血肿大者，不宜拔火罐。心脏搏动处、肚脐、孕妇的腰部和下腹部等处不能拔罐。

拔火罐时，部位选择要适当，动作要迅速，点火棉花的酒精量不要太多，以免烫伤皮肤。若起水疱或有擦破伤，则不能敷贴风伤膏，可外敷凡士林纱布。

（二）闪火推伤法

闪火推伤法的机理，是利用推按手法及针刺，以刺破凝结，活血祛瘀，舒筋通络，解除组织张力；再以药酒闪火进行拍打，以温经散寒，推散瘀血；然后拔火罐使血管扩张充血，吸出余瘀，使气血流通，局部血液循环改善。此法可松解久伤所致的纤维组织粘连、改善组织细胞的营养及神经功能，使局部供氧量增加，从而解除陈旧伤之酸痛，促进功能的恢复。新鲜损伤所造成的无菌性炎症，局部红肿，硬结酸痛，也可通过针刺后拔出组织间的瘀血渗液以消肿止痛。

操作方法：①在损伤局部行理筋手法，先用拇指或食指、中指蘸推伤药酒，在受伤处推擦数次，并以按揉手法寻找痛点，然后在痛点施推按揉摩手法 2~3min。可加重手法，以疏散瘀积。②在痛点拔火罐 1~2min。③取罐后在局部用三棱针刺 3~5 下。若属新伤，因瘀血多或有硬结需深刺；若属旧伤，因气血两伤需浅刺。④针刺后在损伤处用闪火推伤药酒（内含 60% 纯酒精及 40% 推伤药酒）进行闪火拍打，操作时倒 3~5ml 闪火推伤药酒于小瓷盘中，用火点燃，以手指蘸燃烧之药酒，在伤处进行闪火拍打 2~3min（新伤拍打时间短、旧伤拍打时间长）。⑤在原拔火罐部位重复拔罐 3~5min（胸部 2~3min，背部可延长至 7~8min），取罐后可见针刺点有少许瘀血被吸出，用消毒棉花擦净后再敷贴风伤膏。

三、整复手法

（一）整骨手法

整骨手法是治疗骨折、脱位的首要步骤。早期的手法整复，对促进骨折的愈合、功能的恢复，以及减轻病人痛苦，具有重要意义。

1. 基本操作方法

（1）摸法

摸法，即用手轻轻触摸伤处，先轻后重，由浅入深，从远到近，判断骨折、脱位的性质，以及移位的方向及程度，从而确定适当的整骨手法。摸法亦常用于检查骨折、脱位整复后的对位情况，特别是在战时及农村地区缺乏现代医疗器械的情况下，这种方法尤为实用。因此，它是整骨手法中必不可少的步骤。

（2）拔伸牵引法

拔伸牵引法是整骨手法中最基本的手法，主要用来纠正骨折重叠移位和治疗关节脱位。可由术者、助手二人分别握住骨折或脱位的远近两端，沿肢体纵轴进行对抗牵引（图 2-2-2），使重叠的骨折断端分离，才能再进行其他整骨手法。拔伸牵引力的大小，要根据骨折移位的情况及病人肌力的强弱,如年幼体弱、老年人,牵引力要适当,不宜太大;青壮年肌肉发达,则牵引力要加大。拔伸时牵引力要均匀持续,切勿时紧时松。

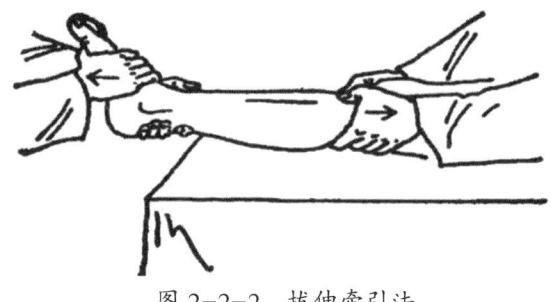

图 2-2-2　拔伸牵引法

（3）旋转法

本法多用于骨折有旋转错位和陈旧性骨折畸形愈合再折分离。在对抗牵引下,术者采用旋转手法来纠正骨折断端的旋转移位,旋转的方向与骨折旋转畸形方向相反(图2-2-3)。对陈旧性骨折畸形愈合行再折分离旋转手法时,旋转方向可向内向外旋转多次,直至骨折端分离。但要注意骨折近端的固定,用力不能过猛,旋转力不要通过关节,以免造成附近新的骨折及关节韧带的撕裂伤。

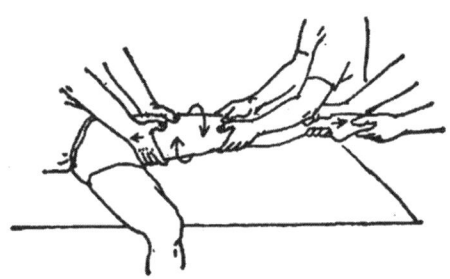

图 2-2-3　旋转法

（4）屈伸法

屈伸法,即在对抗牵引下,采用屈伸的方法,来整复关节脱位和纠正关节附近骨折的移位及成角畸形（图2-2-4）。如肘关节脱位及肱骨髁上骨折,常使用本法。对陈旧性骨折或关节脱位,本法能分离关节粘连,解除肌筋挛缩,促使关节活动功能恢复。本法常与摇法同时进行。

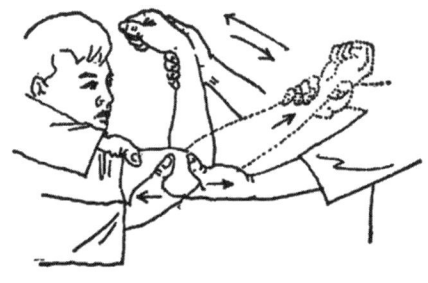

图 2-2-4　屈伸法

（5）端提法

端提法，即在拔伸牵引下，术者用拇指和食指或其他手指，将下陷侧移的骨折端夹住，从下向上或从内向外端提还原的手法（图2-2-5）。可用于纠正骨折下陷或侧方移位，临床常用于锁骨、肋骨、桡骨、尺骨、胫骨、腓骨等骨折或脱位。

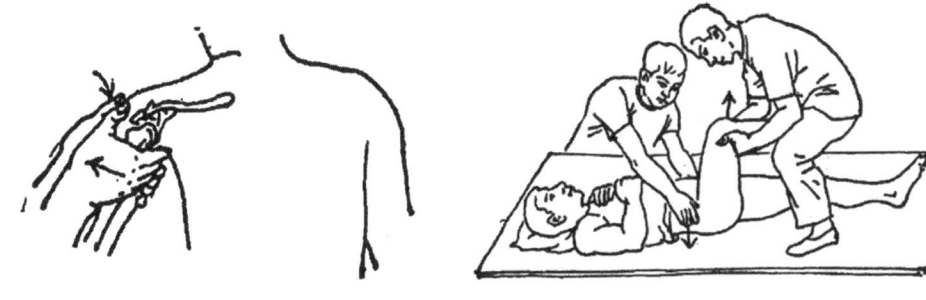

肩关节脱位端提法　　　　　　髋关节脱位端提法

图2-2-5　端提法

（6）挤压法

用双手手掌或拇指在骨折两断端上下左右做对向的挤按，以矫正骨折侧向移位（图2-2-6）。本法常用于肌肉丰厚处发生的骨折，如股骨骨折、肱骨骨折等。

（7）分骨法

在对抗牵引下，将两手拇指及食指、中指、无名指分别置于骨折部位的掌背侧，夹挤两骨间隙，使靠拢的骨折端分开，双骨折就能像单骨折一样复位（图2-2-7）。分骨时，各手指与皮肤要紧密接触，勿在皮肤上来回摩擦，以免损伤皮肤。本法多用于矫正两骨并列的双骨折，如尺桡骨骨折、掌骨骨折或跖骨骨折等。

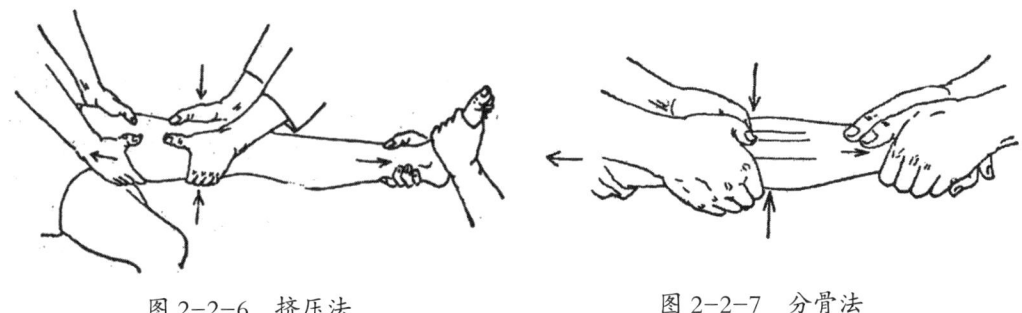

图2-2-6　挤压法　　　　　　图2-2-7　分骨法

（8）折顶反折法

在对抗牵引下，术者以双手拇指向下推按突出的骨折断端，其余四指端提下陷的骨折断端，先向原来成角变位的方向加大成角，直至拇指感觉两骨折端同一侧的骨皮质互相接触顶住后骤然反折，这样，便可以比较容易地矫正重叠移位畸形，使骨折对位（图2-2-8）。

折顶反折法的手法方向、用力大小由骨折断端移位的程度及方向决定，但要注意折角不能太大，折角方向应避开重要的神经血管，骨折端切勿刺破皮肤，以免闭合性骨折转化为开放性骨折。本法多用于横断性骨折或锯齿形骨折。在肌肉较丰厚的部位，因局部肿胀显著，单靠拔伸牵引力难以完全将断端拉开，则可采用折顶反折法。

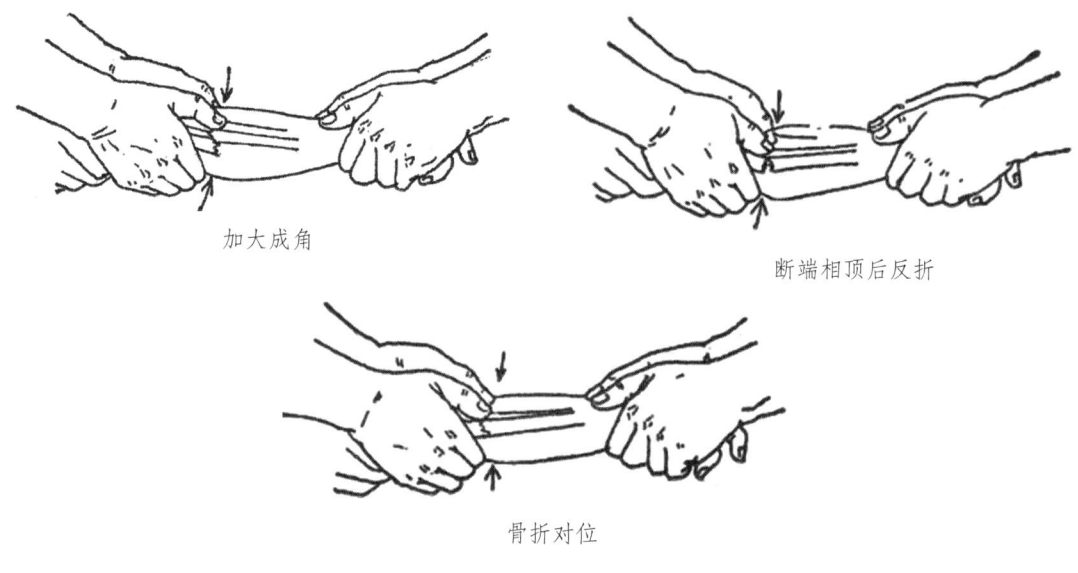

图 2-2-8　折顶反折法

（9）回旋法

本法多用于矫正背向移位的斜形、螺旋形骨折，或骨折断端有软组织嵌入，临床多用于股骨干骨折或肱骨干骨折。在拔伸牵引下，术者双手分别握住骨折近端与远端，按原来骨折移位的方向逆向回转，使骨折断端对合（图 2-2-9）。该手法必须根据受伤的原因，判断形成骨折背向移位的路径。操作时两骨折端要互相紧贴，以免加重软组织损伤。若感觉有软组织阻挡，可以改变方向再施回旋法。一般有软组织嵌入的横形骨折，可加大牵引力，使两骨折端分离，嵌入的软组织常可自行解脱。嵌入的软组织是否解脱，可以从骨折的触碰音来判断。

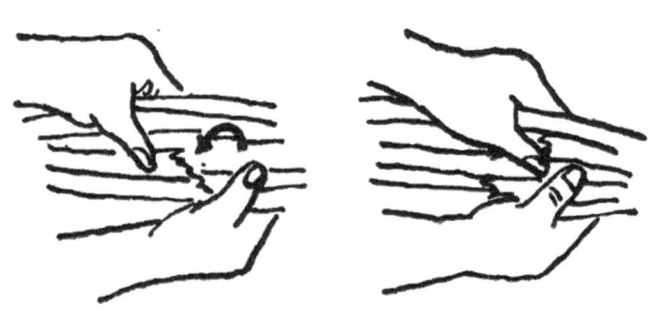

图 2-2-9　回旋法

（10）摇抖法

本法多用于横形骨折和锯齿形骨折，经手法整复后，骨折已基本对位，但骨折断端间仍有裂隙。在助手维持牵引下，术者双手固定于骨折处，轻轻地上下左右摇抖骨折远端，使骨折断端紧密吻合（图2-2-10）。术者亦可用双手固定骨折断端，远端在助手牵引下做轻微的左右或上下摇抖，此时断端的骨擦音可由大变小或消失，提示骨折端已紧密吻合。

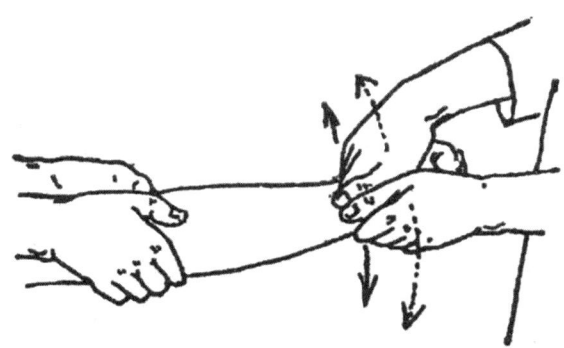

图2-2-10　摇抖法

（11）足蹬法

本法多用于肩关节脱位及髋关节脱位。术者一足蹬住患肢的腋窝或髋关节内侧腹股沟韧带与耻骨联合间，双手握住患肢的远端做对抗拔伸牵引，待关节有松动感觉，可将患肢做内旋、外旋、上下、外展或内收等动作，直至关节复位（图2-2-11）。

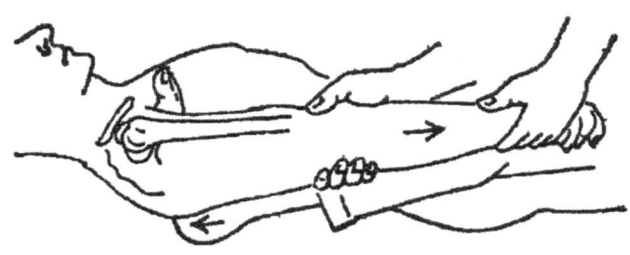

图2-2-11　足蹬法

（12）气整法

本法多用于整复胸骨骨折、肋骨骨折及胸肋关节错位。患者取仰卧位，双手垫于颈部、背部，助手按其腹部，令患者在深呼吸时用力咳嗽，此时，助手下压患者腹部，术者下压突出的骨折端，借助患者自己的气整力使胸廓极度扩张，将下陷之骨折端整出复平（图2-2-12）。

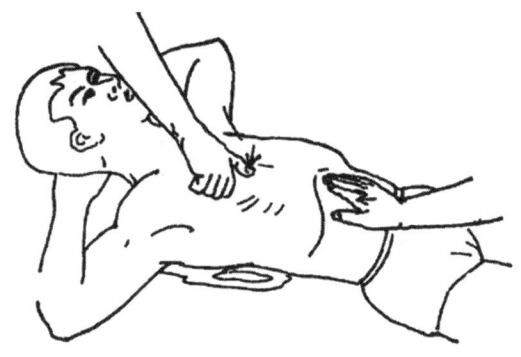

图 2-2-12　气整法

2. 注意事项

施整复手法时，要求做到一早、二辨、三备、四熟练，忌粗暴。

一早：手法复位越早越好。早期复位，伤处出现的暂时性麻木感、肿胀不甚，医者触摸伤处能比较准确感知，复位亦较容易，病人痛苦少。若拖延日久仍未行整复，致血肿、肌肉挛缩，则给整复带来困难，病人痛苦多，并影响伤处愈合。

二辨：施行手法前辨证要准确。医者要充分了解病情，做到心中有数。了解骨折性质和移位方向，选择适宜手法。手法的轻重、巧拙，直接关系着损伤的恢复。

三备：施行手法前要将复位后所需的膏药、棉花、杉皮、夹板、绷带等准备好，要对施术的步骤做出计划，如选用何种手法、如何进行、病人取何种体位、助手如何配合、是否采用麻醉等，均要周密考虑，才能做到心中有数，沉着冷静，临证不乱。

四熟练：手法操作时，动作要求熟练、灵活、敏捷，用力要轻重适当，尽量减轻病人的痛苦。要求做到"法使骤然人不觉，患者知痛骨已拢"。

忌粗暴：手法切忌粗暴、用力过猛，以免损伤周围神经、血管，增加病人的痛苦。

3. 手法整复后的检查

手法整复后的检查是非常重要的。一般可通过以下几方面，了解骨折整复后的对位情况。

望诊：通过望诊，对比患侧、健侧外形，分析是否恢复正常。比诊：测量患肢的长短，与健侧对比，分析两者长度是否相等。摸诊：用手顺骨之纵轴仔细地触摸骨折断端，判断是否已平正复原。

检查后，术者认为骨折对位基本满意，可外用小夹板固定。若条件允许，可作 X 线透视或拍片复查，如有不足之处，应考虑立即重施手法整复。

在骨折治疗过程中，及时反复检查患处，是十分有必要的。尤其在骨折后 1~2 周，定期反复地检查，更为重要，如发现问题可及时纠正。

（二）理筋手法

理筋手法是治疗伤筋的主要方法。施手法时要轻重适宜，新伤宜轻，陈伤宜重，兹根据临床实践，将常用的理筋手法归纳如下。

（1）推法

操作方法：将指腹或掌根贴于患处，做单方向直线推动。操作时用力要稳、速度要缓慢、着力部分要紧贴皮肤，可顺肌纤维走向推动，也可沿与肌纤维垂直的方向推动。

作用：祛瘀活血，舒筋散结，消肿定痛，分离肌粘连。

应用：人体各部位均可使用，但多用于腰背及四肢肌肉疼痛、筋结、瘀血肿胀等。

（2）拿法

操法方法：将拇指和食指、中指或拇指与其余四指屈成弧形对称用力，提拿一定部位的肌腱或肌肉，进行一紧一松的拿捏（图2-2-13）。操作时动作要缓和，用力必须先轻后重，不能突然用力。重拿时力量可深达骨面，拿的程度以达到酸胀感为宜，被按摩者感到轻松舒适。

作用：拿法刺激较强，具有祛瘀活血、消肿止痛及缓解肌腱、肌肉痉挛的作用，以促进肌萎缩之张力的恢复。

应用：常与捏法、揉法配合，用于颈项、肩背、四肢伤筋、肌肉痉挛等。

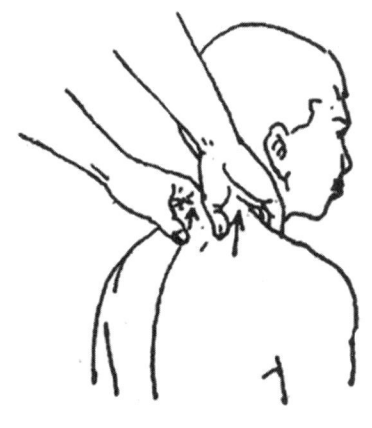
斜方肌拿法

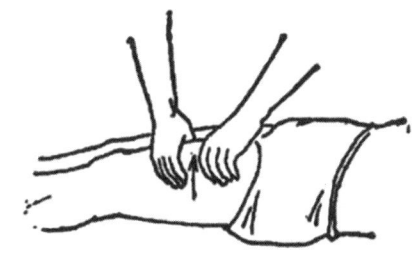
股四头肌拿法

图2-2-13 拿法

（3）按法

操法方法：用拇指或掌根按压患处或穴位，逐渐用力，同时深压捻动。腰臀部肌肉特别丰厚，按压力量不足时，可用肘尖或双手掌重叠一起加以按压（图2-2-14）。操作时手紧贴皮肤，用力由轻到重。

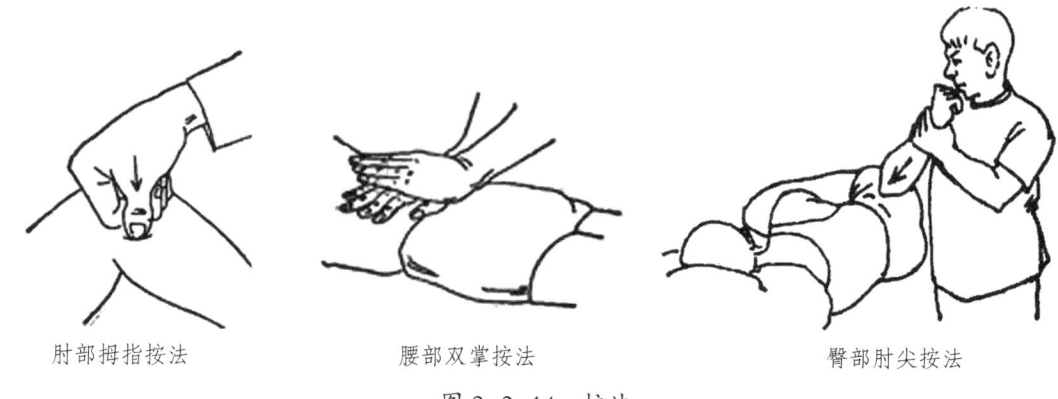

| 肘部拇指按法 | 腰部双掌按法 | 臀部肘尖按法 |

图 2-2-14　按法

作用：舒筋络，通闭塞，矫正移位之骨骼，达到止痛的效果。

应用：拇指按法适用于全身穴位。掌及肘按法适用于全身大肌群，如腰、背、臀、大腿等部位，故常用于腰部外伤、椎间盘突出、坐骨神经痛等。

（4）摩法

操作方法：将手掌或指腹贴于皮肤上，轻轻地做来回直线或圆形的按摩动作（图2-2-15）。手不离皮肤，动作要灵活、轻缓、柔和，用力由轻到重，又由重到轻，速度可快可慢。按病情需要灵活运用。

作用：消瘀退肿止痛，舒筋活络，消除麻木，缓解肌肉紧张疼痛。

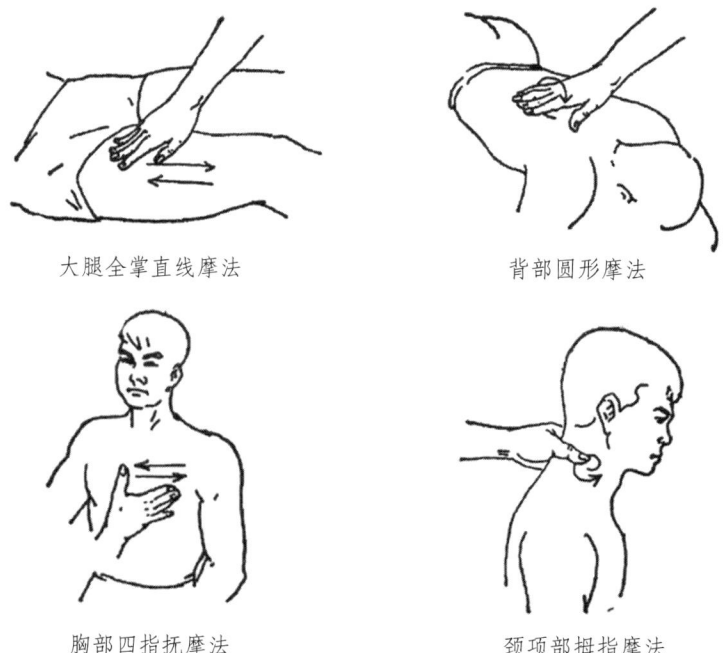

| 大腿全掌直线摩法 | 背部圆形摩法 |

| 胸部四指抚摩法 | 颈项部拇指摩法 |

图 2-2-15　摩法

应用：摩法多用于理筋手法开始和结束时，适用于全身各部位，可视部位不同而选用不同的手法。在较大的部位，如四肢、躯干，可用全掌或四指指腹操作；而较小的部位，则可只用拇指指腹操作。

（5）揉法

操作方法：将手掌大鱼际、掌根或拇指指腹贴于皮肤或穴位上，做轻柔缓和的回旋揉动。操作时，可根据不同部位选择合适的手形，手指和手掌不离皮肤，仅使该处的皮下组织随指或掌的揉动而滑移（图2-2-16）。

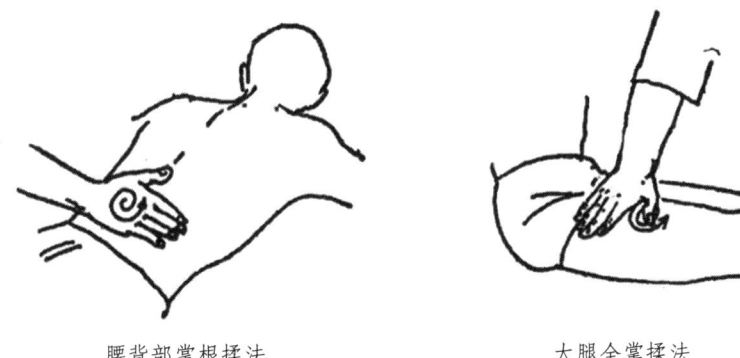

腰背部掌根揉法　　　　　大腿全掌揉法

图 2-2-16　揉法

作用：舒筋活络止痛，消散外伤引起的肿胀和气血凝滞。
应用：用于头颈、躯干伤筋，气血凝滞，胸腹胀满等。

（6）揉捏法

操作方法：术者手掌自然伸开，四指并拢，拇指分开，将掌心及各指紧贴于患处皮肤，可在原位或直线移动位做螺旋形揉捏动作。操作时用力轻重应视病情需要而定（图2-2-17）。

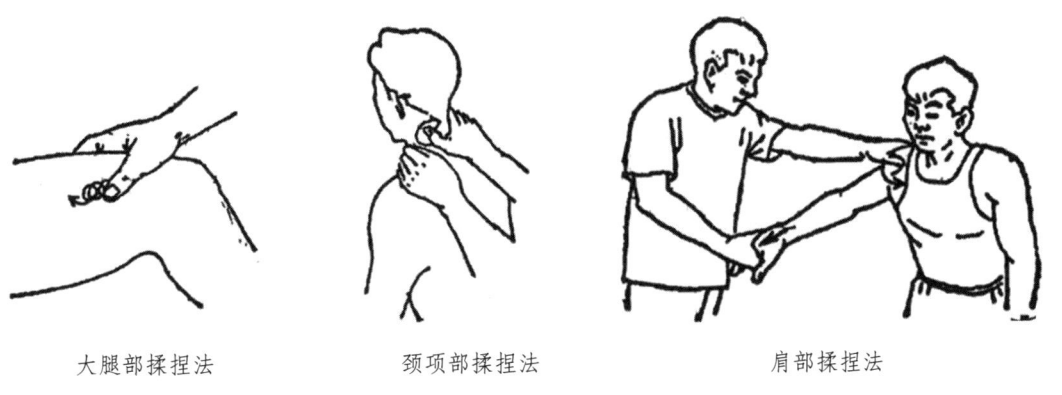

大腿部揉捏法　　　　颈项部揉捏法　　　　肩部揉捏法

图 2-2-17　揉捏法

作用：散瘀消肿止痛，通经活络，松解肌肉、韧带的痉挛及粘连。

应用：用于伤后瘀血凝滞不散，四肢、关节或腰背部肌肉、肌腱、韧带紧缩和粗硬等。

（7）关节屈伸法

操作方法：术者一手握住肢体远端，一手固定于关节上，相对拔伸，而后做缓而有力的屈伸关节动作，次数根据病情而定。关节肌腱粘连严重者，亦可做快速的屈伸关节手法（可在麻醉配合下进行），以分离粘连的肌腱（图2-2-18）。

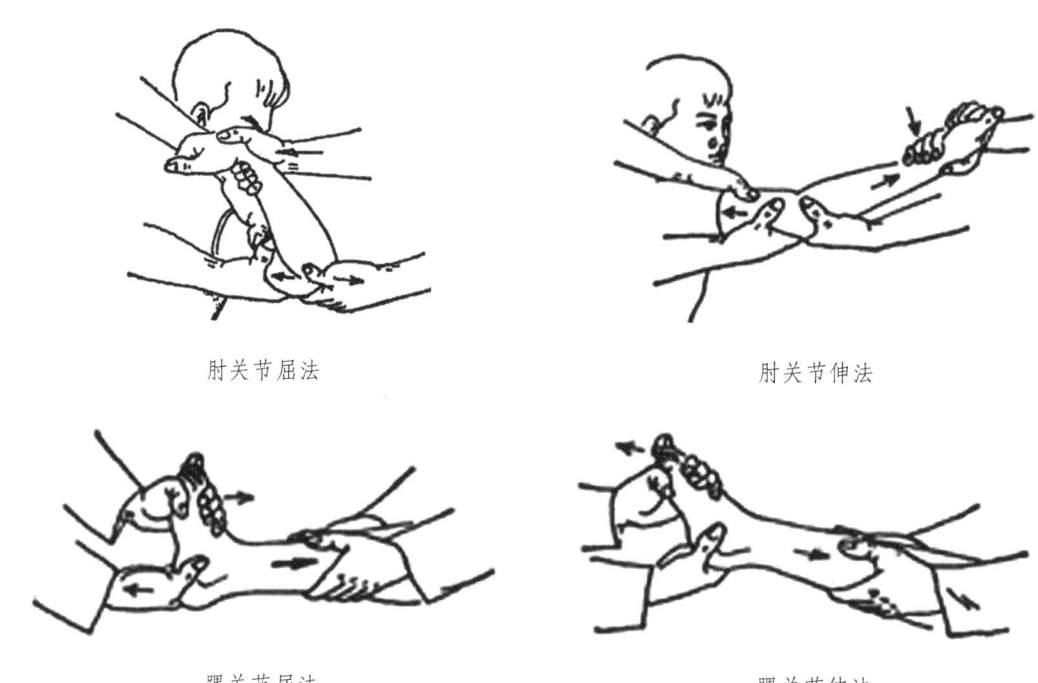

肘关节屈法　　　　　　　　　　　　　肘关节伸法

踝关节屈法　　　　　　　　　　　　　踝关节伸法

图 2-2-18　关节屈伸法

作用：本法是治疗关节周围肌腱、韧带扭错位复位的重要手法，对于各种伤后筋络萎缩、韧带及肌腱粘连、关节强直等有松解作用。

应用：用于关节（一般多用于肩、肘、膝、踝等关节）伤筋、伸屈活动功能障碍。

（8）摇转法

操作方法：一手握住关节近端，另一手捏住关节远端，做回旋摇转动作。操作时，动作要和缓有节律，摇转幅度由小到大，可按关节活动的功能范围大小而定（图2-2-19）。

作用：舒筋行气，调理关节，松解关节滑膜、韧带及关节囊的粘连，增强关节的活动功能。

应用：用于四肢关节及颈项、腰部等伤筋后活动功能障碍。

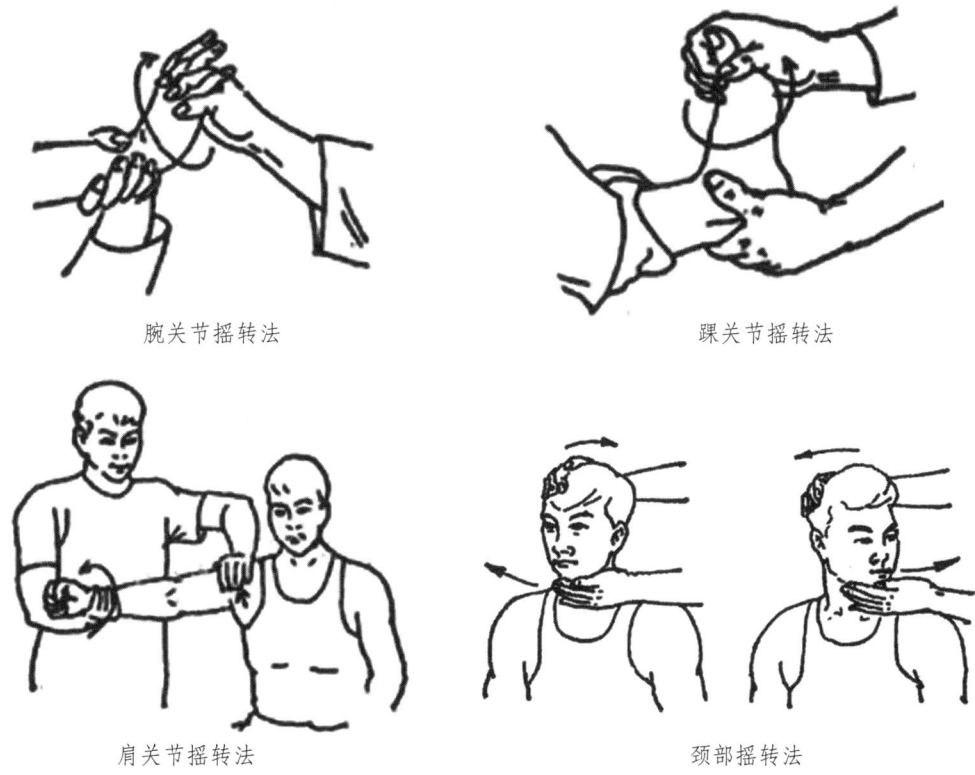

腕关节摇转法　　　　　　　踝关节摇转法

肩关节摇转法　　　　　　　颈部摇转法

图 2-2-19　摇转法

（9）背法

操作方法：术者和患者背靠背站立，术者两肘挽住患者肘弯，然后弯腰屈膝翘臀，将患者反背起，使患者双脚离地，同时术者颤动臀部，牵伸患者的腰部脊柱。操作时臀部的颤动要和两膝的屈伸及患者腰部的背伸动作相协调（图 2-2-20）。

作用：使腰椎及其两侧伸肌放松，达到舒筋的目的，以促使扭错的筋络、小关节复位，亦能使腰椎间盘突出物还纳。

应用：用于腰部闪挫扭伤疼痛、腰椎间盘突出症及轻度的胸腰椎压缩性骨折。

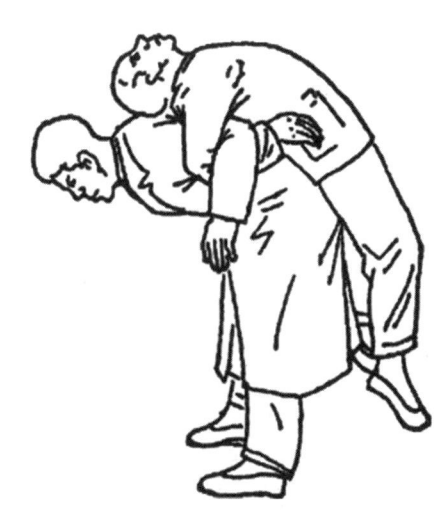

图 2-2-20　背法

（10）拔伸法

操作方法：与整骨手法中的拔伸牵引法类似。可在助手配合下，在一定部位进行对抗牵引拔伸，亦可利用体重进行对抗牵引拔伸（图 2-2-21）。

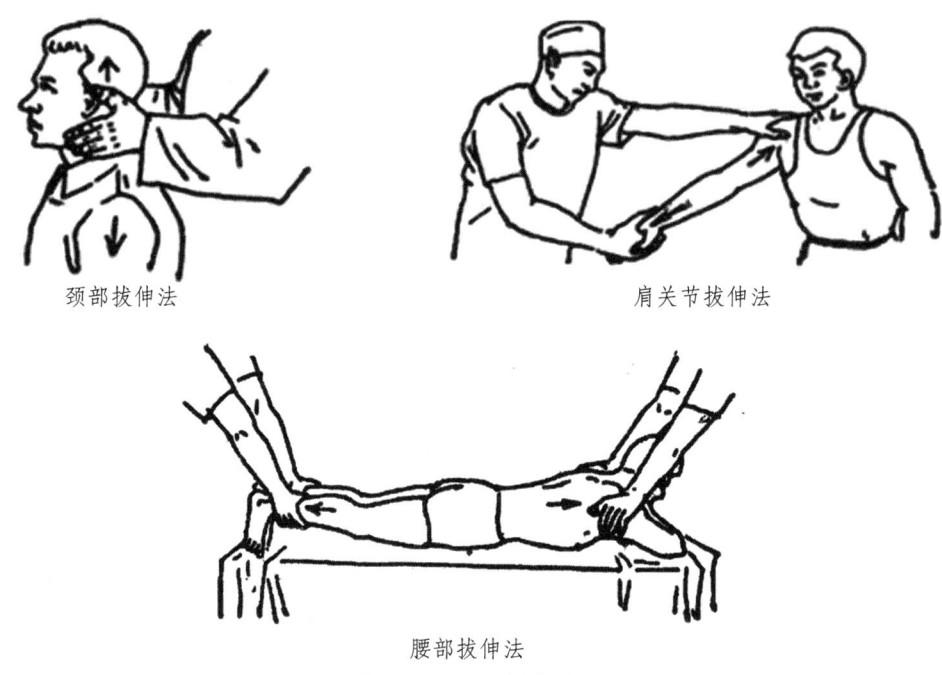

颈部拔伸法　　　　　　　肩关节拔伸法

腰部拔伸法

图 2-2-21　拔伸法

作用：舒筋通络，松解肌筋痉挛，对扭挫肌腱和关节有整复作用。

应用：用于各关节扭错伤筋。

（11）扳法

操作方法：双手用力做相反方向扳动肢体的动作，操作时动作必须缓和，用力要稳，双手动作要配合协调（图 2-2-22）。

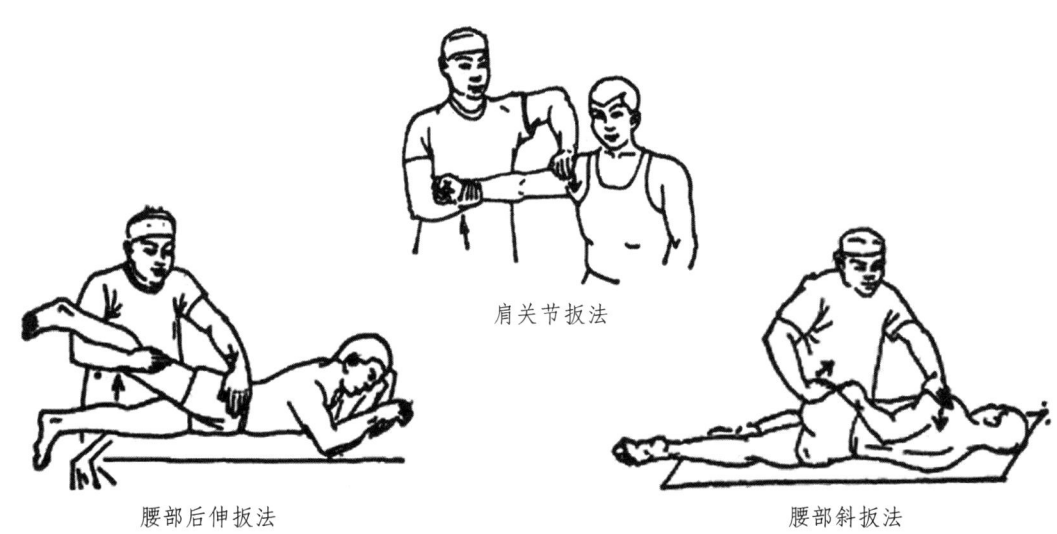

肩关节扳法

腰部后伸扳法　　　　　　　　　　　腰部斜扳法

图 2-2-22　扳法

作用：滑利关节，松解粘连，促进关节活动功能的恢复。

应用：用于四肢关节伤筋、脊柱扭挫伤及腰椎间盘突出症等。

（12）搓法

操作方法：两手掌相对放置于患部，用力做上下、前后或圆形的快速搓揉动作，操作时双手用力要对称，动作要轻快协调。血凝气滞较严重时，手法开始要重，后逐渐减轻（图2-2-23）。

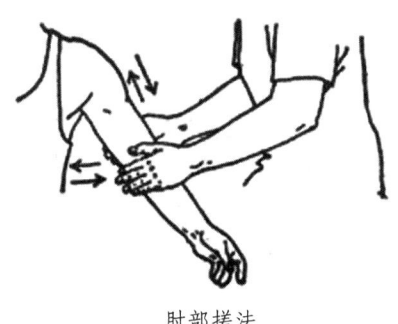

肘部搓法　　　　　　　　　肩部搓法

图 2-2-23　搓法

作用：能使局部气血调和、脉络舒松、肌肉松弛，消除肌肉疲劳，恢复肌群活动能力。

应用：多用于四肢、肩、肘、腕、膝等关节，亦用于腰背及胁肋部，常在理筋手法结束阶段时使用。

（13）抖法

操作方法：术者双手握住患者上肢或下肢远端，轻轻地抖动患肢，促使关节松动。操作时患者应充分放松肌肉，医者要用巧劲做不间断的小幅度抖动（图2-2-24）。

作用：疏松肌肉，滑利关节，减轻手法后的反应，增强肢体舒适感。

应用：多用于四肢关节理筋手法的结束阶段。

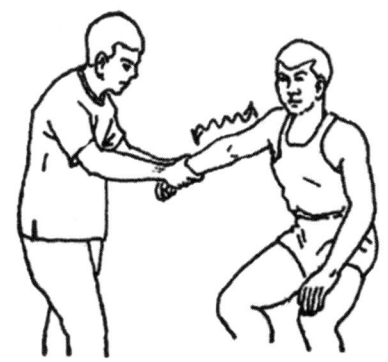

手部抖法　　　　　　　　　腕关节抖法

图 2-2-24　抖法

四、多层小夹板固定技术

（一）概述

在日常生活中，骨折损伤时有发生，若治疗不当，往往会因伤致残，甚至危及生命，因此，必须重视骨折的治疗，让患肢恢复正常功能，让患者回归社会，减轻社会和家庭的负担。

骨折处理的基本原则：正确整复、牢靠固定和功能锻炼。其中固定方法对骨折愈合和功能恢复起着直接且重要的作用。良好的固定方法，应该具备既能适应肢体的生理功能，又符合疗效好、花钱少、使用方便、容易掌握等特点。小夹板固定治疗骨折，符合上述原则，值得广大医务工作者推广应用。

小夹板固定技术应用于骨折治疗，在我国有着悠久的历史，它是我国劳动人民和医务工作者在长期社会实践中所积累的宝贵经验，是中医骨伤科的重要内容。

我国历代中医古籍中有关小夹板固定治疗骨折的记载，最早见于唐代蔺道人所著的《仙授理伤续断秘方》。该书详细论述了骨折治疗的原则：在骨折正确复位后，使用软衬垫覆裹在肢体上，再用杉木皮固定，以避免骨折接合处的动摇移位，直至骨折愈合。对于穿破骨折的治疗，书中记载了先用煮过的水冲洗创口，将断骨复位，用药填塞伤口，然后再用夹板固定的方法。这是我国最早使用杉木皮夹板作为骨折固定物的记载。此外，书中还提出了夹板使用的原则，强调不要固定关节，以免妨碍关节活动。书中记载："凡平处，骨碎皮不破，用药贴，用密夹缚，大概看曲转处，脚凹之类，不可夹缚，恐后伸不得。"这表明我国最早的正骨医学在应用小夹板固定治疗骨折时，已经注意到肢体的生理活动及功能恢复的重要性，为后世正骨学的发展奠定了基础。

明代王肯堂《证治准绳》进一步指出小夹板固定的注意事项，"凡束缚，春三日，夏二日，秋三日，冬四日。缚处用药水泡，洗去旧药，不可惊动损处，洗了仍用前膏敷缚"，强调小夹板固定后必须定时检查，一则检查伤处情况，二则用药泡洗，可促进血液循环，但不可因此而忽略固定，故又提出"不可惊动损处"之说。

清代以来，对骨折的治疗有了更全面的记载，并且详细叙述了治疗所用的器具，附有多幅插图，内容极为丰富。其中，《正骨心法要旨》是一部较为完整的正骨著作。在"器具总论"一篇中载有："跌扑损伤，虽用手法调治，恐未尽得其宜，以致有治如未治之苦，则未可云医理之周详也。爰因身体上下、正侧之象，制器以正之，用辅手法之所不逮，以冀分者复合，欹者复正，高者就其平，陷者升其位，则危证可转于安，重伤可就于轻。再施以药饵之功，更示以调养之善，则正骨之道全矣。"这段文字说明，骨折经整复后，必须依据骨折局部的解剖外形，用制器（如夹板之类）予以夹缚，以保证断骨的愈合，防止骨折再移位；对于手法整复未能完全纠正的移位，也可通过夹板的约束力加以纠正。之后再通过药物治疗和调养，这是骨折治疗的具体步骤。关于器具材料，书中提到有用竹帘、竹片、竹篱、树皮（如苦楝树皮、桉树皮、杉树皮等），而木板中有用柳木、橄榄木、榆木、杨木、松木等。这些器具主要用于固定四肢及脊椎骨折。对于肩胛骨骨折，用熟牛皮（古称披肩）固定；髌骨骨折则用竹圈固定。除了固定物外，还注意到用棉絮、白布或麻布贴身垫好，以免造成疼痛。这些不同的固定物主要是就地取材，硬中带软，富有韧性，有足够的支持力，能起到外固定支架的作用。清代胡廷光编著的《伤科汇纂》辑录了清代以前有关伤科的文献资料，内容较为丰富。在小夹板固定技术的器材和方法上，也有新的补充，对临床及研究具有较高的参考价值。

清末至民国时期，由于帝国主义列强的文化侵略，祖国医学受到了排斥。骨折的小夹板固定技术散传于民间，不能得到很好的提高与发展。有些人在崇洋媚外的错误思想及民族虚无主义的影响下，片面追求西医，认为石膏是骨折最好甚至是唯一的外固定物，这完全是错误的。

石膏绷带用于骨折固定，虽然已被普遍应用，但也有局限性。过去，西医应用石膏绷带固定治疗骨折的原则是"广泛固定，完全休息"。在处理骨折时强调固定，忽视适当活动；着重对骨折的处理，忽略骨折周围肌肉等在骨折治疗中的作用；重视骨折局部，忽视整体；注重应用机械性外力来整复固定骨折，忽视肢体本身的内在固定力和患者在治疗中的主观能动性。这样做的后果是限制肢体及整体的功能活动，影响肢体本身的内在固定力，降低自然修复能力，增加患者的肉体痛苦和精神负担。

中华人民共和国成立以来，在相关政策指引下，中医学事业得到空前发展。骨科医疗工作者吸取历代小夹板固定技术的优点，并在现代生理学及解剖学基础上，对骨折的固定方法，进行了根本性的变革。新的一系列小夹板固定技术，既不是历代方法的沿用，也不是中医和西医经验的简单相加，而是把中西医的长处融合在一起的新的疗法，是骨折治疗的新发展，它不仅有一系列优良的操作方法，而且有了较为系统的理论指导。它利用改良的夹板，还增添了加压垫等装置，使骨折部位能够得到更加牢靠的固定，又不妨碍关节活动，使"动静结合"等治疗原则得到实施，在中西医结合治疗骨折的道路上迈出了可喜的一步。各地因地制宜，就地取材，互相学习，互相促进，使小夹板的材料制作、操作方法和应用范围都有很大改进。配合麻醉、牵引术等，进一步扩大了小夹板固定技术的适应证，小夹板固定技术经历普及、提高、发展的阶段。

多层小夹板固定技术，是在继承我国传统方法的基础上，根据闽南地区地理气候环境，以及老百姓生产生活的风俗习惯、骨伤病患特点，结合现代医学知识及各地先进经验，在不断研究、改进中发展起来的。多层小夹板固定技术从加压垫到外固定板，均取材于杉木皮或普通木板，材料制作及包扎方法也在不断改进。福建杉木是福建特产之一（图2-2-25），杉木皮（图2-2-26）取材容易、材质轻盈、成本低廉、通透性好、可塑性强、富有弹性、透气疏风、易于更换，适用于儿童、成年人四肢骨干、关节骨折，且操作简便，也利于固

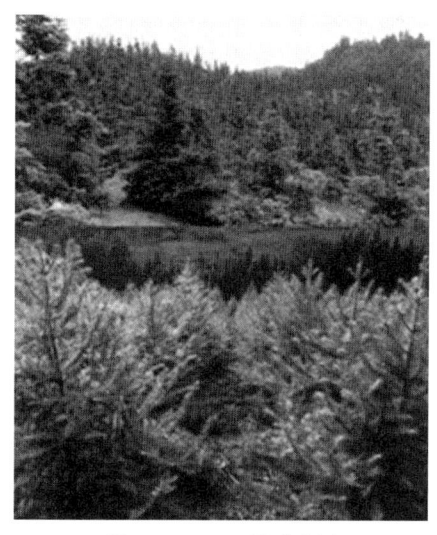
图 2-2-25　福建杉木

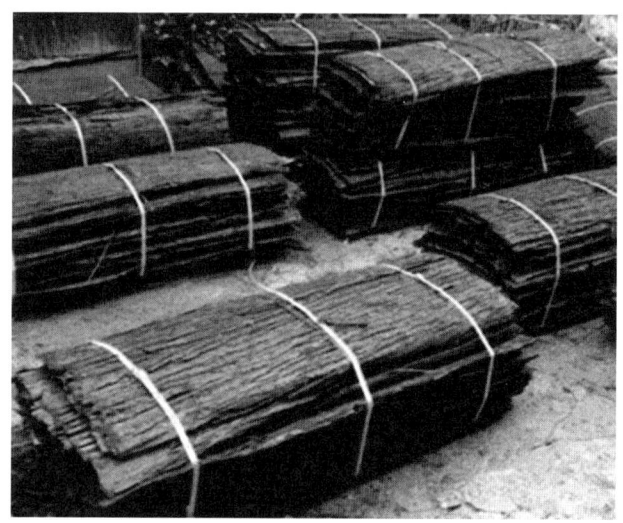
图 2-2-26　杉木皮

定后患肢的功能锻炼。

多层小夹板固定技术是中医骨伤科独特的骨折固定方法，漳州市中医院骨伤科长期临床实践证明多层小夹板固定技术不但备材简易轻便，而且固定牢固可靠，临床效果良好，深受广大群众欢迎。

（二）特色优势

中医或西医在长期的实践中都积累了丰富的骨折治疗经验，且各有优点。骨折治疗方法的选择，应以具备骨折对位好、愈合快、关节功能恢复好、病人痛苦小且乐于接受等优点为宜。我们采用的小夹板固定技术，是中医精华和西医长处相结合的产物。长期的临床实践证明，小夹板固定是治疗四肢骨折的一种良好的固定方法。石膏虽然坚固，是一种较好的固定物质，但石膏坚硬，不易拆开，一旦患肢肿胀消退，肢体与石膏的间隙变大，可能造成骨折断端在石膏固定鞘内移位而导致畸形愈合或不愈合。而且，石膏绷带固定遵循"广泛固定，完全休息"的原则，长时间的超关节固定，常引发关节僵硬、功能差、骨质疏松、肌肉萎缩、肌腱粘连等后遗症。单纯的西医牵引疗法，可达到复位固定的目的，尤其适用于不稳定性及移位较大的骨折（如股骨骨折等），但不易解决向侧方移位的问题，易造成成角畸形，若配合小夹板固定可弥补其不足。手术切开复位内固定法，需要具备一定设备条件，且手术创伤大，甚至有可能二次手术，术后并发症较多，病人经济负担重，有的病人难以接受，不适合于基层普遍开展。

我们用小夹板固定技术治疗四肢骨折，大都取得满意疗效。归纳其优点，主要有以下几方面。

取材容易、携带轻便，易为患者所接受，医疗费用低，病人痛苦少。

小夹板可因人塑形，包扎松紧度可随时调整，便于观察。固定后若因肿胀增减而造成压迫或松脱，可及时纠正，从而降低血液循环障碍、神经血管损伤及骨折畸形愈合等并发症、后遗症的发生率。

小夹板的局部固定，有利于肌肉的收缩活动，不超关节固定或短时间超关节固定（仅固定关节的二面或三面），有利于关节的功能锻炼，故一般情况下，关节功能恢复良好，避免了关节僵硬及肌腱粘连等后遗症。

采用加压垫，可增加局部约束力，防止骨折移位，固定板可紧贴骨折部，因而固定牢靠。

小夹板固定使骨折两断端产生持续性挤压作用，使骨折端紧密接触，加速骨痂形成，促进骨折愈合，且减少骨折延迟愈合或不愈合的并发症。

（三）原理

"动静结合"是小夹板固定技术的指导思想。小夹板固定治疗骨折之所以能取得良好效果，主要是这种固定方法符合唯物辩证法。在骨折治疗中，固定和活动是对立的统一，骨折在整复后必须固定，才能防止再移位，但固定又必然会限制伤肢的活动。活动是保证肢体功能恢复、加速骨折愈合的重要因素，但不适当的活动又会影响固定，所以固定和活动保持对立统一的关系，必须相互兼顾，不能只强调一面，而忽略了另一面，这种动（活动）、静（固定）结合的辩证关系，就是小夹板固定技术的指导思想。如尺桡骨双骨折，过去用管形石膏固定肘、腕关节，必然限制伤肢活动，因而功能恢复慢。但用小夹板固定技术，肘关节不固定，腕关节用木夹板在掌、背侧做超关节固定，因而肘关节处于能活动的位置，而超腕关节的掌、背侧固定既可以有效地控制不利于骨折愈合的旋转活动，又不完全限制手部伸指握拳等活动，因而能发挥有利于愈合的肌肉收缩活动，促进骨痂早期形成。反之，若不用夹板控制不良的旋转活动，必然造成骨折的再移位，影响愈合。

1. 固定是防止再移位的重要措施

骨折整复后再移位，主要是由肢体重力和肌肉牵拉力所引起。根据力学原理：一般外固定后重心愈靠近骨折线，因重力而致移位的倾向力就愈小。小夹板的固定装置紧贴骨折部，其本身重量很轻，几乎不增加肢体的重量，而骨折远端关节以下的肢体重力，大部分被能活动的关节吸收，骨折部所承受的移位倾向力就大大减小，再通过夹板的支持，就可以克服肢体重力造成的再移位。骨折后肌肉的牵拉力亦是造成再移位的因素之一，各种固定法，也就必须抵制肌肉的牵拉力。但是，肢体总是活动着的，肌肉的活动总是主动的，实际上，任何一种固定装置都不能使肌肉完全处于不动状态。肌肉的收缩，既有不利于骨折愈合的方面（如扭转剪力），也有有利于骨折愈合的方面（如对向挤压）。小夹板固定，就是利用各种装置（如加压板、分骨棒、木夹板等）抵消不利于愈合的因素，同时调动有利因素。它主要通过3种形式来起作用：应用力量相等、方向相反的外固定力，来抵消骨折端移位的倾向力；以外固定装置的杠杆来对抗肢体内部的杠杆；通过外固定及鼓励病人自动锻炼，限制不利愈合的活动，发挥有利愈合的纵向活动。因此，骨折整复后施以小夹板固定，就能克服造成骨折再移位的因素，从而维持良好的对位。

2. 活动是骨折愈合的重要因素

在骨折治疗中，各种外固定都是外力，它要起到应有的固定作用，还要充分发挥肢体的内在固定力。什么是肢体的内在固定力？肌肉的纵向收缩活动就是肢体的内在固定力。小夹板固定装置，有利于发挥内在固定力，使骨折断端在夹板控制下，通过主动功能活动，保持骨折周围肌肉的纵向收缩，使骨折两断端不断产生对向挤压力量，两断端紧密接触，从而促进骨痂生长。同时，小夹板具有弹性回位作用，利用肌肉收缩产生的自动调节活动，断端的轻度移位可以逐渐得到纠正，即所谓"慢性复位作用"。这种在固定下进行有利活动的方式，能使影响骨折再移位的消极因素转化为维持固定及矫正残余畸形的积极作用，外力通过内因起作用，因而在固定中骨折对位可以越变越好。小夹板固定，还给骨折部的上下关节提供活动的余地，小夹板和骨折的肢体紧密贴合在一起，肢体活动时，外固定亦随着肢体一起活动，活动时，骨折远端肢体重力对骨折部产生的剪力，大部分被骨折部的上下关节吸收，所以活动并不会影响固定。又由于小夹板固定方法简单，容易调动病人在治疗中的主观能动作用，病人自觉进行全身功能锻炼，有助于促进周身循环，增强骨质代谢，加速骨折愈合和功能早日恢复，并可防止肌肉萎缩、关节僵硬、肌腱粘连、骨质疏松等不良现象。

本节所介绍的多层小夹板固定技术（图2-2-27），运用"动静结合"原理，通过多层夹板的包扎，对四肢骨折的固定确有牢靠的效果。其各层夹板作用分述如下。

（1）加压板

加压板的特点是以杉木皮为材料，备材方便，可依患肢的不同、骨折部位及类型而剪裁。一般放置在骨折的移位方向上，还可根据移位倾向力的大小，选用1片或多片加压板，如遇体胖、移位力量较大的股骨骨折患者，用1片加压板常感压力不足，有时需取两三片较宽大的加压板，才能起到加压作用。反之，年幼、骨折移位小者，常只要1片加压板，就可抵消骨折再移位的倾向力。在放置加压板前，要先放1层薄棉花，既能吸水，又可防止杉木皮的粗糙面刺激皮肤。

加压板为固定装置的着力点，在杉皮板及绷带约束力的作用下，形成挤压杠杆作用，防止成角及侧方移位。

（2）杉皮板

杉皮板也是以杉木皮为材料制成的固定板，根据患肢长短、患者胖瘦、骨折情况而剪裁、塑形。杉皮板在绷带缠绕下，紧贴骨折部四周，从而将约束力均匀传递分布于肢体各部，在加压板控制肌肉牵拉下，稳定发挥外固定作用。杉皮板固定是不超过骨折上、下两关节的，从而有利于关节活动。

（3）木夹板

木夹板由各种木材制成。在骨折复位后早、中期，进行短时间的超关节固定，以控制关节的不利活动，又加强骨折固定的支持力，防止因肢体重力而致骨折再移位。但这种超关节固定，是不同于石膏固定法的超上、下 2 个关节的四面固定，它一般只固定下关节的两面或三面，所以有利于愈合的活动并不会被限制，从而促进愈合。待外骨痂形成，即可除去木夹板，继续以杉皮板固定，既可使关节活动及早恢复，又不致因骨痂尚未坚固而造成变形，杉皮板可继续固定直到骨痂长牢为止。这符合唯物辩证法的"不同性质的矛盾，用不同的方法去解决"的原则。以胫腓骨骨折为例，骨折早期复位后，局部用加压板和杉皮板，在绷带约束下，可防止再移位，并可逐渐纠正残留成角及侧方移位，再将木夹板固定在小腿后侧及左、右侧，做超踝关节固定，以控制踝关节的旋转活动及肢体重力作用，避免造成成角移位。但并不完全限制足趾和足背伸屈活动，保持肌肉纵向收缩活动，促使骨痂早日形成。一般 4 周左右外骨痂形成，即可解除外夹板，后单用杉皮板紧贴骨折部环绕包扎固定。早期拄拐杖行走，有利于踝关节的早期功能锻炼，肢体功能迅速恢复，并不致造成骨折的变位。

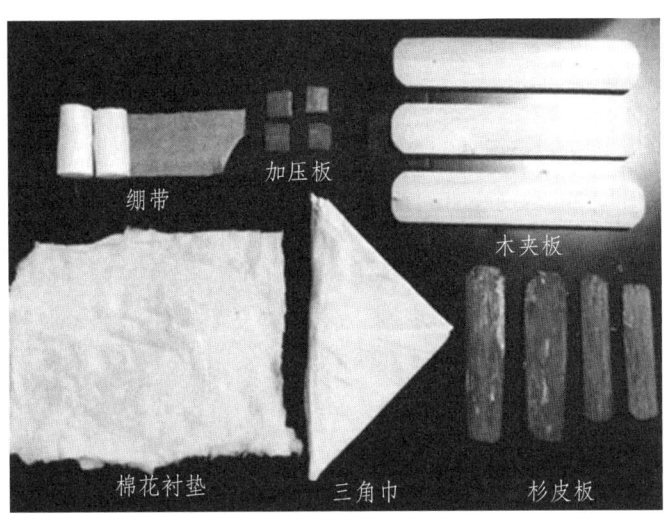

图 2-2-27 多层小夹板固定

（四）固定材料、固定步骤、固定时间、适应证、并发症、注意要点

小夹板固定技术在国内已广泛应用，其在材料来源、制作及操作方法等方面各有不同，临床实践证明，其操作简便、固定牢靠、不易松懈变位，便于基层开展。

1. 固定材料

在福建省，小夹板固定技术以杉木皮为主要材料，削去杉树皮外层松质部分，取其二层皮为主要材料。各地可根据具体条件，就地取材，如竹片、塑料板、三合板、柳树皮、桉树皮、枫树皮、黄柏皮等均可。常用的固定材料有以下几种（图2-2-28）。

（1）加压板

取杉木皮削成0.2~0.3cm厚，按骨折部位、类型不同制成不同形状、大小的加压板，如平形板、梯形板、单翼式板、塔形板等。

（2）分骨棒

取杉木皮剪成细长筷状，长短粗细可据骨折部位而异。通常剪成4~6cm长，以棉花包裹成约香烟粗细，放置于两骨间隙，为分骨用。

（3）杉皮板

剪取长0.2~0.3cm、宽2~6cm的杉皮板数块，长度根据骨折部位和伤员肢体而定，一般比患肢的骨干稍短些，也可根据局部体形剪成斜边式或马鞍形板。

（4）木夹板

木夹板2~3块，厚0.5cm，宽6~10cm，长度比骨干稍长些。

（5）棉花

棉花适量，铺成0.3~0.5cm厚的薄棉花层。

（6）绷带

取6cm×500cm或8cm×500cm的绷带1~2卷，并从其中剪取6条长70~100cm的扎带，用于捆扎固定杉皮板及木夹板。

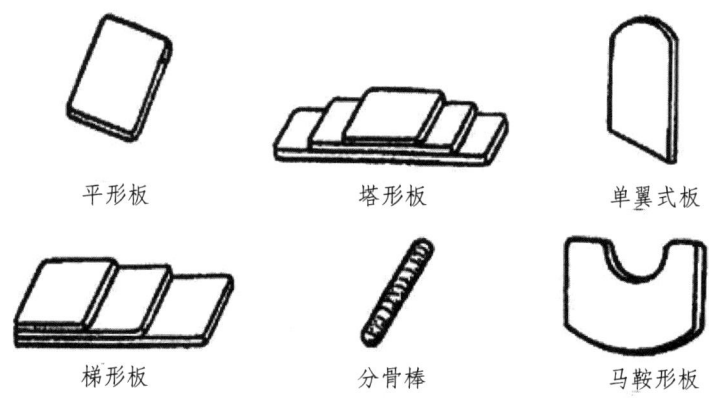

图2-2-28 固定材料

2. 固定步骤

（1）放置加压板

骨折复位后，助手仍维持牵引，术者在骨折部位铺上1层薄棉花，以绷带缠绕4~5周，再按骨折移位的不同，选择加压板，安放在适当位置上（原则上是与骨折移位相同的方向），以绷带缠绕，使加压板紧贴骨折肢体。若需用分骨棒，则用绷带将其捆扎于两骨间隙。

（2）放置杉皮板

放置加压板后，在绷带的缠绕下，将杉皮板逐块沿骨折四周放置，一般先放在左侧、右侧或内侧、外侧，然后放在上侧、下侧及其他位置。杉皮板之间隔0.5~1cm，最后用3条扎带环绕2圈后打结（先扎中间，后扎上下）。捆扎时注意松紧度要适当。

（3）放置木夹板

将木夹板放置在已捆扎好的伤肢的左侧、右侧或前侧、后侧，用3条绷带捆扎打结。木夹板不超过骨折的上关节，对于某些不稳定的骨折，如胫腓骨骨折、尺桡骨骨折、多段骨折或近关节骨折等，要求超远端关节的两面或三面固定，因而木夹板应相应长些。指骨骨折、趾骨骨折等不需要用木夹板（图2-2-29）。

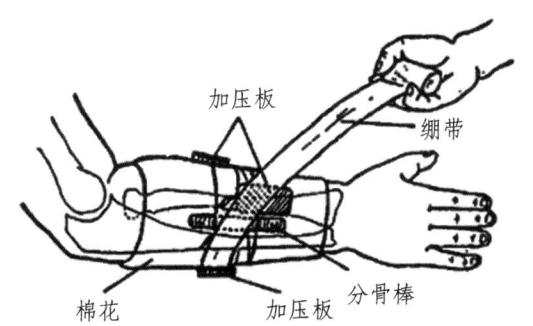

先在患部铺上棉花，以绷带缠绕后放分骨棒、加压板等，再以绷带缠绕

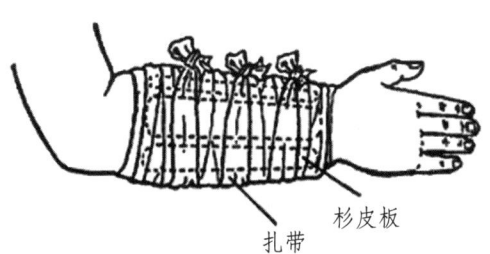

放置杉皮板后，以3条扎带捆扎

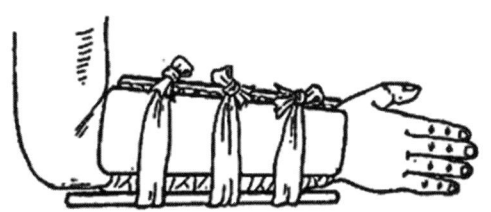

放置木夹板，以扎带固定

图2-2-29 包扎步骤示意图

3. 固定时间

从小夹板固定的第 1 天起，至小夹板解除之日（即骨折临床愈合的日期）止，为小夹板固定时间。兹将第一次全国中西医结合骨科学术座谈会议定的骨折临床愈合试行标准附录列下。①局部无压痛。②局部无纵向叩击痛。③局部无异常活动（自动或被动的）。④X 线显示骨折线模糊，有连续性骨痂通过骨折线。⑤外固定解除后，肢体能满足以下要求者：上肢向前平伸持重 1kg 达 1min 者，下肢不扶拐在平地上连续行走 3min，并不少于 30 步者。⑥连续观察 2 周骨折不变形者。从观察开始第 1 周计算到受伤日期，其所需时间为临床愈合时间。

固定时间可根据骨折部位适当调整，如表 2-2-1 所示。

表 2-2-1 小夹板固定的一般时间

部位	时间 / 周
肱骨颈	3~4
肱骨干	4~5
肱骨髁上	3~4
尺桡骨	4~6
桡骨下端	3~4
掌指骨	3~4
股骨	6~8
胫腓骨	5~6
踝部	4~5
跟骨	6~8
跖骨	3~4

临床上，解除小夹板时间，不能绝对化，应根据具体情况而定。一般解除小夹板后，即可让病人自由活动，继续加强功能锻炼，配合使用药物洗伤疗法。必要时，可在不妨碍功能锻炼的前提下，继续用杉皮板固定 1~2 周（不放加压板），以防止骨折处因骨痂不牢固而变形。

4. 适应证

适应证：新鲜单纯闭合性四肢骨折；新鲜开放性四肢骨折，经清创缝合包扎伤口后按闭合性骨折处理者；开放性骨折伴创口感染，创口在 3~5cm 内者；某些陈旧性骨折畸形愈合，经手法折断整复后，仍可用小夹板固定；某些不愈合的陈旧性骨折，或不能用手法折断的畸形愈合的陈旧性骨折，在手术切开整复后，可以不用内固定，术后用小夹板固定，必要时配合骨牵引。

除上述适应证外，小夹板固定技术还可应用于锁骨骨折等。随着小夹板固定技术的推广应用及科技领域的不断发展，小夹板固定技术的适应证也在逐步扩大。

5. 并发症

多层小夹板固定技术，一般极少产生并发症。因为本法以多层绷带环绕包扎，绷带具有轻微弹性和伸缩性，可随着肢体肿胀增减而伸缩。但是，包扎时如果不注意局部情况，而盲目用力拉紧绷带，就容易出现过紧现象，这种情况多发生在复位后早期。而固定松懈多发生在后期肿消以后，所以固定时要多加注意，并发症是完全可以避免的。现将几种多层小夹板固定后可能发生、但也可以预防的并发症罗列如下。

（1）血液循环障碍

小夹板固定包扎过紧，或整复后组织损伤，患肢肿胀严重，又受到夹板限制而皮肤受压，极易发生血液循环障碍，表现为趾指皮肤变蓝灰色，表面温度降低（初期多为炎症，皮肤灼热红紫），运动力减退，感觉减退，患肢剧烈疼痛。若不及时松解夹板的压力，可引起肢体缺血性坏死或神经损害。

预防方法：复位后，包扎小夹板时不宜过紧。固定后检查患肢趾指皮肤情况和运动情况，发现疑似血液循环障碍的症状时，应立即解开夹板，妥善处理，重新给予适当的固定。

（2）水疱形成

水疱形成的原因：①包扎过紧；②在放置小夹板之前，没有妥当放置好棉花垫；③包扎夹板上、下端，用力不均；④杉皮板过长，刺伤皮肤；⑤也可能与小夹板固定没有直接关系，单纯因为机体组织损伤严重而发生肿胀，引起张力性水疱。

发现水疱后，必须在无菌操作下，用消毒注射器抽取水疱内的液体，外敷凡士林纱布或软膏，注意保护创面，避免继发感染。

预防方法：要注意放好棉花垫，并妥当安置加压板和杉皮板。包扎松紧度要均衡适宜，特别在患肢肿胀严重时，包扎小夹板不宜过紧，也可以单纯先用外夹板固定，待肿胀减轻后，再行小夹板加压固定。

（3）压迫性溃疡

压迫性溃疡多因小夹板包扎过紧，或包扎固定后，满足于对位良好，而长久固定，没有按时解开检查，加上患者不敢活动而发生。压迫性溃疡发生前，患者能感到有持续性、局限性疼痛点，几天以后，疼痛自然消失，因为皮肤已经坏死，产生了较深部的溃烂。

预防方法：夹板固定后，有持续性、局限性疼痛时，不要滥用止痛剂，应注意观察，必要时解开夹板，如果没有发现局部坏死，可在该处垫入棉花后重新固定，如果发现局部有压迫性坏死的先兆，可用推伤药酒等，在患处轻柔按摩，然后用纱布覆盖，重新固定。若发现皮肤已坏死，应在该处行小夹板开窗固定，创口按外科方法处理，防止溃烂区域继续蔓延扩大。

（4）骨折畸形愈合

在小夹板固定前没有认真做好骨折的复位，就随便给予固定，或固定时没有根据骨折移位方向准确放置加压板，或因包扎过松，固定后加压板转位，没能及时发现及纠正，都可造成骨折的畸形愈合。

预防方法：小夹板固定前，要认真做好骨折的复位，并根据骨折的移位方向准确放置好加压板。包扎固定时，松紧度要适当，肢体肿胀消退后，要及时调整包扎，防止因包扎太松，致固定不牢而发生骨折再移位。在骨痂未形成前，应按时在维持对抗牵引下解开小夹板检查骨折固定情况，及时纠正残留移位。

6. 注意要点

多层小夹板固定后，应检查患肢末端皮肤颜色是否变紫，以及脉搏是否变弱等，防止包扎过紧。

固定期间，应经常注意患肢情况，若疼痛不减，甚至加剧，应及时解开夹板，注意观察皮肤是否压迫过紧、是否产生水疱，以便及时处理。

一般复位后，患肢会肿胀，故首次包扎不宜过紧，并于1~3日内复诊，观察患肢血运及肿胀情况，并调整至适当的松紧度。太松达不到固定作用，过紧易产生压迫性溃疡。若见骨折移位尚未纠正者，应及时调整。

肿胀消失后，每隔7~10d，在维持牵引下解开检查1次，以便及时纠正残余移位，同时施以舒筋手法，再重新固定。

在夹板固定处发现压迫性溃疡或创面感染，应改用小夹板开窗固定，或单用木夹板固定，局部暂时不使用加压板固定，以免阻碍局部血液循环，影响创面愈合，或造成皮肤溃烂向深部发展，待感染基本控制后，改用小夹板加压固定。

检查骨折部已有纤维性连接不致变位者，可先解除木夹板，继续以杉皮板固定，以利功能锻炼，同时可除去加压板。待骨痂形成牢固后，解除全部固定。配合药物洗伤疗法，促进肢体功能的恢复。

固定期间，应经常指导病人进行锻炼，发挥病人主观能动作用，促进骨折的迅速愈合及肢体功能的恢复。

五、药物洗伤疗法

药物洗伤疗法又称"药物湿热敷""熏洗疗法"，既经济又简便，深受广大群众欢迎。

（一）药物组成

1. 四肢损伤洗伤方

伸筋草15g，透骨草15g，千年健12g，荆芥10g，防风10g，红花10g，桂枝12g，五加皮12g，莪术12g，秦艽12g，海桐皮12g，牛膝10g。

2. 脊椎损伤洗伤方

制川乌6g，制草乌6g，鸡血藤15g，当归10g，山柰10g，白芷10g，羌活10g，独活 10g，杜仲 12g，续断 12g，细辛 10g，红花 6g，秦艽 12g，赤芍 12g，干姜 10g，透骨草 15g，伸筋草 12g，海桐皮 12g。

3. 风湿熏洗方

秦艽 15g，威灵仙 15g，过江龙 30g，三叉苦 15g，山柰 10g，鸡血藤 30g，丁癸草 30g，青风藤 30g，五加皮 15g，桂枝 15g，川芎 10g，木瓜 10g，牛膝 10g。

（二）操作方法

1. 煎敷法

将药物装在纱布袋内，扎好袋口，将纱布袋放在砂锅里，加水 1000~1500ml，煮沸 10~20min 后，另用 2 块较厚的布，浸于煎热的药汤中，先取 1 块热布绞干，趁热敷于患处，不间断地用浸热的药布轮换热敷伤处。注意温度适宜，不可太热，以免烫伤皮肤，但也不能太冷，影响疗效。一般每次敷 20~30min，每日 1~2 次，15~20 次为 1 个疗程。每帖药可煎敷 4~5 次。若汤药凉了，需再加热，使其保持一定的温度，才能收到良好的效果。热敷后，用干毛巾擦干患处，并避免伤处受凉。

2. 蒸敷法

将中草药研成粗末，置于碗中，拌少许水，以湿为度。将药物装入纱布袋内，扎口，放蒸笼上蒸 30min，取出候至适宜温度，敷于患处，上面再放热水袋，盖上 1 块塑料布，再盖上毛毯或棉被，保温 20~30min，将药物取出后可再蒸热用。

（三）适应证

煎敷法或蒸敷法适用于四肢骨折、脊椎骨折、关节脱位、关节僵硬、肌肉萎缩无力、肢体功能活动不利、肌筋酸痛、麻木不仁、慢性腰肌劳损等。蒸敷法系装袋热敷，故宜放置在较平坦处，如腰背部。洗伤疗法根据药物组成不同，还可适用于脊椎关节病、骨化性肌炎及风湿性关节炎等。

六、练功疗法

练功疗法，即功能锻炼，通过肢体功能锻炼，推动气血流动，改善血液循环，对损伤部位有祛瘀生新作用。若是骨折，可加速骨痂形成；若是肌筋关节损伤，可使肌筋获得足够营养，防止肌肉萎缩和关节僵硬，促进功能恢复。此外，还可调整机体内部气血，加速新陈代谢，防止骨质疏松及损伤后遗症。因而功能锻炼在伤科治疗中是一个重要环节，主要包括局部功能锻炼、全身功能锻炼、器械功能锻炼。

（一）局部功能锻炼

根据损伤部位及具体情况，选择不同的锻炼方法。

上肢可做伸指握拳锻炼，每次做20~40下，有助于恢复掌指关节活动功能。肩、肘、腕关节可做伸屈锻炼或弯腰肩关节划圈锻炼（图2-2-30），连续做10~20次，可防止肩、肘、腕关节粘连及关节僵硬。甩手功能锻炼（图2-2-31），每次做100~300下，除能使肩关节周围肌肉舒松外，还可调整因内伤引起的精神紊乱。

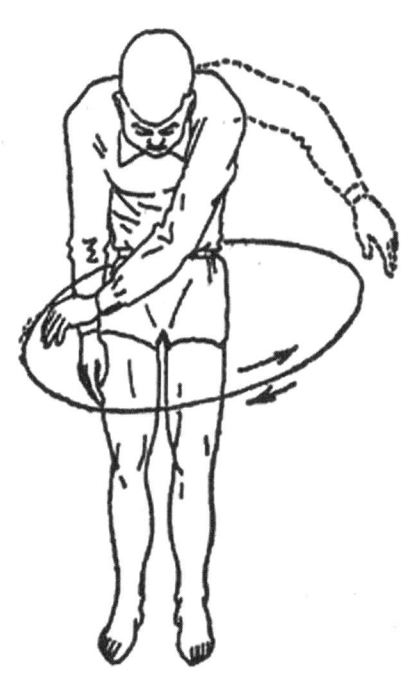
图2-2-30　弯腰肩关节划圈锻炼

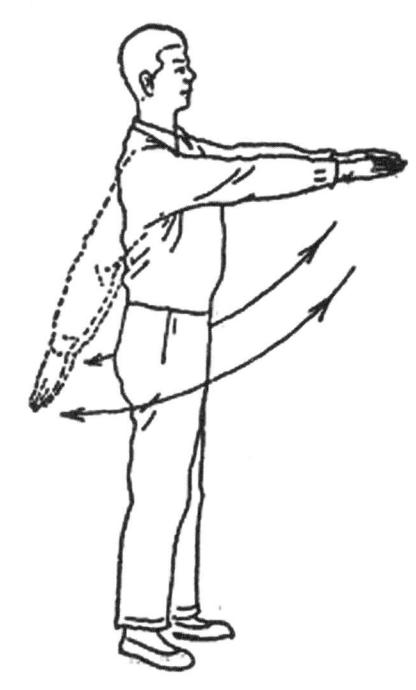
图2-2-31　甩手功能锻炼

下肢可做股四头肌收缩功能锻炼、直腿抬举锻炼、站立下蹲锻炼，每次做15~30下，以及上下肢体的外展内收功能锻炼，髋、膝、踝关节的屈伸锻炼，均可预防肌肉萎缩及关节僵硬。

颈部的功能锻炼有颈部前后屈伸、旋转功能锻炼，每次做7~8下，适用于颈项肌筋损伤或慢性损伤性疾患。

腰部功能锻炼有腰部前屈后伸、两侧弯曲功能锻炼及腰部回旋功能锻炼，每次做10~20下，适用于急慢性腰肌劳损、慢性腰痛及脊椎骨折后遗症。此外，还有腰背肌功能锻炼，如腰背肌、臀部离床功能锻炼（五点支撑法，连续做10~15次），适用于脊椎骨折早期，有助于脊椎骨折复位，降低后遗症的发生率（图2-2-32）。

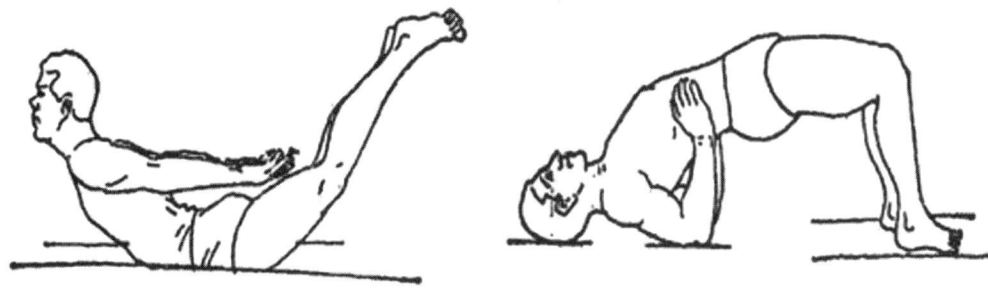

图 2-2-32 腰部功能锻炼

(二) 全身功能锻炼

全身各部位采取不同的功能锻炼方法,轮换活动,以促进全身气血流通。此外,还有气功疗法,即运用呼吸锻炼内脏,调整人体功能,增强体质,这对内伤治疗和疾病预防有重要作用,对损伤后遗症亦有一定效果,故又称"内伤功能疗法"。一般每天锻炼 2~3 次,每次 20~30min。全身功能锻炼多适用于慢性病,要长期坚持锻炼,方能见效。现把练功方法编成歌诀,以便记忆。

> 高枕床上卧,体态要舒松。
> 呼吸需自然,默想静与松。
> 吸时想静字,呼时却想松。
> 松字心中念,肌肉同时松。
> 先松头颈臂,再松腹与胸。
> 随后松腰背,腿足最后松。
> 如此三遍后,全身都放松。
> 五脏与六腑,亦觉弛与松。
> 呼吸匀细稳,意守丹田中。
> 此时心入静,似睡非睡中。
> 历时片刻后,起来再活动。
> 内伤慢性病,练久可见功。

(三) 器械功能锻炼

常用的器械有滑车、梯层、胡桃、竹管、小木棒、拐杖等。滑车对各种关节损伤都适用,尤其是肩关节损伤,常用的方法有滑车举肩、手攀梯层。前臂损伤常手持短木棒做前臂旋转锻炼(图 2-2-33)。手指关节损伤后期,可采用滚胡桃锻炼(图 2-2-34)。下肢(包括髋、膝、踝关节)损伤后期,可采用拄拐杖行走锻炼、滚竹筒锻炼(图 2-2-35)。器械功能锻炼可促进关节功能恢复,矫正肢体不良姿势,增强受伤肢体的气力。

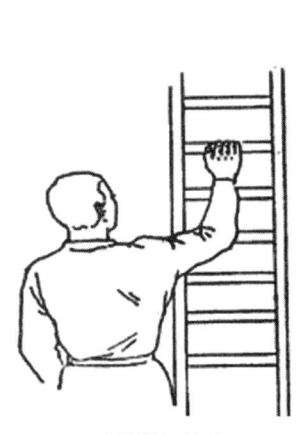 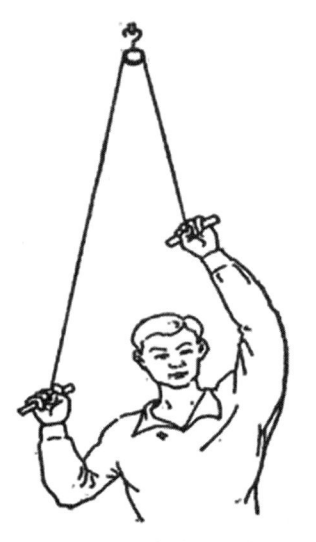 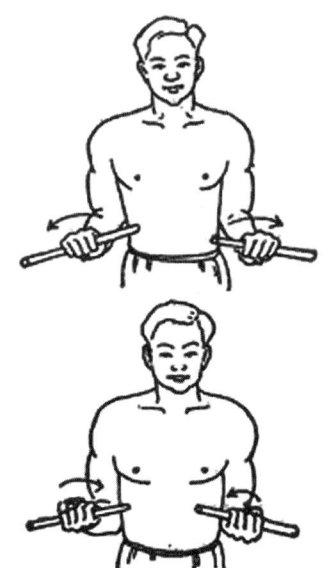

| 手攀梯层锻炼 | 滑车举肩锻炼 | 手持短木棒做前臂旋转锻炼 |

图 2-2-33　肩臂器械功能锻炼

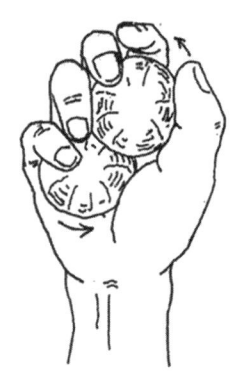 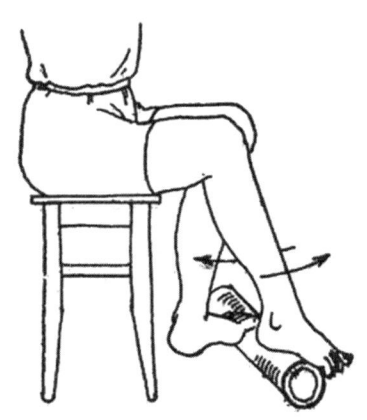

图 2-2-34　滚胡桃锻炼　　　　图 2-2-35　滚竹筒锻炼

根据损伤的病种和类型，以及不同时期的具体情况，选择不同的功能锻炼方法。一般损伤后早期即可开始锻炼。骨折早期肢体肿胀，只能先做患肢末端轻微活动，如伸指握拳或股四头肌收缩锻炼，以加速血液循环，促进肿胀消退。骨折中期，肿胀已基本消退，骨痂开始生长，可逐步配合患肢上下关节活动，防止肌肉萎缩和关节粘连。骨折后期，骨痂已生长，可逐渐进行较大幅度的全身功能锻炼、负重练习及器械功能锻炼。

功能锻炼要掌握循序渐进的原则。一开始，每日锻炼2~3次，后逐渐增加，练习时以不痛或轻微疼痛为度，防止因功能锻炼不当而产生疼痛、骨折再移位等不良后果。

对损伤或骨折早期，有碍病情恢复的动作，必须加以限制，如尺桡骨骨折的前臂旋转活动、脊椎骨折的前屈功能锻炼，否则会造成骨折畸形移位，妨碍骨折愈合。对损伤后期已有关节僵硬或功能恢复较差者，应配合药物洗伤疗法及推拿等，以加速功能的恢复。

第三节 上肢骨折

一、锁骨骨折

（一）概述

锁骨骨折多因跌仆时手掌或肩部外侧着地，暴力传达至锁骨而引起的骨折。锁骨骨折多发于锁骨中 1/3 与外 1/3 交界处。患者常呈现头部向患侧倾斜，下颌向健侧倾斜，患肩向下倾斜，健侧之手托着患肢肘部等姿态。对于最常见的中外 1/3 骨折而言，骨折近端多向上、向后移位，远端多向下、向前移位。应注意幼儿锁骨骨折，多为青枝骨折，局部肿胀畸形较不明显，幼儿常因两腋下托抱引痛而啼哭，容易误诊或漏诊。

（二）整复手法

1. 幼儿青枝骨折及成人无移位骨折

一般不需要手法整复，可局部外敷风伤膏。嘱患者两肩后伸挺胸，于骨折处上方放置一杉皮平垫，用胶布粘贴后，两腋下各放一棉垫，双肩用绷带做"∞"形固定，前臂用三角巾悬吊于胸前。锁骨固定绑缚带可有效提高患者的耐受程度，也可作为"8"形绷带的替代品，但需要根据患者体格匹配相应型号。

幼儿青枝骨折在 2 周后可去除固定，并允许自由活动。成人无移位骨折在 3 周后可去除固定，可做功能锻炼。

2. 移位骨折

整复时，患者取坐位，双手叉腰，拇指在前，两肩后伸挺胸；助手站于患者背后，以膝抵住患者两肩胛间，双手把住两肩部，向后下方用力牵拉；术者立于患侧前方，用手指提按骨折端直至骨折对位。如果远端下陷、向前移位明显，前法不能复位，术者可将一前臂置患侧腋下，用力向外上方提拉肩部，使远端向上浅露，另一手采取提按手法，使骨折端对合（图 2-3-1）。患者保持两肩高度后伸、挺胸位，由术者进行固定。

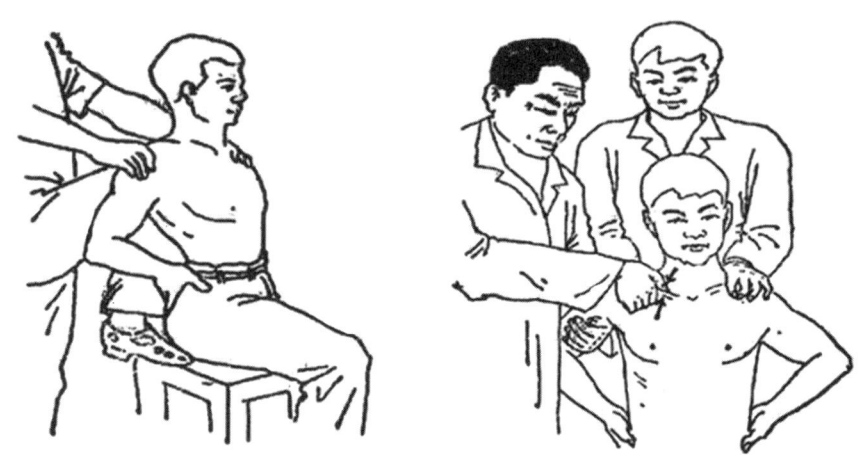

图 2-3-1 锁骨骨折整复手法

（三）固定方法

1. 材料准备

分骨棒 2 条，小型加压板 1 块，"S"形杉皮板 1 块，棉垫 2 张，胶布条若干，绷带或锁骨固定带若干，三角巾 1 条等。

2. 操作要领

在锁骨断端上下各放置 1 条分骨棒；骨折局部放置 1 块小型加压板，用胶布条粘贴固定；将 1 块"S"形杉皮板放置于断端上方，压在加压板上，以胶布条粘贴紧；于两腋下各加 1 张棉垫保护后，用绷带行双肩后"∞"形包扎固定；将 4cm×40cm 的胶布条从背部经"S"形杉皮板至胸前粘贴加强固定（图 2-3-2）。

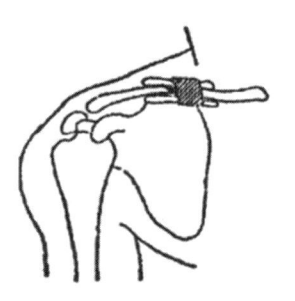
放置分骨棒及加压板

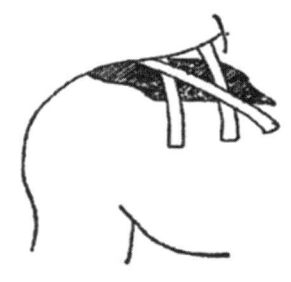
胶布粘贴"S"形杉皮板

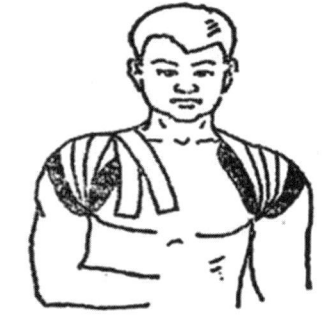
绷带行双肩"∞"形包扎

图 2-3-2 锁骨骨折小夹板固定示意图

（四）注意事项

固定后应注意检查脉搏情况，以防包扎过紧压迫神经和血管。但包扎也不可过松，以免影响疗效。固定后患臂保持屈肘90°，悬吊于胸前。休息时可在肩胛间垫1个小枕，使患者在平卧或半卧位时保持挺胸伸肩，防止整复后移位。一般固定3~4周，待骨折临床愈合后去除固定，加强功能锻炼。锁骨内1/3骨折，固定方法大致同上，可在双肩后"∞"形固定的基础上，加患肩"∞"形固定。

二、肱骨外科颈骨折

（一）概述

肱骨外科颈骨折多因间接暴力所致，多发于老年人、壮年人。

骨折后患肩肿胀疼痛剧烈，皮下可见瘀斑，患肢不能上举，肱骨大结节下有明显压痛及纵向叩击痛。有移位的骨折，可触及异常活动或骨擦音，量诊可见患肢缩短，肩部外观膨隆饱满，应注意与肩关节脱位鉴别，X线检查可明确诊断。

根据外力作用及移位情况不同，临床上分为嵌入型、内收型、外展型，以外展型多见。嵌入型骨折可见骨折断端互相嵌插，多无明显移位。内收型骨折可见骨折下端内收，上端外展，向外侧成角，两断端在内侧互相嵌插而外侧分离。外展型骨折与内收型骨折相反，骨折下端外展，上端内收，向内侧成角，两断端在外侧互相嵌插而内侧分离（图2-3-3）。

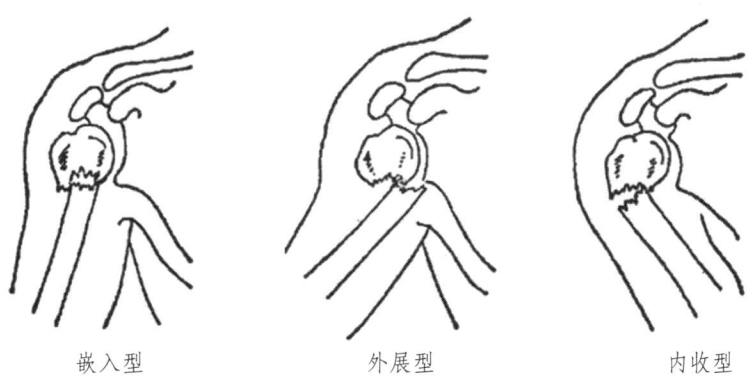

图2-3-3 肱骨外科颈骨折类型

（二）整复手法

1. 嵌入无移位骨折、骨折移位不明显或仅有轻度成角

不必手法整复。血肿较甚者可先外敷消肿镇痛膏，在上臂的内外前后各放1块杉皮板包扎固定，然后屈肘90°，悬吊于胸前2~3周，及早配合肘腕关节活动锻炼，2周后可开始肩关节的功能锻炼。

2. 移位型骨折

患者取坐位或卧位，一助手将布带绕过患者腋窝（腋窝加棉垫保护）向上提拉肩部，另一助手握住肘部，使患肘屈曲90°，前臂处于中立位，沿肱骨干纵轴方向进行对抗牵引。

（1）外展型骨折

助手应先做外展牵引，顺势将重叠的骨折端拉开，术者以两拇指抵住骨折近端外侧，用力向内推挤，其余四指握住骨折远端内侧，用力向外侧端提。同时，令助手在牵引下将上臂肘部内收，迫使骨折对位（图2-3-4）。

（2）内收型骨折

助手先做内收牵引，顺势将重叠的骨折端拉开，术者以两拇指抵住骨折部位外侧高凸处，用力向内推压，其余四指抱住骨折端内侧用力向外反折，同时令助手在牵引下将上臂外展，迫使骨折对位（图2-3-5）。

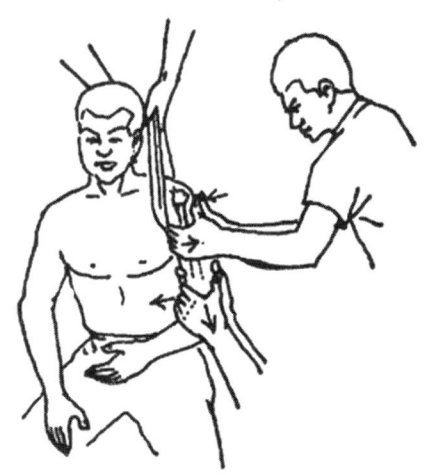
图2-3-4　外展型骨折整复手法

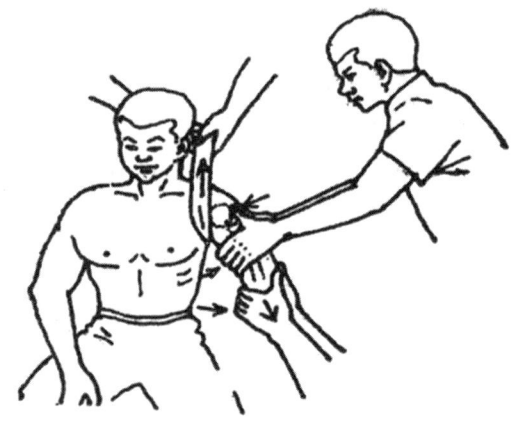
图2-3-5　内收型骨折整复手法

（3）向前成角

若骨折合并向前成角未矫正者，术者可用双手拇指抵住骨折部位向前凸出处，其余四指环抱上臂，令助手在牵引下徐徐将上臂前屈，同时术者用力向后推按骨折骨凸处，直至成角得到矫正（图2-3-6）。

（4）肱骨头外展、外旋、重叠较多

若肱骨头外展、外旋、重叠较多，前法不能复位时，可改用过顶手法。一助手将布带穿过患侧腋窝于对侧肩外上方做反牵拉，另一助手握住肘部与前臂，逐渐外展外旋牵拉，待骨折断端重叠纠正，术者将双拇指置于上臂内侧抵住骨折远端，其余四指环抱上臂肩部外侧，扣压近端，与此同时，牵拉肘臂的助手可加大外展、外旋、前举直至复位。然后术者以手固定骨折部位，将肘屈曲90°，逐渐放下置于胸前，根据骨折对位的稳定情况，固定后可安放在外展固定架上（图2-3-7）。

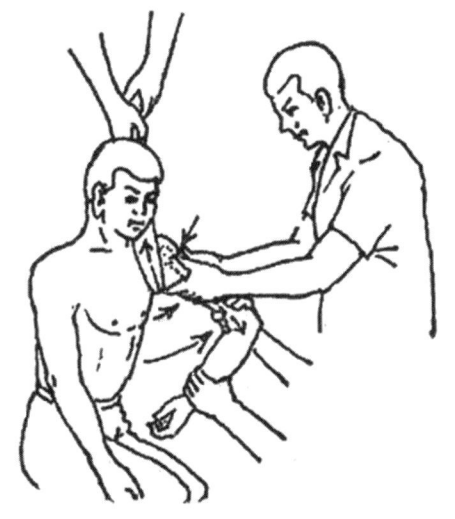

图2-3-6　矫正向前成角

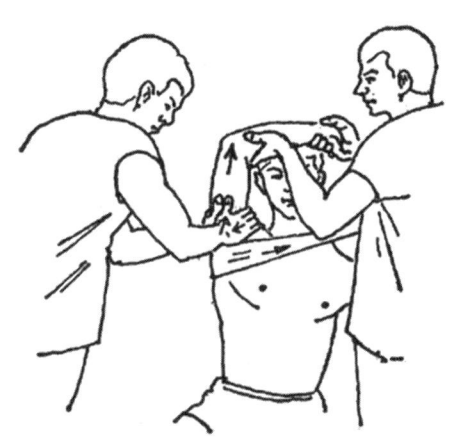

图2-3-7　以过顶手法矫正向前成角

（三）固定方法

1. 材料准备

加压板3块，加压棉垫1张，杉皮板4块（前外后3块过肩，其形修剪成聚拢状，内侧块达腋窝，4块远端平齐但均过肘窝，注意前侧板不要压迫肘窝），杉木板4块，绷带若干，大棉垫2张，棉花衬垫1张，内收型骨折准备外展固定架1副，三角巾1条等。

2. 操作要领

复位后可在助手维持牵引下进行固定。根据骨折类型及移位方向，在单肩"∞"形绷带包扎法基础上，先安放加压板，如外展型骨折分别在骨折近端前侧、外侧及骨折远端后侧放1块加压板，骨折远端内侧加放1张加压棉垫，以绷带缠绕，然后将3块塑形杉皮板分别安放在肩部前侧、后侧、外侧，内侧放1块杉皮板，使之紧贴加压棉垫的外方，依次包绕固定，最后将4块杉木板分别固定在上臂的四周，前、后、外3块杉木板要超过肩关节。患肘屈曲90°，悬吊于胸前，一般固定3~4周。内收型骨折固定方法同上，固定后将患臂安放在外展固定架上（图2-3-8）。

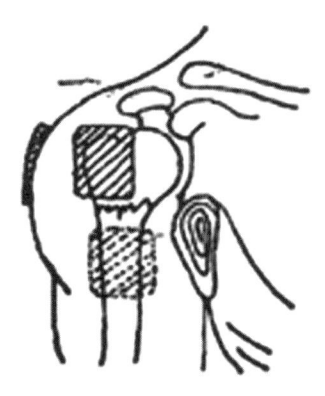
外展型骨折加压板放置示意图

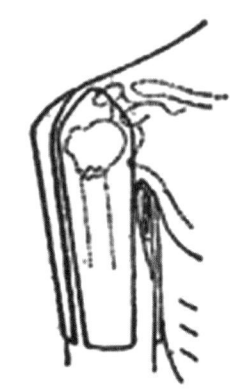
杉皮板放置示意图

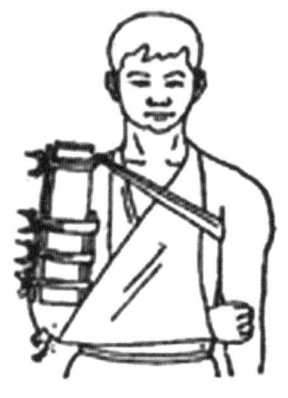
屈肘90°，悬吊于胸前

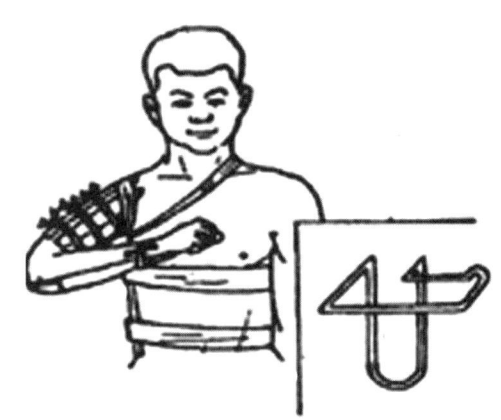
外展位固定（附外展固定架）

图 2-3-8　肱骨外科颈骨折固定示意图

（四）注意事项

手法复位、小夹板固定后，屈肘 90°，用三角巾悬吊于胸前，一般固定 3~4 周，临床检查骨折处无压痛及异常活动后，可解除固定。

固定期间要经常检查小夹板的松紧度，如过紧应及时适当放松，过松应及时调整，保持适当的松紧度。初期每 2~3d 调整 1 次，每周在维持牵引下重新包扎固定 1 次，如发现骨折移位，可及时纠正。

三、肱骨干骨折

（一）概述

肱骨干骨折临床上可分为上 1/3、中 1/3、下 1/3 骨折。因骨折位置不同和臂部肌肉牵拉影响，常发生不同变化（图 2-3-9）。

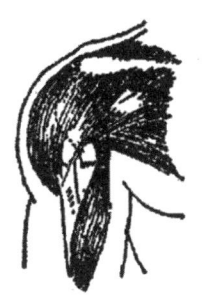
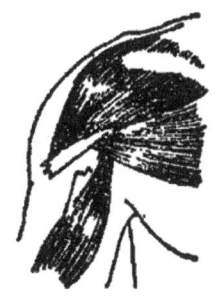

图 2-3-9 肱骨中上段骨折移位情况

骨折后可见患肢肿胀、疼痛，骨折处有明显压痛及纵向叩击痛，上臂短缩、畸形，可触及骨擦音和异常活动，患肢不能抬举、功能障碍。

如发现拇指不能外展、手指不能伸直、手腕下垂等，提示合并桡神经损伤，应引起注意。

（二）整复手法

1. 无明显移位的骨折

不需要手法整复，只要用小夹板固定 4~5 周即可。

2. 移位型肱骨干骨折

（1）手法整复要领

患者取坐位或仰卧位，一助手以布带通过患臂腋窝向上牵引，另一助手握前臂于中立位，屈肘行外展位对抗牵引。术者站于患侧，根据骨折部位不同施加不同整复手法。

（2）手法变化

上 1/3 骨折者，术者可将两拇指抵住骨折远端外侧，其余四指抱于近端内侧，待重叠牵出后，将近端向外托起，使断端微微向外成角，继而拇指由外向内推动骨折远端，再用掌根前后挤压断端，使骨折对位。

中 1/3 骨折者，术者两拇指抵住骨折近端外侧，其余四指环抱骨折远端内侧，待重叠纠正后，拇指用力向内侧推按骨折近端，其余四指环抱骨折远端向外端提，并用掌根前后挤压断端，使骨折复位（图 2-3-10）。

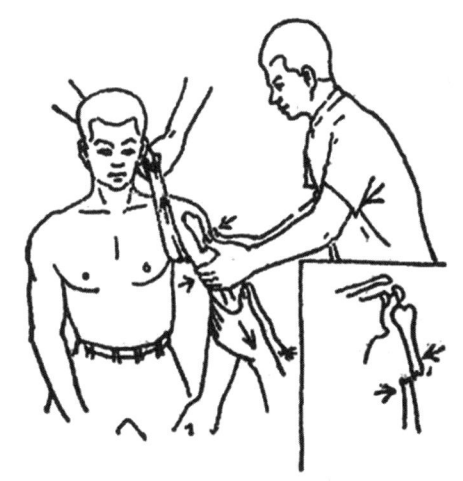

图 2-3-10 肱骨干中段骨折整复手法

下 1/3 骨折者，术者双手分别握住骨折两端，从两侧或前后挤按骨折部位，使骨折对位。复位时斜形骨折或螺旋形骨折伴旋转移位者，可令拉住远端的助手在维持牵引下，根据骨折旋转方向轻轻逆向旋动上臂，使骨折断端紧密吻合。整复时用力不宜粗暴，以免损伤桡神经。

（三）固定方法

1. 材料准备

加压板若干（一般 3 块），杉皮板 4 块，杉木板 3 块，加压棉垫 1 张，大棉垫 1 张，棉花衬垫 1 张，绷带若干，三角巾 1 条等。

2. 操作要领

在助手维持牵引下，采用多层小夹板固定，根据骨折部位及移位方向不同，将加压板放置在适当的位置上（图 2-3-11）。

上 1/3 骨折，由于肌肉牵拉，一般骨折近端易向内、向前移位，远端则向外、向后移位，因此加压板应放置在骨折近端的前侧与内侧、远端的外侧与后侧。

中 1/3 及下 1/3 骨折，由于近端易向外、向前移位，远端易向内、向后移位，故加压板应放置在骨折近端的外侧与前侧、远端的内侧与后侧。

杉皮板与杉木板的放置同肱骨外科颈骨折。

上 1/3 骨折，可做超肩关节固定；下 1/3 骨折，可做肘关节固定。

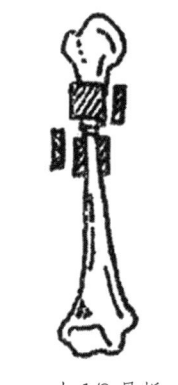

上 1/3 骨折　　中 1/3 骨折

图 2-3-11　肱骨干骨折加压板放置示意图

（四）注意事项

固定后屈肘 90°，悬吊于胸前，一般固定 4~6 周，临床检查骨折处无压痛及异常活动后，可除去固定。

固定期间要注意小夹板的松紧度，初期每 2~3d 调整 1 次，每周在维持牵引下重新固定 1 次，如发现骨折移位，应及时纠正。

四、肱骨髁上骨折

（一）概述

肱骨髁上骨折多发生于 10 岁以下儿童。

因暴力来源不同，临床上将肱骨髁上骨折分为伸直型、屈曲型两大类，以伸直型多见；根据骨折远端侧方移位的不同，又分为尺偏型、桡偏型（图2-3-12）。

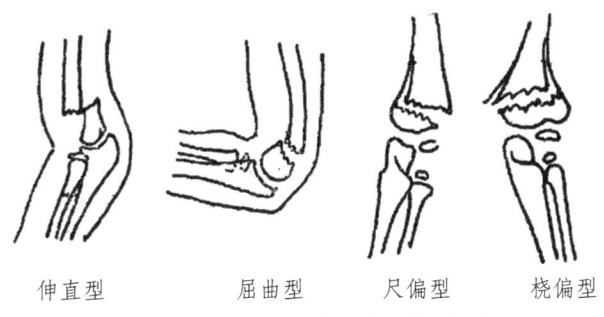

图2-3-12　肱骨髁上骨折类型

骨折后肘部肿胀、疼痛、活动障碍，甚至出现皮下瘀斑，肱骨髁上压痛明显，可触及骨擦音及异常活动，患肢常呈肘半屈、前臂旋前位，肘部向后凸出畸形。外观与肘关节后脱位相似，但肘三角关系正常，应注意鉴别。X线检查对明确诊断及判断骨折类型有重要意义。

骨折严重错位可压迫或损伤周围神经、血管，出现患腕、手指功能及皮肤感觉的异常，桡动脉搏动减弱或消失，应注意检查，早期发现，及时处理，以免造成严重的前臂缺血性肌痉挛。

（二）整复手法

1. 伸直型骨折

患者取坐位或卧位，一助手握住上臂，另一助手握前臂及肘部，在前臂旋后位（患肢手心朝上）肘微屈的情况下，两助手施加拔伸牵引。待断端重叠旋转移位纠正后，术者根据骨折移位情况，先纠正侧方移位，可将双手掌根或双拇指分别置于骨折两端的内外侧，做对向用力挤压。

与此同时，牵拉前臂及肘部的助手可将肘关节伸直，如尺偏型可将前臂向桡侧外展、桡偏型可将前臂向尺侧内收，以矫正骨折的侧方移位。在助手维持牵引下，术者下蹲，环抱骨折近端向后扣压，双手拇指顶住骨折远端用力向前推挤，助手在牵引下将肘关节屈曲至70°（图2-3-13）。

2. 屈曲型骨折

纠正重叠、侧方移位、旋转移位的步骤同伸直型骨折。纠正矢状位成角时，术者可环抱骨折远端，用力向后扣压，两拇指抵住骨折近端，用力向前推挤，而牵拉远端的助手徐徐将肘关节伸直，此时常可感觉到骨折复位的摩擦音（图2-3-13）。

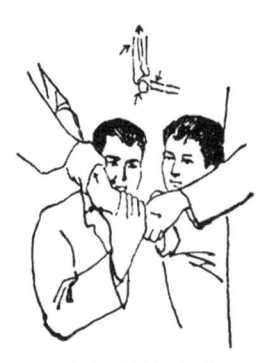 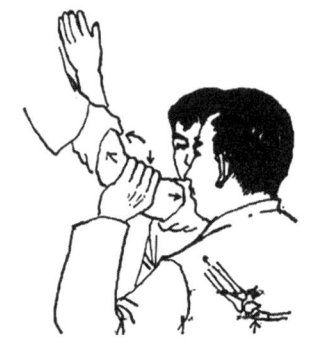

伸直型骨折复位　　　　　　　屈曲型骨折复位

图 2-3-13　肱骨髁上骨折整复手法

（三）固定方法

1. 材料准备

杉皮加压板 2~3 块，单翼形杉皮板 2 块（修剪成与肘内外侧相符的外观），平形杉皮板 2 块（与肘关节外形相符，尤其注意前侧板远端平齐），棉花衬垫 1 张，绷带若干，三角巾 1 条，木夹板（备选）等。

2. 操作要领

整复后，检查骨折对位满意后可进行固定。

固定时，在助手维持复位及牵引下，根据骨折类型和移位方向，先放置杉皮加压板（图 2-3-14）。

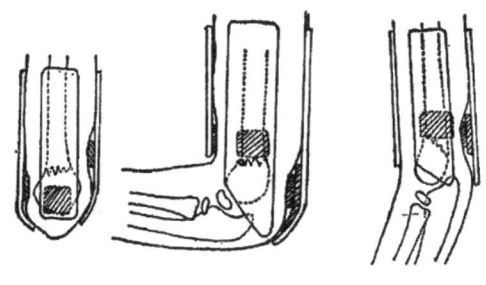

伸直型骨折　　　　屈曲型骨折

图 2-3-14　肱骨髁上骨折杉皮加压板放置示意图

骨折部位内外侧各放置 1 块单翼形杉皮板、前后侧各放置 1 块平形杉皮板，各杉皮板下端依肘关节外形塑形，均以绷带缠绕固定。在骨折部位的上、中、下段用 3 条绷带捆扎打结，一般不必另加木夹板。如骨折侧方移位较严重，对位较不稳定，可在骨折部位的内、外、后侧各加 1 块木夹板，做超肘关节固定。

（四）注意事项

伸直型骨折，固定后肘关节屈曲约80°，悬吊于胸前。屈曲型骨折，固定于肘伸位160°~170°，根据骨折稳定情况，一般1周后可逐渐将肘关节屈曲固定。

固定后应注意患肢血运情况，经常检查及调整夹板的松紧度，一般2周后去除固定，练习活动。

五、肱骨外髁骨折

（一）概述

肱骨外髁骨折多见于儿童，主要因间接外力所致。前臂伸肌群的牵拉，使骨折部位发生不同程度的旋转移位，根据移位情况，分为无移位型、轻度移位型、翻转移位型。骨折后肘关节呈半伸直位，肘部肿胀、疼痛、功能障碍，外髁处压痛明显，在肘外侧前方或后方可摸到活动的骨折块及骨擦音，X线片提示骨折块移位情况。

（二）整复手法

1. 无移位骨折

不用进行手法复位，可局部外敷消瘀镇痛膏或风伤膏，屈肘90°悬吊于胸前。

2. 移位型骨折

移位型骨折需要手法整复。轻度向外侧移位者，术者在前臂外旋屈肘90°的同时，用拇指向内挤按骨折块使之复位，然后进行固定。

3. 翻转移位型骨折

翻转移位主要有向外后翻转移位及向外前翻转移位两种。整复前，术者应仔细触摸，再结合X线片提示的情况，分析骨折移位的方向。复位时，患者取坐位或卧位，新伤患者可在无麻醉下复位。

以左侧伤肢为例。助手固定上臂，术者左手握住前臂腕部，使肘微屈，前臂置于旋后位，术者与助手做对抗牵引。如折片向前翻转移位，术者右手拇指置于折片前方，向肘后方向推按，使之变为向外后翻转移位。将前臂内收，肘关节呈内翻状，加大肱桡关节间隙。术者以右手拇指继续将折片向后推按，先纠正前后旋转移位，继而拇指将折片滑车端向内向下按压，使滑车端断面顶住近侧断面的外侧缘，以此为支点，剥开关节囊使滑车端内角滑入关节囊。

与此同时，伤肢在牵引下做前臂外展、内旋、屈肘活动，术者右手拇指、食指将折片向前、向上、向内翻转推按，即可复位。复位后若仍有侧向移位，可用拇指固定外髁向内按压,前臂于旋后位轻轻地做屈伸活动,残余的移位即可复位。

(三)固定方法

1. 材料准备

杉皮平垫 1 块,单翼形杉皮板 2 块,平形杉皮板 1 块,杉皮托板 1 块,棉花衬垫 1 张,绷带若干,三角巾 1 条等。

2. 操作要领

复位后,在肱骨外髁处放置 1 块杉皮平垫;肘内外侧各放置 1 块单翼形杉皮板,外侧板加压在平垫上;肘后放置 1 块平形杉皮板,杉皮板长度由上臂中上段至肘尖,杉皮板的下段均依肘关节塑形。以肘"∞"形绷带包扎法固定。

在伤肢的后侧放置 1 块杉皮托板,由上臂中段经肘部至腕掌背侧,将肘关节屈曲固定于 90°~100°,前臂旋后,分段用绷带结扎,悬吊固定(图 2-3-15)。

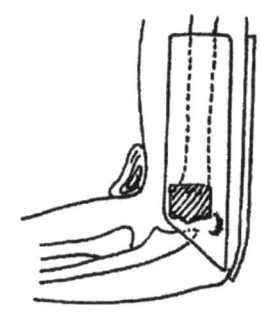

图 2-3-15 肱骨外髁骨折固定示意图

(四)注意事项

1 周内可做一般握拳动作,避免前臂旋转活动。2 周后可去除后托板,练习肘关节活动。3 周后去除内杉皮板,配合药物洗伤疗法,加强功能锻炼。

六、尺骨上 1/3 骨折合并桡骨头脱位

(一)概述

尺骨上 1/3 骨折合并桡骨头脱位,多见于儿童。因暴力方向及移位不同,可分为伸直型、屈曲型、内收型(图 2-3-16)。骨折后患肘及前臂肿胀、疼痛,桡骨头处有明显压痛,肘关节屈伸及前臂旋转活动障碍,在肘关节的前外侧或后外侧可能摸到脱出的桡骨头。移位严重者,可在尺骨上段摸到成角畸形及骨擦感,有时可伴有桡神经损伤。X 线检查可明确诊断。

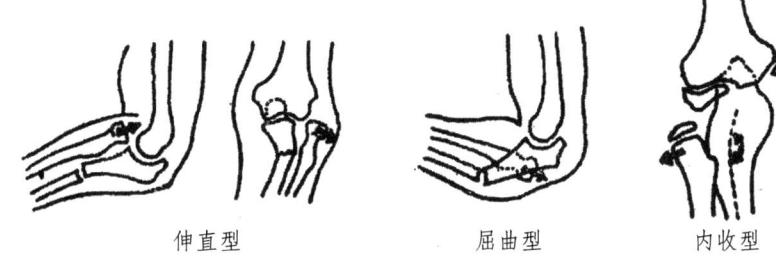

图 2-3-16 尺骨上 1/3 骨折分型

（二）整复手法

患者取坐位，助手握住上臂，术者一手握住前臂，另一手握住肘部，肘关节呈半屈曲位，前臂呈中立位，行对抗牵引。待重叠拉出后，先整复桡骨头脱位。术者以拇指按压移位的桡骨头外上方，按移位的相反方向推按桡骨头，同时，另一手将前臂外展、外旋、屈肘，桡骨头即可复位。令助手加以固定，以防桡骨头再脱出。

伸直型骨折：将肘关节屈曲60°；内收型骨折：将肘关节屈曲90°；屈曲型骨折：逐渐将肘关节伸直，尺骨的成角移位亦随之纠正。

若尺骨断端仍有残余移位，可令助手在牵引下轻轻地旋转前臂，同时术者以拇指、食指、中指、环指，紧捏尺骨骨折部位，应用挤压分骨及提按手法予以矫正。

（三）固定方法

1. 材料准备

分骨垫2个，平形加压板2块，单翼形杉皮板2块，平形杉皮板2块，杉木板2块，棉花衬垫1张，三角巾1条等。

2. 操作要领

先在尺骨骨折处的掌、背侧骨间隙各放置1个分骨垫，在分骨垫外面骨折部位掌侧（伸直型）或背侧（屈曲型），放置1块平形加压板，将平形加压板塑成弧形，置于桡骨头前外侧（伸直型）、后外侧（屈曲型）或外侧（内收型），以肘"8"形绷带包扎法缠绕固定，使之紧贴患部；在前臂内外侧各放置1块单翼形杉皮板，外侧杉皮板放在桡骨头加压板上；前臂掌背侧各放置1块平形杉皮板，内侧、外侧、背侧杉皮板上段均依肘关节塑形，以绷带缠绕分段捆扎及打结；将杉木板固定在前臂的掌、背侧。伸直型骨折固定于屈肘60°；内收型骨折固定于屈肘90°，前臂置旋后位；屈曲型骨折固定于伸直位180°。

（四）注意事项

2周后逐渐将肘关节放置于90°，去除外杉木板，局部以杉皮板固定。一般固定4周后，骨折临床愈合，可去除杉皮板，配合药物洗伤疗法，加强功能锻炼。

最初 2 周只做握拳动作，2~3 周后可开始练习肘关节的屈伸活动，练习期间前臂应保持在中立位，避免过早进行旋转活动。

七、尺桡骨骨干双骨折

（一）概述

尺桡骨骨干双骨折很常见，多发于青少年。儿童则多为青枝骨折。骨折后具有一般骨折症状，以明显畸形及前臂旋转功能障碍为主，骨擦音显著。X 线检查可明确骨折类型及移位程度。应注意上、下尺桡骨关节有无脱位。

（二）整复手法

骨折后患肢肿胀严重者，可先于患部外敷消瘀镇痛膏，前臂临时小夹板外固定，抬高患肢，密切观察数天后，待肿胀消退，再进行整复和固定。

移位型骨折

患者取仰卧位，屈肘 90°，肩部外展 90°，两助手分别握住肘上部及腕部行对抗牵引。中、下 1/3 骨折于前臂中立位牵引（掌心与地面平行），上 1/3 骨折于前臂半旋后位牵引（掌心与地面呈 45°），牵引时要持续，切勿时松时紧、来回转动。术者在拔伸牵引下，采用折顶手法，先纠正重叠及成角畸形。术者以双手拇指及食指、中指、环指，在骨折部位掌背侧的两骨间隙对向挤捏分骨，使靠拢的两骨折断端分开，一手在分骨的情况下，固定住骨折的一端，另一手提按骨折另一端，以纠正尺桡骨侧向移位。牵拉远端的助手可轻轻地旋转，摇抖前臂，使骨折断端紧密对合。儿童青枝骨折，可采取反折手法纠正成角畸形。施手法时常可听到背侧骨断响声。

（三）固定方法

1. 材料准备

分骨棒 2 根，平形加压板 4~5 块，杉皮板 4 块，杉木板 3 块，棉花衬垫 1 张，绷带若干，三角巾 1 条等。

2. 操作要领

在维持复位及牵引下，采用多层小夹板固定。在尺、桡骨的骨间隙掌背侧各放置 1 根分骨棒，以绷带缠绕，使之紧贴骨间隙。

上、中 1/3 骨折，先在前臂掌侧（相当于骨折处）放置 1 块平形加压板，在前臂背侧上、下部各放置 1 块平形加压板，形成挤压作用，以维持尺、桡骨骨干背面的生理弧度。依骨折移位的不同，在适当位置放置 1~2 块平形加压板，原则上仍然置于残余移位的突出部。

上 1/3 骨折，因桡骨近端易向桡侧移位，故可在近桡侧加放 1 块平形加压板。

中、下 1/3 骨折，断端易向掌侧及桡侧成角，故可在骨折部位桡侧加放 1 块平形加压板。平形加压板均以绷带环绕，使之紧贴局部。然后将 4 块杉皮板分别放置于前臂的尺侧、桡侧、掌侧、背侧，用 3 条绷带捆扎并打结。将 3 块杉木板分别固定于前臂掌侧、背侧及尺侧，一般需要超过腕关节，绷带捆扎打结，屈肘 90°，前臂置于中立位，悬吊于胸前（图 2-3-17）。

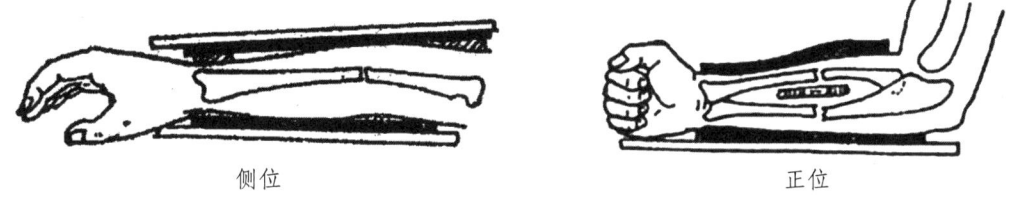

侧位　　　　　　　　　　正位

图 2-3-17　尺桡骨骨折固定示意图

（四）注意事项

儿童一般固定 2~3 周。成人 4~5 周后可去除杉木板，6~8 周后可去除内杉皮板，再配合药物洗伤疗法，并加强功能锻炼。

最初 2 周只做伸指握拳动作；2 周后可开始锻炼肘关节的屈伸活动，切忌前臂旋转活动；4 周后可做腕关节屈伸锻炼；6~8 周后骨折已临床愈合，可开始做前臂旋转活动。

八、桡骨下端骨折

（一）概述

桡骨下端骨折很常见，多发于青壮年、老年人。骨折远端多向手背偏移，桡侧移位而呈现典型的餐叉状畸形，称为"伸直型骨折"。此类型骨折常合并尺骨茎突骨折及下尺桡关节脱位。亦有少数病例，因暴力方向相反，致远端连带腕骨向桡侧、掌侧移位，称为"屈曲型骨折"（图 2-3-18）。

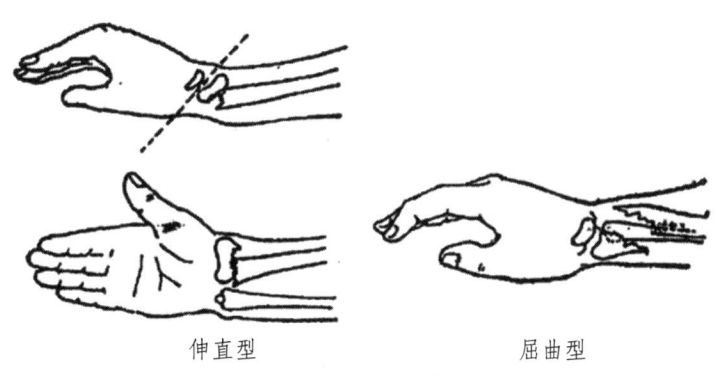

伸直型　　　　　　　　　　屈曲型

图 2-3-18　桡骨下端骨折移位情况

（二）整复手法

1. 伸直型骨折合并下尺桡关节脱位

患者取坐位或仰卧位，前臂取中立位，一助手握住前臂上段，另一助手持握患手拇指及其他四指，行对抗牵引。待重叠纠正后，术者立在患者外侧，以双手拇指按压在骨折远端背侧，余指抵住骨折近端掌侧，相对用力抵压，令持远端的助手在牵引下迅速将腕关节尺偏，以纠正骨折的桡背侧移位。术者将腕关节恢复到原位。在助手牵引及腕关节尺偏的情况下，术者先端提骨折近端，而后将双手掌根分别抵于桡、尺骨茎突部，向中心对向挤压，以纠正骨折远端向桡侧移位及下尺桡关节脱位。若尚有残余向背侧移位，可在牵引下，术者两拇指分别置于骨折端的掌背侧，对向挤压，一般能达到满意对位（图 2-3-19）。

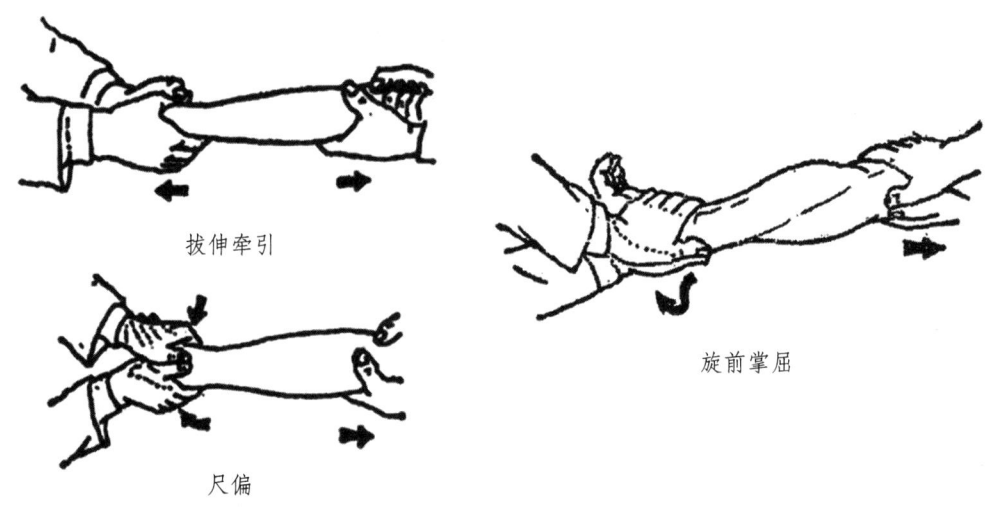

图 2-3-19 桡骨下端伸直型骨折整复手法

2. 屈曲型骨折

患者取坐位或仰卧位，前臂取中立位。两助手行对抗牵引。术者两拇指将骨折远端由掌侧推向背侧，余指扣压骨折近端，由背侧推向掌侧。令牵引远端的助手将腕关节上提背屈，使屈肌腱紧张，防止复位的骨折片移位。如果桡侧移位尚未纠正，术者可在牵引下，一手捏住骨折部位，并向尺侧推挤，另一手拇指、食指在骨折近端作分骨状，并向桡侧提拉近端，以纠正桡侧移位。

（三）固定方法

1. 材料准备

平形加压板 3~4 块，杉皮板 4 块，杉木板 3 块，棉花衬垫 1 张，绷带若干，三角巾 1 条等。

2. 操作要领

整复后，在助手维持牵引下，采用多层小夹板固定。

若是伸直型骨折，先将 3 块平形加压板分别置于骨折远端的背侧、桡侧及近端掌侧。合并下尺桡关节脱位者，可在尺骨茎突尺侧多放 1 块平形加压板。若是屈曲型骨折，将 3 块平形加压板分别置于远端桡侧、掌侧及近端背侧，以绷带缠绕，使加压板紧贴骨折部位。继续将 4 块杉皮板分别置于前臂骨折处的掌、背侧及桡、尺侧。尺骨背侧板应剪去尺骨小头高凸处之长度，以免压迫尺骨小头，以 3 条绷带捆扎打结。杉皮板包扎后，可去除牵引，取 3 块杉木板放置于掌、背侧做超关节固定（图 2-3-20）。最后将患肢屈肘 90°，前臂中立位悬吊于胸前。

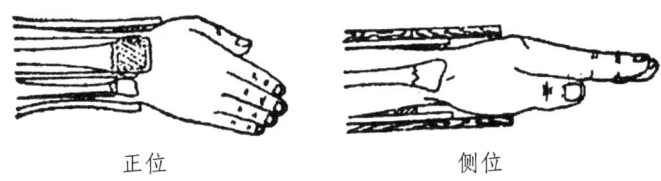

图 2-3-20　桡骨下端伸直型骨折固定示意图

（四）注意事项

儿童一般固定 2~3 周。成人 4~5 周后可去除杉木板，6~8 周后可去除内杉皮板，配合药物洗伤疗法，并加强功能锻炼。

最初 2 周只做伸指握拳动作；2~3 周后可开始锻炼肘关节的屈伸活动；6~8 周后骨折已临床愈合，可开始做前臂旋转锻炼及腕关节屈伸锻炼。

九、掌、指骨骨折

（一）概述

掌、指骨骨折较为常见，局部压痛明显，畸形显著，纵向推挤掌、指骨骨折处，疼痛加剧。

（二）整复手法

1. 第一掌骨基底部骨折

一般骨折远端向背侧及桡侧移位，常合并脱位（图 2-3-21）。整复时，助手握住患者腕部，术者一手握住拇指在外展上翘位行对抗牵引，另一手拇指于背侧按压骨折凸出处，使其平复。复位后仍维持牵引。

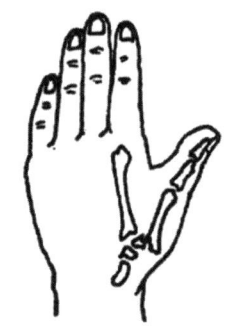

图 2-3-21　第一掌骨基底部骨折合并脱位

2. 掌骨骨折

掌骨骨折多为横折，分为背侧成角型及掌侧成角型两大类，以第二掌骨骨折（图 2-3-22）及第五掌骨骨折（图 2-3-23）多见。

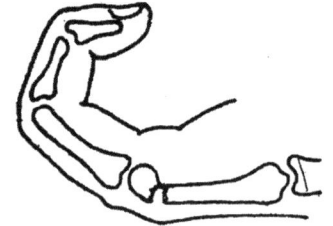 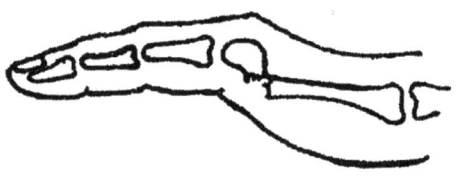

图 2-3-22　第二掌骨骨折（背侧成角型）　　　图 2-3-23　第五掌骨骨折（掌侧成角型）

（1）掌骨骨折（背侧成角型）

助手握住腕部，术者一手握住患者食指于伸直位行对抗牵拉，另一手食指于背侧向掌侧扣压骨折近端，拇指在掌侧远端顶向背侧推掌骨头，此时牵拉食指的手可略将食指背伸，即可复位。

（2）掌骨骨折（掌侧成角型）

助手固定腕部，术者一手捏住患者小指行对抗牵引，另一手拇指置于掌侧骨折成角凸出处向背侧顶推，将患者小指掌指关节屈曲 90°，骨折即可复位。

（3）掌骨干骨折

整复时，助手握住腕部，术者一手捏住患指行对抗牵引，另一手拇指按压手背骨折成角畸形处。畸形纠正后，术者以拇指、食指夹挤骨折部位两侧骨间隙，纠正侧方移位，使之完全对位。

3. 指骨骨折

术者分别握住骨折远近端行对抗牵引，以拇指顶住骨折掌侧，屈曲指间关节，并向背侧挤压骨折部位，矫正成角畸形。如有侧方移位，术者在牵引下轻轻地或左或右摇摆骨折远端，使之与骨折近端对合复位。

（三）固定方法

1. 材料准备

平形加压板 1 块，杉皮板 4 块，棉花衬垫 1 张，绷带若干，棉花若干，分骨垫 2 块，纱布 1 卷等。

2. 操作要领

（1）第一掌骨基底部骨折

复位后，术者于骨折部位铺 1 层薄棉花，用绷带缠绕；在背侧骨折处放置 1 块杉皮板，以绷带缠绕，再将 3 块杉皮板分别置于第一掌骨外侧、掌侧、背侧，外侧杉皮板依拇指外展位塑形，并超过腕部及掌指关节，使掌骨保持外展位，拇指上翘，最后用 3 条绷带包扎（图 2-3-24）。

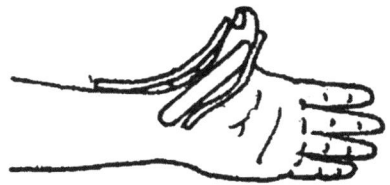

图 2-3-24　第一掌骨基底部骨折固定示意图

（2）掌骨骨折

掌骨骨折（背侧成角型）：复位后，食指于伸直位维持牵引；在骨折近端背侧及远端掌侧各置 1 块杉皮板，在骨折处的背侧、掌侧、外侧各放 1 块长形杉皮板，掌背侧杉皮板均过掌指关节，缠绕固定。

掌骨骨折（掌侧成角型）：复位后，在骨折远端背侧及近端掌侧各放置 1 块杉皮板；在掌侧、背侧、内侧各放置 1 块塑形的杉皮板，掌心放 1 卷纱布，以绷带缠绕，将小指固定在屈曲位（图 2-3-25）。

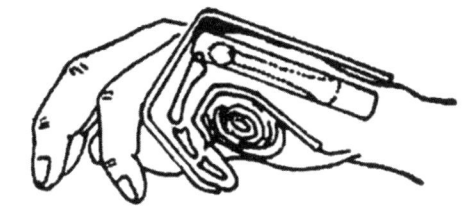

图 2-3-25　第五掌骨骨折（掌侧成角型）固定示意图

掌骨干骨折：在掌部铺 1 层薄棉花，以绷带缠绕；于骨折处两侧骨间各置 1 块小分骨垫，其背侧放 1 块平形杉皮板紧压骨折部位；将 2 块杉皮板分别安放于骨折部位的掌侧、背侧，杉皮板可依手部外形剪裁，以绷带捆扎打结。

（3）指骨骨折

复位后，分别将 4 块小杉皮板放置在指骨的上方、下方、左侧、右侧，以胶布粘贴固定。3 周后可去除固定，做早期功能锻炼。

（四）注意事项

一般固定 3~4 周。应早期进行掌指关节、指间关节的功能锻炼。

第四节 下肢骨折

一、股骨颈骨折、股骨粗隆间骨折

（一）概述

股骨颈骨折多发生于老年人。由于老年人肝肾亏虚、骨质疏松，即使轻微的外伤，如跌倒时髋部外侧着地或患肢突然扭转，都可能引起骨折。股骨颈骨折分为头下部、颈中部及颈基底部骨折（图2-4-1）。骨折线与水平线形成的角度越大，骨折越不稳定。股骨颈头下部及颈中部骨折，由于该处血运较差，骨折不易愈合，常造成残废，且易发生一些危及生命的并发症，应特别注意。股骨颈基底部及股骨粗隆间骨折（图2-4-2），由于该处血运较好，愈合率较高，预后较好。

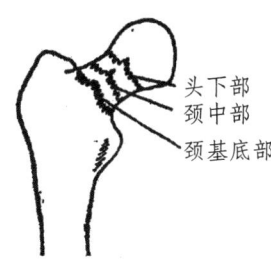
图 2-4-1　股骨颈骨折类型

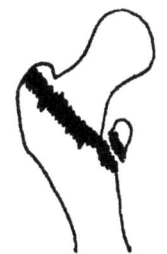
图 2-4-2　股骨粗隆间骨折

骨折后，患侧髋部疼痛、肿胀，患者不能站立行走，卧位时患肢不能抬起，患肢短缩，呈半屈曲、内收和外旋畸形，患侧大粗隆向上移位，叩击足跟部及挤压大粗隆可引起骨折处疼痛。股骨颈骨折于腹股沟处压痛明显，股骨粗隆间骨折于大粗隆处压痛明显。完全性骨折可触及骨擦音及异常活动。不完全骨折或骨折后有嵌插者，患肢尚可短时间站立或跛行，或骑自行车时下肢畸形不明显，诊断时应加以注意，X线检查能明确诊断。

（二）整复手法

1. 无移位的股骨颈骨折、股骨粗隆间骨折或嵌插骨折

一般不需要手法整复，可直接给予固定。

2. 移位型股骨颈骨折、股骨粗隆间骨折

整复时,一助手按压双侧髂前上棘,固定骨盆;另一助手握住患肢踝部,顺势向下拔伸牵引,先纠正重叠移位,而后以一手肘部托患者膝部向上端提大腿,另一手握患者小腿,将髋、膝关节屈曲至90°~100°。股骨头外展时,患肢处于外展位。股骨头内收时,术者立于患侧,将一手掌置于大粗隆处,由后外向前内或外上向内下推挤大粗隆,另一手掌置于腹股沟处,向下按压骨折近端,迫使骨折复位。同时,助手在牵引下逐渐将患肢置于外展略内旋位,并轻微摇抖患肢,使骨折端紧密接触,最后以多层小夹板固定。不稳定性骨折可配合皮牵引或骨牵引,以维持对位。

一般固定2~3个月后,经检查骨折临床愈合,可去除牵引和外固定,逐步加强功能锻炼。固定期间应注意早期功能锻炼,可进行足趾、踝关节伸屈及股四头肌锻炼。

3. 陈旧性、迟延愈合或不愈合的股骨颈骨折

应考虑及早接受手术治疗。

(三)固定方法

1. 材料准备

杉皮加压垫2块,杉皮板4块,绷带若干,长形杉木板3块,棉垫1张,长形沙袋2个等。

2. 操作要领

患肢的髋部采用多层小夹板固定技术。患肢在伸直外展中立位行牵引,先在大粗隆外侧放置1~2块杉皮加压垫,而后在髋及大腿上段内侧、外侧、前侧、后侧放置杉皮板,杉皮板依肢体塑形(图2-4-3),均以单髋"8"形绷带包扎法固定。最后在患肢的内侧、外侧、后侧各放置1块长形杉木板,分段捆扎及打结,患肢的内侧、外侧加放2个长形沙袋,将肢体固定在外展中立位(图2-4-4)。此类骨折也可依上法将杉皮板固定于患髋,于外侧加放1块杉皮板以加强固定,以绷带缠绕,捆扎打结,在患膝腘窝部垫一棉垫,患肢置于外展中立位,大腿内侧、外侧加放长形沙袋维持固定(图2-4-5)。

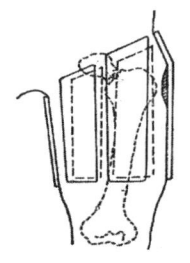

图2-4-3 杉皮加压垫及杉皮板放置示意图

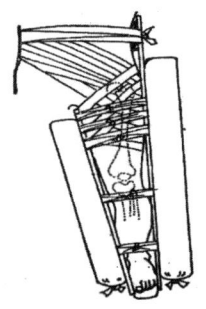

图2-4-4 长形杉木板放置固定示意图

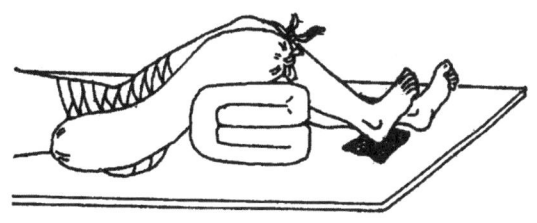

图 2-4-5 股骨颈骨折棉垫固定示意图

（四）注意事项

固定后应注意检查肢体脉搏情况，以防包扎过紧压迫神经或血管。但包扎也不可过松，以免影响疗效。由于股骨近端外旋肌群的作用，骨折远端有外旋趋势，应注意控制下肢的旋转。预防长期卧床引发的并发症。一般固定6~8周，如为股骨颈头下部、颈中部骨折，固定时间可适当延长。

二、股骨干骨折

（一）概述

股骨干骨折是指股骨粗隆以下至股骨髁上之间的骨折，多见于儿童与青年人。因骨折部位不同，临床分为上 1/3、中 1/3 及下 1/3 骨折。临床表现为局部肿痛、成角畸形、患肢短缩及明显骨擦音。因为骨折发生平面与肌肉牵拉不同，所以骨折移位亦有不同。一般上 1/3 骨折，近端多呈前屈、外展、外旋畸形，远端则向后、向上、向内移位；中 1/3 骨折多向前、向外成角畸形或重叠；下 1/3 骨折，远端多向后倾斜或向后成角移位（图 2-4-6）。

大腿肌肉丰厚、牵拉力强，故在股骨骨折的治疗上，应针对骨折部位、移位情况及患者年龄、肌力状况，做具体的分析与处理。移位不大或肌力较小，用手法牵引即可纠正重叠者，可行徒手复位法及多层小夹板固定。徒手复位不易成功或复位失败者，宜配合皮牵引或骨牵引，以利于复位及固定。

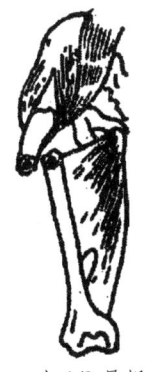 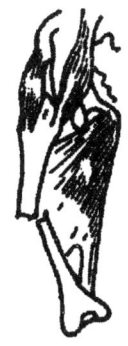 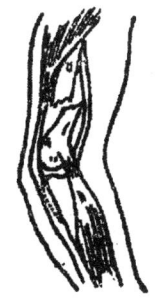

上 1/3 骨折　　中 1/3 骨折　　下 1/3 骨折

图 2-4-6　股骨干骨折类型

（二）整复手法

1. 儿童股骨干骨折

儿童处于生长发育阶段，新陈代谢旺盛，机体修复能力较强，塑形能力强，故治疗方法与成人有别。一般可以采用徒手对抗牵引，纠正重叠移位后行手法整复及小夹板固定。但对于不稳定性骨折及不合作患者，可采用持久性牵引维持。4周岁以下的儿童，可采用双下肢悬吊皮牵引法（图2-4-7）。骨折处以杉皮板固定，防止向外成角畸形。一般2~3周后去除皮牵引，以小夹板固定，并开始功能锻炼。4~8岁儿童，可采用皮牵引，局部以杉皮板、短的木夹板固定（图2-4-8）。

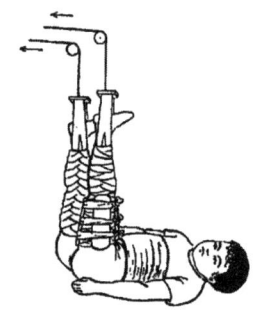　　　　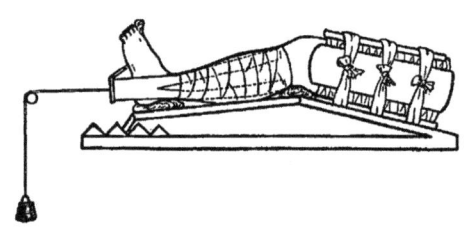

图2-4-7　双下肢悬吊皮牵引法　　　　图2-4-8　皮牵引及局部小夹板固定

2. 成人股骨干骨折

重叠移位不大者，可行徒手牵引，由一助手固定骨盆，另一助手持握患肢，先按原畸形方向行拔伸牵引，待重叠纠正后，将远端肢体旋转至中立位，以纠正骨折远端的旋转畸形。一般上1/3骨折应先在外展略外旋位、患肢抬高约45°下牵引，中1/3骨折宜在外展位牵引，下1/3骨折在屈膝135°位牵引。

重叠移位明显、徒手牵引无法纠正者，应行骨牵引法。一般上1/3、中1/3骨折行胫骨结节骨牵引（图2-4-9），下1/3骨折行股骨髁上骨牵引（图2-4-10）。牵引重量按患者体重的1/7计算，但开始牵引时要加大重量。待重叠纠正后，施以手法整复及小夹板固定。固定后仍以骨牵引维持。一般牵引时间为4~6周。

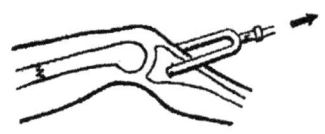　　　　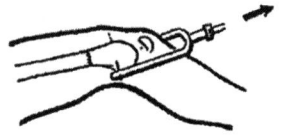

图2-4-9　胫骨结节骨牵引　　　　图2-4-10　股骨髁上骨牵引

3. 上 1/3 骨折

在牵引下，术者一手握住骨折近端的前方、外方，另一手托起远端的内方、后方，两手同时对向用力端挤，使骨折断端对位。

4. 中 1/3 骨折

术者两手分别握于骨折断端的左右或上下，两手同时用力端挤，直至成角畸形纠正、骨擦音消失、骨折端相对稳定为止。

5. 下 1/3 骨折

在患膝屈曲牵引下，术者一手按压骨折近端的前方，另一手将骨折远端向前向上提托，直至骨折远端的向后移位矫正，再以屈膝135°位维持牵引。

（三）固定方法

1. 材料准备

平形杉皮加压板4块，杉皮板6~8块，木夹板4块（外侧板自髋部至踝部；后侧板自臀部至足跟部以下3cm，上段可锯成半弧形，以适合臀部外形；前侧板自股骨上段至下段；内侧板自腹股沟至内踝下），棉花、绷带适量，牵引架1个等。

2. 操作要领

在维持牵引下，术者于骨折部位铺1层棉花，并以绷带缠绕4~5周。然后放置平形杉皮加压板，一般上、中1/3骨折将平形杉皮加压板安放于骨折近端前侧、外侧及远端内侧、后侧，下1/3骨折将平形杉皮加压板安放于骨折近端前侧及远端后侧。平形杉皮加压板安放后以绷带缠绕，再将杉皮板逐块排列于骨折部位环绕1周（图2-4-11）。前侧杉皮板上段应顺腹股沟剪成斜形，以免杉皮板刺伤腹股沟处皮肤。杉皮板以绷带捆扎打结。

对于徒手牵引可复位的稳定性骨折，在杉皮板放置后，将4块木夹板分别置于下肢的前侧、后侧、内侧、外侧。内侧、外侧、后侧应超过膝、踝关节（图2-4-12），以限制下肢的内外旋活动。

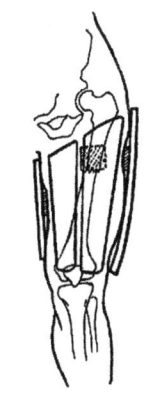

图2-4-11 平形杉皮加压板、杉皮板放置示意图

对于施行皮牵引或骨牵引的患者，放置杉皮板后，可于骨折部位四周各放置1块较短的木夹板（长度约等于股骨干长度），然后置于牵引架上维持牵引。

一般牵引时间应维持至局部已有骨痂形成时，时间为4~6周。解除牵引后仍以杉皮板及长的木夹板固定至骨痂形成牢固，时间为6~8周（粉碎性骨折、不稳定性骨折应相应延长），然后在杉皮板局部外固定下借助扶拐下地练习步行。

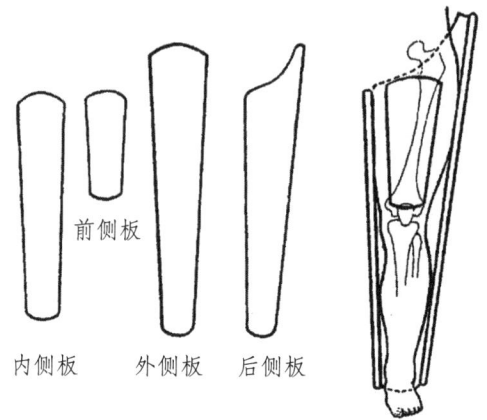

图 2-4-12　木夹板放置示意图

（四）注意事项

腘窝、足跟部应以棉花团垫好，防止形成压迫性溃疡。股骨干上段和下段骨折，由于肌肉的牵拉作用，患肢应固定于屈髋、屈膝位。用夹板固定时，可以辅助使用支撑架以便摆放相应体位。牵引固定时，早期应严密观察肢体长度，避免过度牵引导致骨折端分离，导致骨折不愈合。

三、胫腓骨干骨折

（一）概述

胫腓骨干骨折常见于儿童与青壮年。骨折多发生于中、下 1/3 交界处，以胫骨骨折最为常见，双骨折次之，单纯腓骨骨折少见。直接暴力引起的骨折多为横折、短斜折或粉碎性，骨折线多在同一平面（图 2-4-13）。间接暴力引起的骨折，多为斜形或螺旋形，骨折线多在不同平面（图 2-4-14）。骨折后，除具有一般骨折症状外，患肢功能丧失，纵

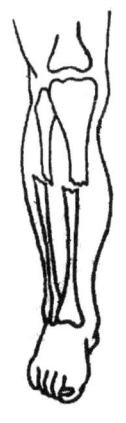

图 2-4-13　直接暴力引起的胫腓骨干骨折　　图 2-4-14　间接暴力引起的胫腓骨干骨折

向叩击足跟部，骨折处疼痛加剧。如果出现足下垂、不能背伸及足背外侧麻木等，多为腓总神经损伤，应注意鉴别。

（二）整复手法

1. 无移位的胫腓骨干骨折

不必手法整复，局部以小夹板固定3~4周，至骨折临床愈合，可解除固定，加强功能锻炼。

2. 有移位的胫腓骨干骨折

应以手法复位。复位时，患者取仰卧位，一助手握住足跟部，沿胫骨纵轴做拔伸牵引，先纠正重叠及旋转移位。待重叠拉开后，术者根据骨折类型及移位方向，采用不同手法复位。例如中1/3骨折，一般骨折近端易向前、向内移位，远端易向外、向后移位。整复时，在对抗牵引下，术者将两手拇指放置在骨折近端前侧，向后、向外按压，其余四指环抱骨折远端后侧，用力向前、向内端提，使骨折端对合。若尚有残余内外侧移位，术者可将掌根抵住骨折近端内侧，一手拇指置于远端前外侧，挤压骨间隙，将骨折远端向内侧推挤，以纠正侧向移位。然后，术者固定断端，在牵引下，令牵拉足跟部的助手将患肢轻轻地内外旋动或上下摇摆，使断端紧密接触，直至完全对位（图2-4-15）。

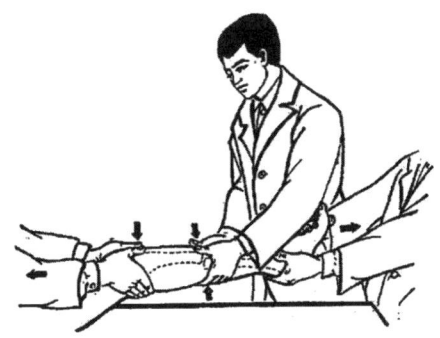

图2-4-15 胫腓骨干骨折整复手法

（三）固定方法

1. 材料准备

平形加压板3块，杉皮板5~6块，木夹板2~3块，绷带、棉花适量，分骨棒1条等。

2. 操作要领

在维持牵引下，术者在患者小腿部位铺1层棉花，以绷带缠绕4~5圈，将平形加压板安放于骨折近端前侧、内侧及骨折远端外侧。如为双骨折，应于胫骨骨折线前外侧放置1条分骨棒，继续以绷带缠绕，使加压板及分骨棒紧贴局部，而后将杉皮板逐块排列，围绕小腿1周，并以3条绷带捆扎打结。最后将2块木夹板安放于小腿内侧、外侧，双骨折时则于小腿后侧加放1块木夹板。夹板固定应超过踝关节（图2-4-16）。一般固定5~6周。

对于不稳定性骨折或开放性骨折，必要时，在整复固定后，行跟骨结节牵引（图2-4-17），以维持断端对位。

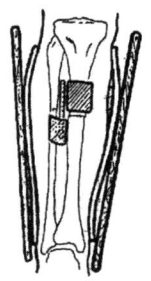
图2-4-16　超踝关节固定示意图

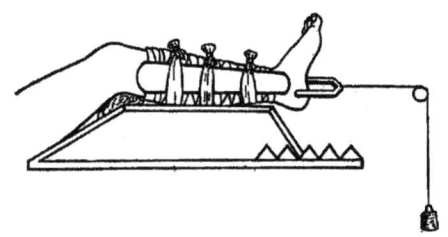
图2-4-17　小夹板固定及跟骨结节牵引法

（四）注意事项

应重视肌肉对骨折端移位的影响，固定时在相应的方向上放置加压垫是防止骨折再移位的重要措施。

胫腓骨干骨折并发骨筋膜室综合征的风险较高，因此夹板固定时应注意绷带松紧度，并严密观察患肢血运情况，经常检查及调整夹板松紧度。发生骨筋膜室综合征的患者，应及时拆除外固定，恢复肢端血运。

行跟骨牵引固定的患者，应定期复查X线片，及时发现可能存在的骨折端分离。

四、踝部骨折

（一）概述

踝部骨折分为单踝、双踝、三踝、踝上及前踝骨折等（图2-4-18），多为间接暴力所致，常见的畸形有内翻、外翻、外旋等，多见于青壮年。踝部骨折常合并踝关节内外侧韧带、下胫腓韧带断裂或撕脱，以及距骨向外、向内、向后脱位。无移位的骨折应注意与踝部扭伤鉴别。骨折后，患处压痛、肿胀，以内踝或外踝最明显，扭伤则以踝前方或下方最明显，将足底向有压痛的一侧推压时，骨折则疼痛加剧，扭伤则疼痛减轻。X线检查可以明确诊断并了解骨折移位情况。

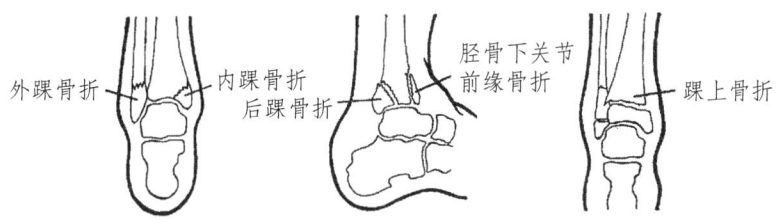

图 2-4-18 踝部骨折常见类型

（二）整复手法

1. 无移位的踝部骨折

不必手法整复。如果局部瘀肿严重，可先外敷消瘀镇痛膏，踝部内外两侧以小夹板做超关节固定 4~5 周即可。

2. 有移位的踝部骨折

应行手法整复。患者取仰卧位，一助手握住小腿部，另一助手一手握住足跟部，一手握住足前部，先顺着受伤后的体位徐徐用力行对抗拔伸牵引，然后根据骨折类型，采用不同的位置牵引，如外旋骨折，踝关节于内旋、内翻位牵引；内翻骨折，踝关节于外翻位牵引；外翻骨折，踝关节于内翻位牵引。术者两手拇指、食指放置于内、外踝，按骨折移位的相反方向推挤骨折远端，使之对位。若是后踝骨折合并距骨向后脱位，术者可环抱胫骨下段向后扣压，两拇指置于后跟部推按骨折块及距骨向前，同时令助手将足前部向前拉并背屈踝关节，伸之平正复位。最后在牵引下，术者双手掌心置于内外踝对向挤压，使胫腓下段紧密合拢（图 2-4-19）。

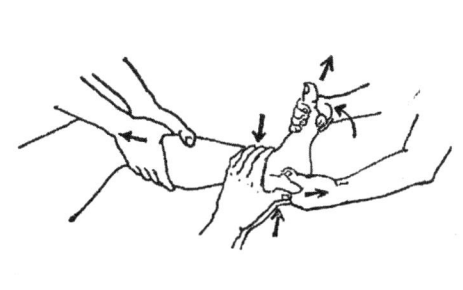
扣压推按法

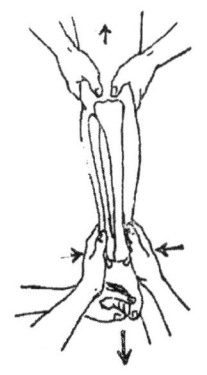
对向挤压法

图 2-4-19 踝部骨折整复手法

(三)固定方法

1. 材料准备

梯形加压板 2 块，塔形加压板 2 块，杉木板 5~6 块（前后板应塑成弧形，使之符合踝部前后的形状），木夹板 2 块，棉花、绷带适量等。

2. 操作要领

在维持牵引下，术者在患者踝部铺 1 层薄棉花，以绷带缠绕 4~5 圈，分别将 2 块塔形加压板放置于内、外踝上缘，将 2 块梯形加压板放置于内、外踝下缘，以绷带缠绕，而后按序将杉木板排列，于踝部环绕 1 周，以 3 条绷带捆扎打结。最后以 2 块木夹板固定于踝部内、外侧（图 2-4-20）。一般固定 4~5 周。

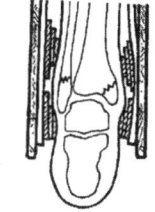

图 2-4-20 踝部骨折固定示意图

(四)注意事项

踝部骨折除踝上骨折外，其余属于关节内骨折，要求准确对位。即使遗留极轻度的移位，都会妨碍关节功能或日后引起损伤性关节炎。夹板固定时应注意绷带松紧度，并严密观察患肢血运情况，经常检查及调整夹板松紧度，重视预防骨筋膜室综合征的发生。整复时牵引力不应过猛，以免加重韧带损伤。

五、跟骨骨折

(一)概述

跟骨骨折常因高处跌落、跟部先着地所致，以青壮年及老年人多见。骨折类型有跟骨结节纵行骨折、跟骨结节横行骨折等（图 2-4-21）。骨折后，跟部肿胀，青紫瘀斑，跟部两侧压痛明显，严重骨折时可见明显畸形，跟部不能着地。X 线拍片检查可进一步了解骨折类型及严重程度。

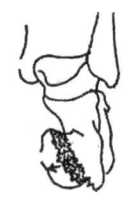 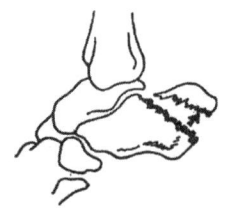 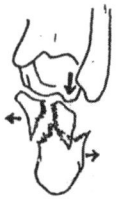 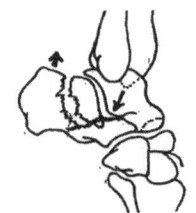

跟骨结节纵形骨折　　跟骨结节横形骨折　　不通过距跟关节的跟骨骨折　　通过距跟关节的跟骨骨折

图 2-4-21 跟骨骨折常见类型

（二）整复手法

1. 无明显移位的跟骨骨折

不必手法整复。局部肿痛甚者，可先外敷消瘀镇痛膏，将患肢抬高，待肿痛消退后改敷风伤膏，跟部内外侧以杉皮板加绷带包扎固定4~5周。

2. 有移位的跟骨骨折

应行手法复位。复位时，患者取仰卧位，屈膝90°。一助手固定小腿部。术者一手握住足跗部，一手托住足跟部，拇指、食指捏住跟腱两侧，行拔伸牵引后，先将踝关节背屈，左右摇晃，后跖屈，以纠正关节内交错。然后令另一助手牵拉足部，尽量跖屈，术者两拇指在跟腱两侧用力向下推挤向上移动的骨折块，其余手指交叉置于足底，用双手掌根叩挤跟骨两侧，以纠正跟骨体向两侧增宽。在叩挤的同时，尽量向下牵拉跟骨，以恢复正常的跟骨结节关节角（图2-4-22）。复位满意后以多层小夹板固定。

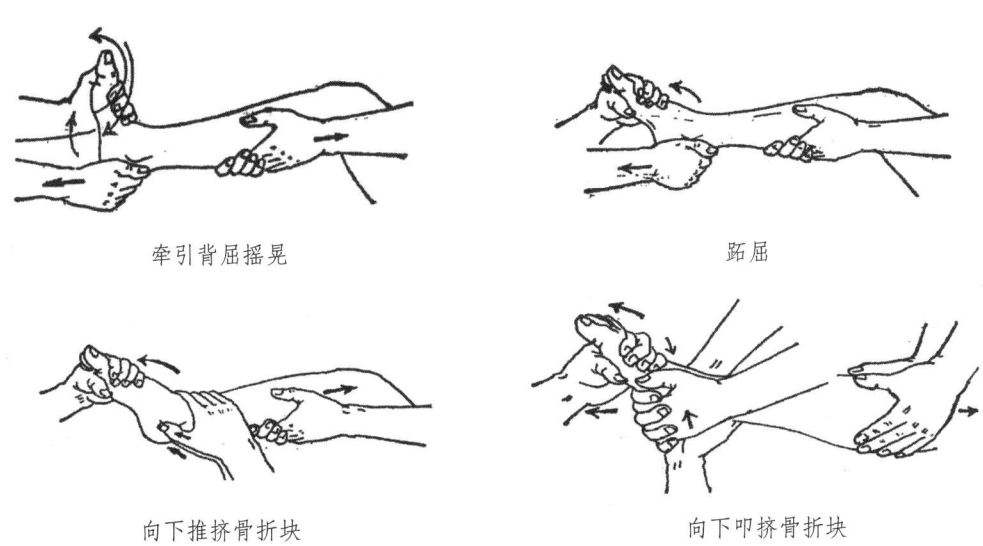

牵引背屈摇晃　　　　　　　　　　　跖屈

向下推挤骨折块　　　　　　　　　　向下叩挤骨折块

图2-4-22 跟骨骨折整复手法

（三）固定方法

1. 材料准备

马鞍形杉皮板2块，杉皮加压板2块，杉皮板1块（塑成跟骨底及足后跟外形），木夹板2块，棉花、绷带适量等。

2. 操作要领

整复后，在助手维持牵引下，采用多层小夹板固定法。术者于足跟部铺1层棉花，再在跟骨两侧各放置1块杉皮加压板，继而将2块马鞍形杉皮板分别压在杉皮加压板上，再将2块塑形的杉皮板安放于踝关节的前后侧及足底部，均以绷带缠绕，使之紧贴骨折部，并分段捆扎打结，保持踝关节在跖屈中立位（图2-4-23）。最后以2块木夹板在踝部内、外侧做超关节固定。早期可扶拐不负重活动，6~8周后可去除固定，配合药物洗伤疗法，逐渐进行负重锻炼。

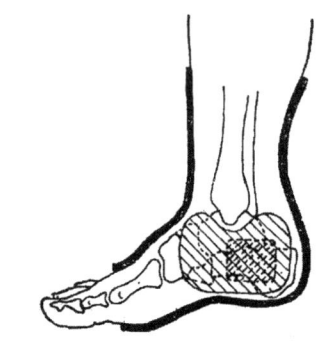

图 2-4-23　跟骨骨折固定示意图

（四）注意事项

跟骨虽位于后足，骨折早期同样要避免前足负重，前足负重时可通过足底筋膜的牵拉导致骨折端移位。踝关节部位骨性突起较多，为了有效固定且避免夹板压迫皮肤，应根据骨突的外形、部位，仔细制作及放置压垫。

六、跖骨骨折、趾骨骨折

（一）概述

跖骨骨折、趾骨骨折是比较常见足部损伤（图2-4-24），多因重物压砸、碰撞所致。足内翻常引起第五跖骨基底部骨折。骨折后局部肿胀、疼痛、挤压痛明显，沿纵轴推挤患跖趾远端，可使骨折处疼痛加剧，多可触及骨擦音。

（二）整复手法

1. 无移位的骨折

不必手法整复，局部可先敷消瘀镇痛膏，外用杉皮板加绷带包扎固定4~5周即可。

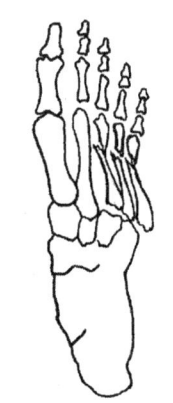

图 2-4-24　跖骨骨折

2. 有移位的骨折

（1）跖骨骨折合并跖跗关节脱位

应先整复脱位，后整复骨折。整复时，患者取坐位或仰卧位，患肢屈膝。一助手固定小腿下段，另一助手拉住患侧跖趾关节，行对向拔伸牵引。如合并向外脱位，术者一手掌顶住足内侧面，另一手掌置于足前部外侧面，在患足背屈及跖屈的同时，术者向内推按外侧脱位的骨端，使之对位；如合并向背侧脱位，术者可用双手拇指由背侧向跖侧推按骨端，使之复位（图2-4-25）。脱位纠正后，术者以拇指按压骨突部，使之复平，以纠正前后移位。如合并侧移位，术者以拇指及食指、中指在骨折跖背侧对向挟挤骨间隙，以纠正侧移位。

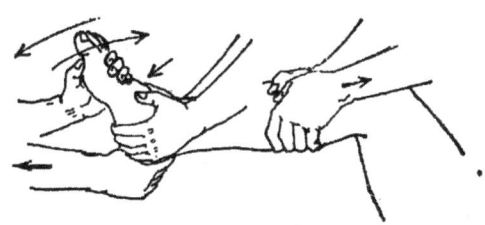

图 2-4-25　跖骨骨折合并脱位整复手法

（2）趾骨骨折

术者双手拇指、食指分别握住趾骨两断端，行拔伸牵引，先纠正重叠移位，然后根据骨折移位方向挤压矫正。如有成角畸形，术者可用拇指顶住成角处，在持续牵引下，将足趾屈曲折顶复位（图2-4-26）。

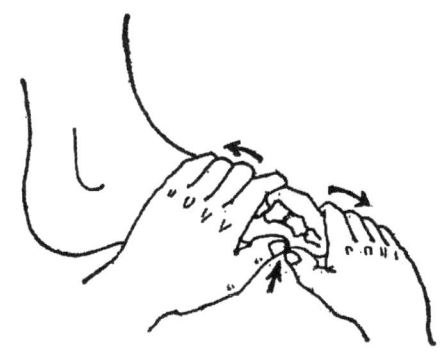

图 2-4-26　趾骨骨折整复手法

（三）固定方法

1. 材料准备

平形加压板1块，分骨棒2条，杉皮板4~6块，绷带、棉花适量等。

2. 操作要领

（1）跖骨骨折

在维持牵引下，术者在跖部铺1层棉花，以绷带缠绕4~5圈，于骨折部位两侧骨间隙背侧面各放置1条分骨棒，再将1块平形加压板放置于骨折部位背侧，并以绷带缠绕使平形加压板压于骨折处，而后将杉皮板排列于足背及足底，并以3条绷带捆扎打结（图2-4-27）。一般固定3~4周。

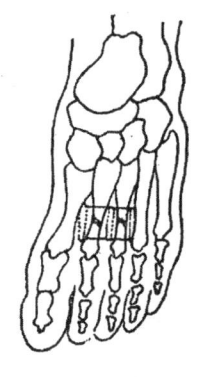 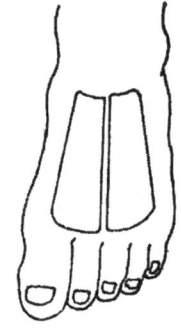 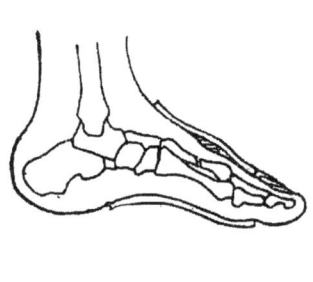

分骨棒、平形加压板放置示意图　　杉皮板放置示意图（正位）　　杉皮板放置示意图（侧位）

图2-4-27　跖骨骨折固定示意图

（2）趾骨骨折

整复后，依骨折部位大小对杉皮板进行塑形，用棉花包裹后安置在骨折部位的四周（上、下及外侧板可超关节），以胶布粘贴，绷带包扎固定3~4周（图2-4-28）。

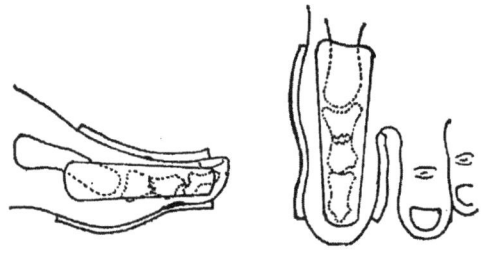

图2-4-28　趾骨骨折固定示意图

（四）注意事项

对于第五跖骨基底部骨折，应固定踝关节。夹板固定时应注意绷带松紧度，并严密观察患肢血运情况，经常检查及调整夹板松紧度，重视预防骨筋膜室综合征的发生。

第五节 躯干骨折

一、肋骨骨折

（一）概述

肋骨骨折多见于成年人。直接暴力打击，骨折多发生在受打击部位；间接暴力导致前后挤压而使肋骨断在腋中线，骨折多发生在第四至第七肋骨。强烈的咳嗽、打喷嚏亦可偶发骨折，多发生于年老体弱者。骨折可以单发、多发或一骨双折。骨折后，患侧胸部疼痛，深呼吸、咳嗽、打喷嚏和转侧活动时，可牵扯骨折处疼痛加剧，局部出现瘀斑、微肿，压痛明显，有时可触及骨擦音，两手前后或左右挤压胸壁，可引起骨折处剧痛。多根肋骨双折时，胸廓可见凹陷畸形，病人出现吸气时凹陷、呼气时凸出的异常活动。暴力严重常合并内脏损伤，造成气胸、血胸等并发症，病人出现休克、气急、喘咳、咯血、呼吸困难等症状，查体见胸壁肿胀，触摸有捻发音等，可危及生命，应注意鉴别诊断与抢救。X线检查可以进一步了解骨折情况，明确有无胸内并发症存在。无移位的骨折或个别部位骨折但X线片不易看出者，只要临床上诊断明确，即按骨折处理。

（二）整复手法

1. 无明显移位的肋骨骨折

一般无明显移位的肋骨骨折，不必手法整复。

2. 有移位的肋骨骨折

整复时，患者取坐位或卧位。以坐位为例，患者两手高举，手指交叉放于后枕部。一助手以膝顶住患者肩胛间，双手按两肩徐徐向后扳拉，使患者挺胸。另一助手用手掌下压腹部。术者立于患侧，一手握患者手臂使其身体向健侧倾斜，另一手拇指或手掌根按于骨突处，令患者在深吸气时用力咳嗽，使骨折端鼓起，术者下压骨突处，使其平复。整复后维持复位，伤处可外贴风伤膏，再以长胶布条或三角巾固定。

（三）固定方法

1. 材料准备

长胶布条、三角巾适量等。

2. 操作要领

（1）无移位的肋骨骨折

骨折局部外贴风伤膏，然后取 3~4 条 7cm 宽的长胶布（前后均应超过胸廓中线），令病人在深呼气终末，屏住气，医者由下而上做叠瓦状固定（图 2-5-1）。一般固定 3~4 周。

（2）有移位的肋骨骨折

整复后，术者维持复位，伤处可外贴风伤膏，再以长胶布或三角巾固定，固定方法同无移位的肋骨骨折固定方法。一般固定 3~4 周。

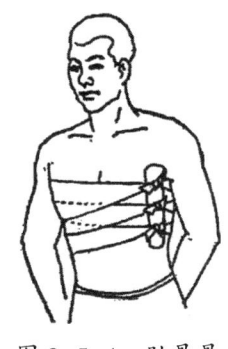

图 2-5-1　肋骨骨折固定示意图

（四）注意事项

固定时应注意胶布不要拉得过紧，以免皮肤张力过大，导致水疱、溃烂而影响固定。如有皮疹，不宜胶布固定时，依上法改用三角巾折成带形围胸固定，在健侧放置 1 块杉皮板，在其上打结。

二、胸腰椎骨折

（一）概述

胸腰椎骨折，多由于高处坠落，身体过度前屈，患者足跟或臀部先着地，或重物由高处落下压砸肩背部而致，如搬运工人负重物滑倒臀部着地。骨折多发生在胸腰椎交界处，以第十一胸椎、第十二胸椎及第一腰椎、第二腰椎多见。根据骨折稳定程度可分为稳定性骨折和不稳定性骨折两大类。稳定性骨折比较单纯，不合并有附件横折或韧带损伤。不稳定性骨折比较严重，常合并椎板、椎弓根、关节突等骨折，以及脱位、韧带损伤，甚至脊髓损伤。骨折后，轻者感腰背疼痛，坐立不便；重者不能活动，翻身困难，局部肿胀，有后凸畸形，压痛明显，棘间隙增宽，脊柱叩击痛，严重者可合并脊髓损伤，出现不同程度的下肢瘫痪、知觉丧失、大便秘结、小便失禁等症状。X 线检查可明确骨折程度。

（二）整复手法

根据骨折类型、病人体质等具体情况，选用不同的方法处理，使骨折复位或脊髓压迫解除。

1. 垫枕复位法

本法适用于不稳定性骨折合并部分脊神经损伤，或年老体弱的稳定性骨折患者。复位时，患者仰卧在软垫硬板床上，胸腰部伤处垫枕，一开始可垫高 3~5cm，以后根据病人耐受情况逐渐垫高，可达 5~10cm，直至复位，保持脊椎过伸位。

2. 背腰复位法

本法适用于稳定性骨折。复位时，术者将患者背在背上，以腰骶部抵住患者骨折处，术者慢慢弯腰，使患者两足离开地面，同时术者抖动腰骶部，使患者脊柱过伸 30°~60°，即能复位。然后保持患者脊柱过伸位，将患者放于床上，骨折部垫枕。

3. 手法整复法

本法适用于有移位的稳定性骨折及不稳定性骨折而无截瘫者。整复时，患者俯卧于整复床上，胸部垫一枕，两手上伸，握住床端（或助手立于床头，双手扳住患者腋下），另一助手双手握住两足踝，做相反的拔伸牵引，约 10min。术者双手先按揉脊柱两侧腰背肌，由上而下连续数遍，使肌肉放松，然后用掌根按压凸出之椎骨（力应柔和有弹性，切忌用力过猛），与此同时，牵拉足踝的助手将患者双下肢向上提拉，使患者腰部过伸 30°~60°，重复 2~3 次，使之复位。

（三）固定方法

1. 材料准备

固定器材为漳州市中医院自行设计的竹架脊椎固定器，由竹片制成的固定器和布裁剪成的护腰带两大部分组成。

固定架由胸板、边梁、中梁及髂板组成。固定架的大小因人而异。以一般成人身材为例：胸板 23~25cm，中梁 46~48cm，边梁 38~40cm，髂板 27~29cm。竹片用火烤塑成微弓形，矢状距 3~5cm，中梁腹段略凸于胸段，左右边梁各打 5 个小孔（图 2-5-2）。

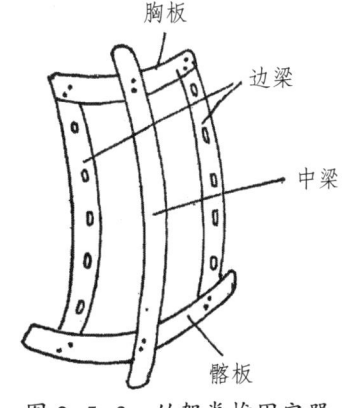

图 2-5-2 竹架脊椎固定器

护腰带由腰垫与腰带组成。腰垫用3层布，中央放少许棉花，缝成长方形（30cm×50cm），两边各缝5条3cm×30cm的腰带（图2-5-3）。

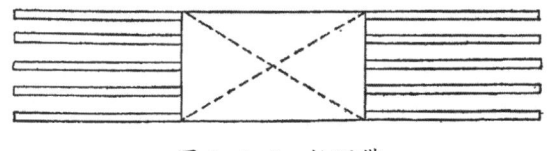

图2-5-3 护腰带

2. 操作要领

复位后，患者取平卧位，将护腰带紧贴腰背部，竹架脊椎固定器上的胸板、髂板分别紧贴胸骨部与髂嵴前部（胸板在两乳横线以上，髂板在耻骨联合与髂前上棘），然后将护腰带两边的腰带逐条穿过左右边梁的各个小孔，在中梁打结固定（图2-5-4）。

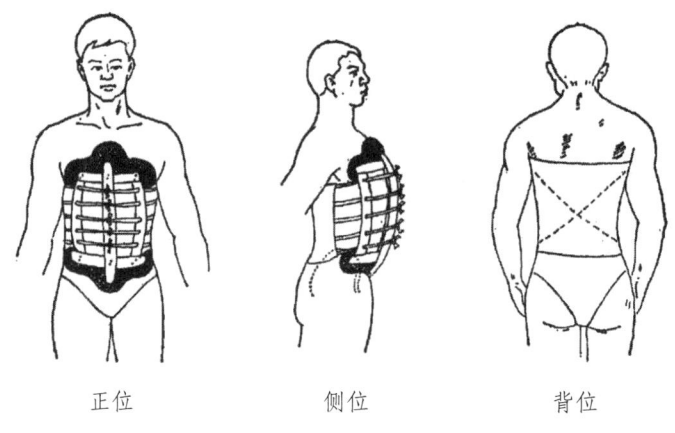

正位　　　　侧位　　　　背位

图2-5-4 胸腰椎骨折竹架固定示意图

稳定性骨折及非稳定性骨折均采用竹架脊椎固定器固定。非稳定性骨折可适当延长卧床时间，稳定性骨折一般固定后即可翻身活动，也可起床行走，亦可携带固定器下床自由行走。固定时间一般为8~12周。

（四）注意事项

竹架固定法不妨碍睡垫枕及功能锻炼，一般固定后即可进行腰背肌过伸功能锻炼，次数可逐日增加，早期（2~3周内）应禁止做腰部前屈活动，功能锻炼对促进骨折愈合、功能恢复，以及防止腰痛后遗症，有着积极作用，要持之以恒。

第六节 开放性骨折

（一）概述

开放性骨折是指骨折部位的皮肤破裂，骨折端与外界直接或间接相通。细菌易侵入骨折处及邻近组织，若处理不当或不及时，极易引起创面感染，严重时可导致骨感染或其他并发症。因此，暴露于皮肤外的骨折端，未清创前切忌急于将其复位，以免将细菌带到创口深部而增加感染的风险。新鲜开放性骨折，应积极做好清创、整复、缝合，争取创口一期愈合，将开放性骨折转变为闭合性骨折，以利于骨折愈合和功能恢复。

（二）整复手法

对于有感染、创面不大的开放性骨折，在常规创口处理和手法整复后，可行小夹板开窗固定技术予以固定。

（三）固定方法

固定时，可由 2 个助手维持牵引，术者在骨折部位铺 1 层棉花（创口部位不铺），固定步骤与闭合性骨折固定步骤相同，于创口部位开窗，剪去较创面略大的杉皮板，而无创口部位仍以杉皮板固定（图 2-6-1）。这样，骨折既能得到固定，又便于观察创口及换药，不致因换药时解开杉皮板而影响固定，也不会因杉皮板压迫创口处而影响创口的血运和愈合。创口愈合后，按闭合性骨折的多层小夹板固定方法予以固定。

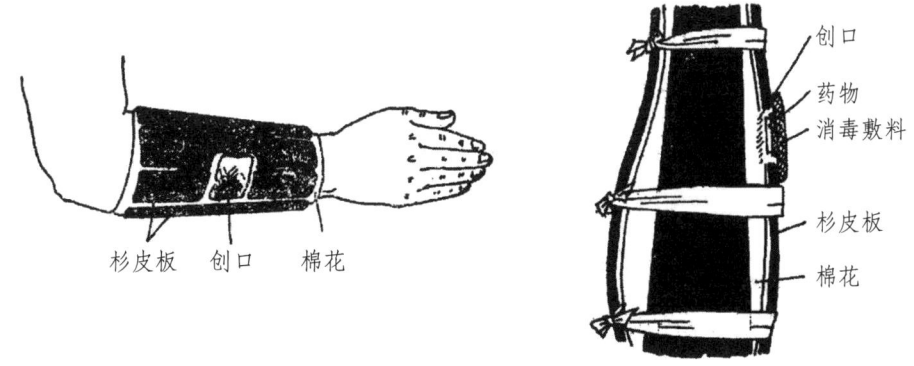

图 2-6-1　开放性骨折开窗固定示意图

(四)注意事项

开放性骨折早期,应注意抗感染及预防破伤风。局部感染,创口红肿,内服清热解毒、消炎镇痛之剂,宜消炎止痛汤加减,直至创口愈合,再按闭合性骨折分期论治。创口红肿消退,脓液清稀,形瘦少华,脉沉细或浮大,改参芪四物汤益气养血,促进创口愈合。

第七节 陈旧性骨折

（一）概述

陈旧性骨折指骨折畸形愈合、迟缓愈合或不愈合，多因骨折初期复位不良、固定不妥或功能锻炼不得法。

1. 陈旧性骨折畸形愈合

对于此类患者，应根据病程长短、患者年龄、愈合情况，做具体分析，采用不同的处理方法。

儿童期：畸形较轻者，一般在修复过程中可以自行矫正，不必进行处理。

病程不太长（3~6个月内），骨折端呈纤维性愈合或不坚强的骨性愈合，骨折端明显错位，重叠在2cm以上，旋转成角在20°以上，肢体功能明显障碍者，应及早处理。可在充分麻醉下施行手术，将已畸形愈合的骨折端重新折断，将陈旧性骨折变成新鲜骨折，再按新鲜骨折处理。

骨折畸形愈合时间长，骨痂形成牢固，手法不易折断者，可通过手术切开进行折骨及整复，然后以多层小夹板固定，必要时配合牵引疗法。

2. 骨折迟缓愈合或不愈合

造成骨折迟缓愈合或不愈合的原因较多，除个别患者因全身重度营养不良、维生素严重缺乏、骨质本身疾患等影响骨折愈合外，大多数还是受到局部因素的影响，如骨折整复不良、反复多次整复、固定不准确、骨折断端间存在旋转力或剪力，从而不能获得骨性愈合。

（二）手法整复

对于陈旧性骨折畸形愈合，病程在3~6个月内者，可在充分麻醉下将已畸形愈合的骨折端重新折断。折骨时，患者取平卧位，由2名助手分别握住骨折两端进行对抗牵引，术者两手握住骨折近端，嘱牵引远端的助手在牵引下慢慢旋转、摇摆骨折远端，旋转角度由小到大（勿使力通过关节，以防邻近部位发生新骨折或关节韧带损伤）。通过旋转摇摆，首先将骨折端的骨痂折断，然后术者再按原来骨折成角的相反方向进行反复折顶反折，直至周围骨痂完全折断、远近骨折端完全松动为止。

（三）固定方法

折骨成功后，按新鲜骨折进行手法整复及多层小夹板固定。如重叠严重者，在骨折后可先行骨牵引或皮牵引，待重叠纠正后再进行手法复位及多层小夹板固定。

（四）注意事项

对于骨折畸形愈合、迟缓愈合或不愈合，应及时找出原因，加以纠正。

1. 全身治疗

增加营养，补充富含维生素及钙质的食物，同时可内服益气血、补肝肾、强筋骨的中草药，以促进骨痂早日形成。

2. 局部治疗

骨折处外敷蟹厘接骨膏，以加速骨痂形成。

3. 加强功能锻炼

在外敷中草药及小夹板固定下，嘱患者积极进行功能锻炼，下肢骨折者应早期下床活动，适当负重，使两断端间产生对向挤压，紧密接触，持续嵌插，为骨痂加速形成创造有利条件。

若病程超过半年，骨折断端仍没有愈合，X线示骨折断端互相分离。两断端萎缩、光滑，临床仍见有假关节活动者，为骨折不愈合，多因骨折断端间有软组织填塞所致。可考虑采用手术切开整复，内固定或植骨术后行小夹板固定直至愈合。

第八节 关节脱位

关节脱位多因跌仆损伤等外力作用使构成关节的骨骼偏离正常位置，而致关节丧失正常的活动功能。一般合并有关节周围软组织损伤，轻者表现为关节附近软组织扭伤，较重者表现为关节囊及韧带撕裂，严重者表现为关节囊及韧带完全断裂。关节脱位常合并有关节周围的骨折及神经、血管损伤，应注意加以鉴别。根据脱位程度分为全脱位和半脱位。全脱位即关节完全失去正常关系，半脱位即关节稍微移位。脱位的治疗要求早期诊断，及时复位。手法原则要求切勿加重关节周围软组织损伤。复位后应给予适当的固定制动，配合内服中草药，以消肿活血镇痛，促进关节周围软组织损伤的修复。应注意早期进行功能锻炼，以促进关节功能的恢复及防止并发症的产生。

关节脱位的治疗手法有拔伸、旋转、摇晃、屈伸、端提、推按、足蹬等，具体操作已在第二章第二节骨伤临床技法之整骨手法中介绍。

对于陈旧性脱位，应根据患者年龄、脱位时间长短、患肢挛缩及关节粘连程度等，选择性采用不同的处理方法。一般青年伤员，脱位时间较短（2~3个月内），关节还有一定的活动度，且无并发症（如骨化性肌炎、骨折、骨质疏松、神经损伤等），可先考虑闭合手法复位。手法复位未能成功者，再考虑手术切开复位。

手法复位前1周，每天采用局部药物洗伤疗法2~3次，并配合推拿以舒筋活血，松弛挛缩与粘连。施手法时，可在全身麻醉下进行。应充分拔伸旋转，反复摇转屈伸，内收外展幅度由小到大，直至关节周围肌筋挛缩、粘连完全松解为止，再按新鲜脱位进行手法复位及处理。复位成功的关键在于选择恰当的手法及充分分离粘连。施手法时切忌粗暴，用力适当以防止并发骨折。复位后，应坚持长期功能锻炼，才能取得满意的疗效。

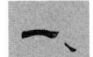

一、下颌关节脱位

（一）概述

下颌关节脱位多发于老年人。由于年老体弱，肝肾虚衰，气血不足，致关节周围肌肉松弛，每因打呵欠、大笑、张口过大或咀嚼硬物而引起。一侧脱位者，称为单脱；双侧脱位者，称为双脱。下颌关节脱位前，常在关节部位出现酸痛，活动时"咯咯"作响。脱位后，呈半开口状，言语不清，流涎，下颌向健侧歪斜，下颌小头向前移位，关节处凹陷空虚。

（二）整复手法

先用推伤药酒在下颌关节周围揉按数遍后，点按颊车穴3~5min，必要时还可以先用热毛巾敷患处，以缓解肌紧张。嘱患者不要说话，头背靠墙取低坐位，助手站立在侧面，双手固定患者头部，防止患者在接受手法时头部摇动。术者立于患者前面，双手拇指先用纱布包好，令患者张口，术者将手臂伸直，双手拇指伸入患者口腔内，按于两侧最后的大臼齿上，其余手指抵住下颌，双手拇指徐徐用力向下按压3~5min，待拇指感觉下颌骨向下滑时，余指协调地配合将下颌骨向上端提后送，此时可察觉入臼的响声，然后将拇指向两旁闪开，从口腔内退出，检查上下齿是否已对合，如对合满意，说明复位成功。单脱的复位手法与双脱的复位手法相同，只是按于健侧的拇指用力可小些，仅仅起维持作用。复位后双拇指在关节周围轻轻按摩，以疏通筋络。

（三）固定方法

复位后将四头带置于下颌部，在头顶部打结固定。

（四）注意事项

固定后，嘱患者不要过度张口，以防再度脱位。1周内不吃硬物，避免张大口或大笑，这样有利于关节韧带的修复。

二、肩关节脱位

（一）概述

肩关节脱位多发生于成年体力劳动者。由于肩关节活动度大，组成关节的肱骨头大、关节盂小而浅，关节囊和韧带松弛薄弱，结构不稳定而致。间接暴力导致的脱位较多见，如跌仆时患侧手掌支地，躯干向一侧倾斜，肱骨干呈过度外展位，冲击力迫使肱骨头脱出。由于外力作用不同，肱骨头移位方向也不同，临床上分为前脱位、下脱位和后脱位（图2-8-1），以前脱位最常见。由于肌肉牵拉，常并发肱骨大结节撕脱骨折。肩关节脱位后，患肩肿胀，功能障碍，呈方肩畸形，关节盂内空虚，在腋窝或喙突下可摸到脱出的肱骨头，患肩下垂，上臂弹性固定在略外展位，手摸对侧肩时，患肘不能贴及胸壁。若肩部肿痛较剧，大结节处压痛明显，有时可触及骨擦音，同时伴有大结节骨折。

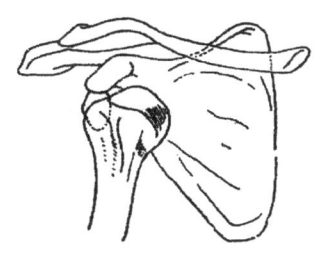 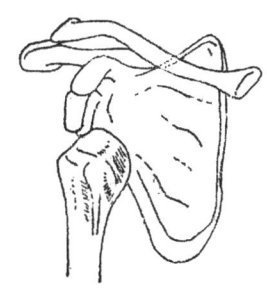 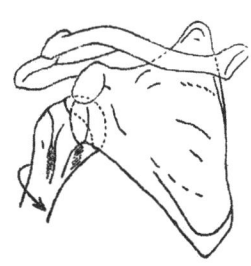

| 喙突下脱位 | 盂下脱位 | 肩峰下后脱位 |

图 2-8-1 肩关节脱位常见类型

（二）整复手法

先用推伤药酒在患肩轻搽按揉，以松解肌紧张及止痛。

1. 手牵足蹬复位法

患者取仰卧位，术者立于患侧，脱去鞋子，将同侧足跟放在患者腋窝处，一手握住肘上方，另一手握住前臂，先顺着患肢的体位手牵足蹬，徐徐用力拔伸10~15min，待肱骨头有松动下移感时，将患肢略外展、外旋，足跟用力向外顶肱骨头，此时常可感觉到一清脆的弹响声，提示复位成功。

2. 拔伸端提复位法

患者取仰卧位，一助手于患者健侧肩前方牵拉环绕患侧腋窝的宽布巾，另一助手双手握住前臂，先顺着患肢体位行对抗拔伸，并逐渐向外展患肢60°~80°。术者立于患侧，双手环抱伤肩，两拇指抵住肩峰处，待助手用力拔伸肱骨头，并令助手外旋、摇动患肢，即可复位（图2-8-2）。

以上方法适用于肩关节前下脱位。肩关节后脱位的复位，在对抗拔伸下，先将患肢略外旋、外展，待肱骨头有松动下移感时，再将患肢内旋、内收，同时术者两手环抱伤肩腋窝，两拇指抵住后脱的肱骨头，用力向外前方顶推，或用掌根顶住后移的肱骨头，用力向外前方推送，即可复位。

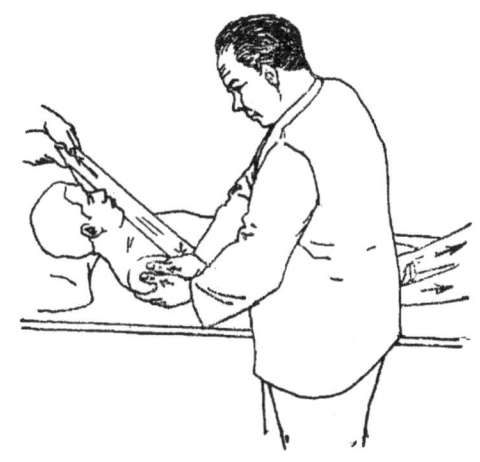

图 2-8-2 拔伸端提复位法

（三）固定方法

复位后将患肢内收、内旋、屈肘90°，上臂紧贴胸壁。术者一手按住肩关节，另一手托住肘部，轻轻地前后活动肩关节，然后在肩部外擦推伤药酒，轻轻按揉，以理顺筋络，外敷风伤膏，以单肩"∞"形绷带包扎，将上臂固定在胸壁、前壁，以三角巾悬吊于胸前（图2-8-3）。如合并肱骨大结节骨折，可在整复后于局部放1块加压板，外用杉皮板包扎固定。

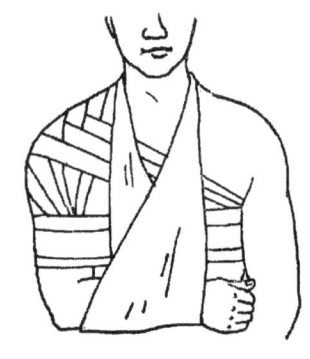

图 2-8-3　肩关节脱位固定示意图

（四）注意事项

固定期间鼓励患者做肘、腕、指关节活动，1周后可去除上臂单肩"∞"形绷带固定，在无痛的原则下，做轻度的前后肩关节活动，3d后可去除固定，配合药物洗伤疗法，加强肩关节锻炼。

三、肘关节脱位

（一）概述

肘关节脱位好发于青壮年，临床上分为后脱位和前脱位两大类，以后脱位多见，多由间接暴力引起。如跌倒时，手掌着地，前臂后旋，肘部过度后伸，即形成最常见的肘关节后脱位（图2-8-4）。如跌倒时，肘关节屈曲，肘后着地常引起肘关节前脱位。侧向的外力可使肘关节脱位，合并偏内侧移位或偏外侧移位（图2-8-5）。部分后脱位可合并尺骨喙突骨折，前脱位常合并尺骨鹰嘴骨折。脱位后，肘关节肿胀、疼痛，患肢呈半伸直位弹性固定，畸形明显，肘窝可摸到肱骨下端高突，肘后方尺骨鹰嘴隆起，肘三角正常关系消失，关节屈伸与旋转功能完全消失。

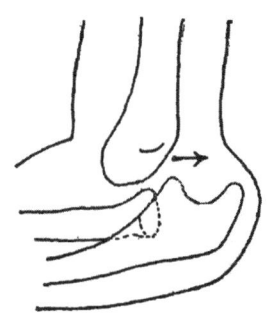

图 2-8-4　肘关节后脱位

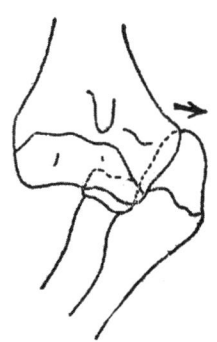

内侧移位　　外侧移位

图 2-8-5　肘关节侧向移位

(二)整复手法

1. 肘关节后脱位

整复时,患者取坐位或卧位。以左侧肘关节后脱位为例,术者立于患侧,一助手固定上臂,术者右手掌扶托患肘,手指捏住肱骨内外髁,左手握住腕部,先顺着患肢体位与助手行对抗牵引,而后转手心朝上,术者右手拇指在肘前方向后按压肱骨,左手在牵引下逐渐屈曲肘关节(图2-8-6),即可听到一清脆响声,提示复位成功。

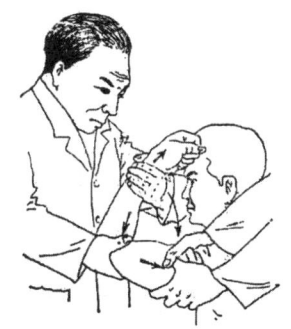

图2-8-6 肘关节后脱位整复手法

外后脱位者,术者在对抗牵引下,右手拇指按于外移的桡骨小头处,与抵在肱骨内髁处的四指对向挤压,左手同时顺势将前臂外展、外旋,即可复位。内后脱位者,术者在对抗牵引下,右手拇指按于肱骨外髁处,与抵压在内移的尺骨鹰嘴部的四指对向挤压,同时术者左手顺势屈肘内收、内旋前臂,先纠正内侧移位,然后将前臂伸直,手心朝上,在牵引下逐渐将肘关节屈曲,即可复位(图2-8-7)。

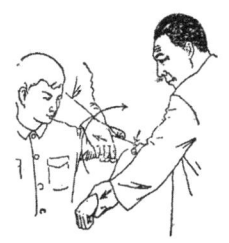 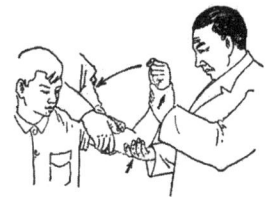

屈肘内收、内旋前臂,纠正侧向移位　　　拔伸屈肘,纠正后脱位

图2-8-7 肘关节内后脱位整复手法

若脱位时间较长,上法不能复位,可采用推按复位法。整复时,患肢上臂前展80°~90°,屈肘60°。一助手固定上臂,另一助手牵拉腕部,先用摇晃屈伸旋转手法分离关节粘连,范围由小到大,待关节周围粘连充分分离后,先纠正关节侧向移位,而后术者下蹲,双手拇指放在肘后用力向前推尺骨鹰嘴,余指环抱肘前向后按压肱骨下端,此时,牵拉腕部的助手在牵引下逐渐将前臂外旋屈肘,即可复位(图2-8-8)。

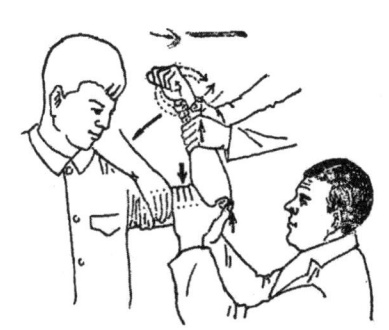

图2-8-8 陈旧性肘关节脱位整复手法

2. 肘关节前脱位

整复时，一助手固定上臂，另一助手牵拉腕部，肘关节呈半伸直位，患者手心朝上。术者两拇指放在肘后抵住肱骨下端用力向前推，余指环抱前臂上端，向背后侧按压尺桡骨，与此同时，持前臂的助手将肘逐渐屈曲，即可听到复位的响声。

（三）固定方法

肘关节后脱位复位后，在肘窝处放少许棉垫，将肘关节屈曲在 80°~90° 位，以肘 "∞" 形绷带包扎固定，悬吊于胸前。肘关节前脱位复位后，将肘关节伸直在约 135° 位，患肢前后侧各放置 1 块长形杉皮板，患肢悬吊于胸前。

（四）注意事项

一般固定 3 周后可去除外固定，配合药物洗伤疗法，加强肘关节屈伸功能锻炼，促进功能恢复。若合并骨折，可适当延长固定时间。

四、小儿桡骨小头半脱位

（一）概述

桡骨小头半脱位，多发生于 4 岁以下儿童。由于小儿骨骼发育尚不完全，筋络较为松弛，每当过度牵拉前臂，则易发本病。脱位后，肘部疼痛，患肢下垂，前臂处于旋前位，不能自动抬举及取物，局部无明显肿胀，轻微被动地屈曲肘关节，患儿啼哭拒绝检查。

（二）整复手法

整复时，患儿由家属抱坐，家属握住患肢上臂，术者一手托住患肘，拇指按在桡骨小头处，另一手握住腕部，相对用力拔伸，将前臂伸直并外旋屈肘，使患儿手指触及肩部，此时常可在拇指下感觉到一清脆响声，提示复位成功。

（三）固定方法

复位后轻揉患处，屈伸肘关节数次，疼痛可立即消失，患肢能自动抬举及取物，一般不需要固定。

（四）注意事项

家长在患儿穿衣、牵拉患侧手臂时应加以注意，以免再次发生脱位。

五、髋关节脱位

(一) 概述

髋关节由于髋臼较深,关节周围有很多强有力的肌筋,故一般不容易发生脱位。但当髋关节处于一定体位,又受到暴力撞击或压扭时可发生脱位,多发于成年人。临床上根据股骨头移位的方向,分为后脱位、前脱位(图2-8-9),以后脱位多见。脱位后,患肢有明显畸形,后脱位患肢呈半屈曲、内收、内旋、短缩畸形,伤侧大粗隆及臀部异常突起,可触及股骨头;前脱位患肢呈半屈曲、外展、外旋、增长畸形,腹股沟处突起,可触及股骨头(图2-8-10)。患肢疼痛剧烈,旋转与屈曲功能丧失,常合并有严重的软组织损伤、臼缘骨折,以及关节周围神经、血管损伤,应注意鉴别。X线检查可提示脱位方向及排除骨折。

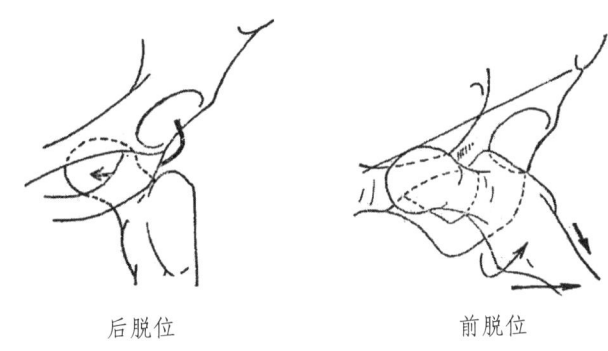

后脱位　　　　　　　　前脱位

图2-8-9　髋关节脱位类型

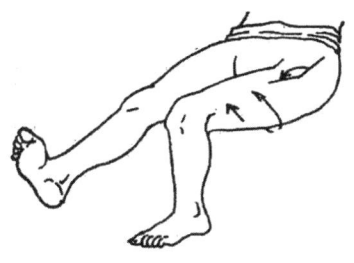 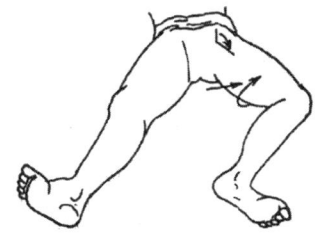

内收、内旋、短缩畸形　　　　　　外展、外旋、增长畸形

图2-8-10　髋关节脱位临床体征

(二) 整复手法

以手法整复为主。复位时嘱病人放松肌肉,术者可先在髋部做轻柔按摩,点按环跳穴,以松弛肌紧张及止痛。

患者平卧在木板床上，或将木板放在地面上。一助手双手下压髂前上棘固定骨盆，另一助手握住患肢踝部。术者面对患者站立，两手托住患肢腘窝部，两腿夹住小腿部，先顺着患肢的体位（后脱位先内收内旋，前脱位先外展外旋）行对抗拔伸，然后将髋关节、膝关节屈曲至90°，术者持续用力向上端提，拔伸5~10min（图2-8-11），待股骨头有松动感时，术者在拔伸下将患肢旋转屈曲（后脱位由内收内旋转为外展外旋，前脱位由外展外旋转为内收内旋），此时常可闻及关节入臼的滑动响声，然后将患肢伸直。若患肢长度与健侧长度相等，关节活动自如，提示复位成功。

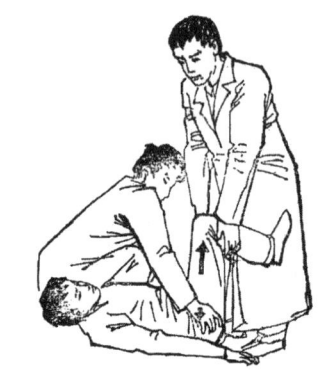

图2-8-11　向上端提复位法

（三）固定方法

复位后，患肢维持在外展、内旋位，在髋部外侧大粗隆处放置2块杉皮板，内垫棉花，以髋"∞"形绷带包扎固定，然后在患肢内、外侧用2块长木夹板做超跟部固定，固定后即可做股四头肌伸缩及踝关节伸屈功能锻炼。

（四）注意事项

固定2周后可去除外夹板，髋部仍以小杉皮板固定，鼓励患者在无痛的原则下积极锻炼髋关节、膝关节的伸屈活动。3周后可去除固定，患肢不负重扶拐行走。6周后逐渐负重行走。

第九节 伤筋、内伤

一、伤筋

(一) 概述

伤筋属于现代医学软组织损伤的范畴,是伤科常见疾病之一,多见于体力劳动者和运动员。人体遭受外来暴力的撞击、跌仆、扭转、闪挫、压轧、牵拉,或体虚劳累过度、持续活动、经久积劳等,引起肌肉、筋膜、肌腱、腱鞘、韧带、关节囊等闭合性损伤,统称为伤筋。

伤筋的治疗方法很多,一般包括理筋手法、外敷药物、针刺拔罐、药物穴位注射、熏洗、固定、功能锻炼、内服药物等。由于引起伤筋的病因不同,病情有轻重之分,损伤局部的病理变化各异,因此,需要辨证施治。目前多采用综合疗法。理筋手法虽是主要治法,但新伤肿胀甚者,不宜立即做局部推拿,因为这样会增加损伤,造成局部毛细血管出血,肿痛更甚。可先于局部外敷中草药,如消瘀镇痛膏,内服消肿定痛、祛瘀活血的中药,如消肿活血汤。肿痛减退后内服复方理气活血片或复方补筋片。关节粘连者内服加减活血舒筋汤,风寒湿痹者内服风湿丸。损伤早期局部配合短时间的制动措施,有利于软组织修复,还必须注意动静结合,积极进行功能锻炼。慢性劳损、关节粘连、功能障碍者,可配合理筋手法、针刺拔罐或药物穴位注射等,常用药物有醋酸泼尼松龙,每次12.5~25mg,每5~7d注射1次,有促进粘连吸收及消肿的作用;或当归注射液,每次1支,每2~3d注射1次,有活血止痛的作用。

(二) 上肢各部位伤筋的治疗

1. 肩部伤筋

肩部伤筋包括急性扭伤、慢性劳损、肩周炎等。急性期多表现为肩部瘀肿、疼痛、压痛明显、肩关节活动受限,疼痛剧烈时可放射至上臂及肘部,日轻夜重。慢性期在肌筋损伤处有明显压痛,多在肩部前侧及肩峰下,患肩活动受限,手臂不能上举,日久肩部肌肉萎缩,关节周围产生粘连,形成肩周炎,肩部活动只能由肩胛的运动来代偿,影响劳动与生活。

(1)急性扭伤或肩周炎

炎症剧烈或肩部瘀肿疼痛严重者，暂不施理筋手法，可先采用推伤拔罐疗法或局部熏洗热敷，配合内服有关药物，待肿痛消退后方行理筋手法。理筋手法包括以下几个步骤。①点按穴位：术者立于患侧，先以推伤药酒推擦患肩数次，放松肩部肌肉，再用手指由上而下按揉肩臂3~5min，点按肩部痛点及肩井、肩髃、肩髎、中府、天宗、曲池、合谷等穴位。②持腕对抗：术者以拇指按压肩前、肩后或肩峰下痛点，另一手握住患肢腕部，略外展前屈患肢与左手行对抗拔伸，左手拇指在拔伸下沿与肌腱垂直方向进行推按，同时，右手将患肢做外旋与内旋动作2~3次。③扳肩摇转：术者立于患者后外侧，左手掌按压肩部，右手握住患肢腕部先向下拔伸施行扳法，在拔伸下将患肢前屈、外展、后伸至最大限度（图2-9-1），至患者不能忍受为止。若关节有粘连，常可听到粘连分离的撕裂声。然后右手在痛点加以推按、揉摩，以镇痛舒筋，继之用左手在徐徐拔伸下摇转肩关节，幅度由小到大，向前摇转及向后摇转交替进行，次数逐渐增加。④内收搓肩：将患肢尽力内收屈肘，使手掌能摸到健肩，术者在肩部痛点加以推按，然后将患肢放下，双手掌分别放于患肩及上臂前后进行搓揉。⑤抖摇肩部：嘱患者放松肌肉，术者采用抖法抖动患肢，最后握住患腕屈肘，轻轻地前后摇动肩关节数次，手法结束后外贴风伤膏。

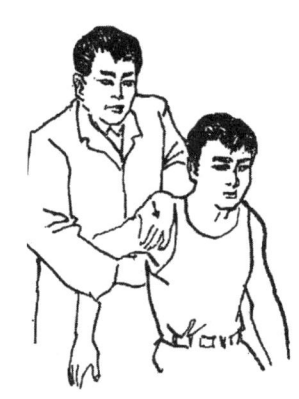

图2-9-1 肩部伤筋扳肩后伸手法

(2)慢性劳损或肩周炎

理筋手法同上，可配合闪火推伤法或药物穴位注射（取肩前、肩后或肩峰下痛点），内服活血补气、舒筋通络、祛风湿之剂，外敷风伤膏。若肩周炎病程久，难以用理筋手法分离粘连者，可在麻醉下将肩关节充分前屈、外展、后伸、内收，将粘连撕裂分离。术后予镇痛剂，配合肩部洗伤疗法，鼓励患者主动积极地进行关节功能锻炼，如甩手活动、弯腰划圈、滑车举肩、手爬梯层等，要循序渐进，不得中断，以防关节产生新的粘连。

2. 肘部伤筋

肘部伤筋包括急性扭伤、慢性劳损，较常见的有肱骨外上髁炎等。临床表现为肘部筋损处瘀肿、疼痛、压痛明显，活动肘关节有牵扯痛，遇劳累则疼痛加剧，握物无力。肱骨外上髁炎患者，疼痛剧烈时，握着的东西可以从手中掉落，患侧腕部做抗阻力背伸和前臂旋后动作时可引起疼痛。

（1）急性扭伤，肱骨外上髁炎急性期

筋骨、关节轻度错位者，先予以纠正，手法同肘关节脱位整复手法。瘀肿疼痛严重者，可配合局部外敷，内服中草药，以活血化瘀、消炎镇痛。应给予充分的休息、制动，将肘屈曲90°，悬吊于胸前3~5d，待肿痛消退后，可行理筋手法。理筋手法分为以下几个步骤。①点按穴位：先以推伤药酒推擦患侧肘、前臂数遍，顺其筋络，由上而下加以按揉，并点按痛点及曲池、手三里、合谷等。②推旋屈伸：术者一手托住患肘，另一手握住腕部，与患者行对抗拔伸，托肘之手在痛点（肱、桡关节周围）与伸腕肌腱相垂直的方向反复用力加以推按，同时另一手将腕关节尽力掌屈，前臂旋后，屈曲肘关节使手指能触及患侧肩部，然后再将前臂旋前，腕关节掌屈，伸直肘及前臂，此法可反复做2~3次。③摇屈搓肘：将患肘屈曲，术者在轻拉前臂腕部时，摇转并屈伸肘关节6~7次，然后在肘、前臂采用搓揉法，以舒筋活血。④必要时配合拔火罐，局部外敷风伤膏。

（2）慢性劳损，肱骨外上髁炎慢性期

理筋手法同上，可配合闪火推伤法。病久不愈者，可配合在痛点注射泼尼松龙25mg。应避免增加劳损的活动。

3. 腕部伤筋

腕部伤筋以慢性劳损为多见。急性扭伤中，单纯伤筋较少见，常合并有腕部的骨折或脱位，应注意加以鉴别。临床上常见的有下桡尺关节扭挫伤、桡骨茎突狭窄性腱鞘炎、桡侧伸腕肌腱周围炎、腱鞘囊肿等。损伤后表现为不同程度的腕部肿胀、疼痛、腕臂旋转活动不灵、牵掣痛，手提东西无力，遇劳则疼痛加剧，日久不愈则肌力减弱或肌肉萎缩。下桡尺关节扭挫伤，若韧带撕裂致关节分离，则关节挤压痛明显，尺骨小头可向背侧凸起，腕关节可增宽，指压尺骨小头有异常活动或摩擦音。桡骨茎突狭窄性腱鞘炎，于桡骨茎突处（相当于阳溪穴）有明显压痛，拇指活动受限，将拇指内收、屈曲、握拳，将腕部尺向侧偏时疼痛剧烈，有弹响声。桡侧伸腕肌腱周围炎，可见前臂下端背侧肿胀、压痛或呈条索状隆起，指压患部活动腕关节有捻发音。腱鞘囊肿多发于腕背部正中及腕掌面外侧，可见一圆形小肿块，表面光滑，按压无痛，可致腕部酸痛，活动无力。

（1）急性扭伤，下桡尺关节扭挫伤，桡侧伸腕肌腱周围炎

局部瘀肿、疼痛较重者，可外敷消炎镇痛膏，轻者可外敷风伤膏。配合内服中草药以消肿活血止痛。

局部休息、制动，在损伤处安放1块杉皮加压垫，用绷带包扎固定7~10d，待肿痛减退，局部可推擦伤药酒，施以轻柔的按摩、揉捏手法。必要时可配合药物熏洗，一般2~3周，可逐渐痊愈。

下桡尺关节分离,应及时给予理筋手法复位,可按以下几个步骤进行。①拔伸摇转:术者一手握紧前臂下端,另一手与患者五指交叉并夹紧患者手指向下拔伸片刻,来回摇转腕关节5~6次,并在拔伸下尽力将腕关节向桡侧及尺侧偏曲、内旋、外旋。②按压屈伸:在拔伸下将腕关节背伸、掌屈的同时,另一手拇指按压尺骨小头和下桡尺关节,或术者双手握紧患掌,双手拇指分别按压在尺骨小头高突处及下桡尺关节,在与患者相对拔伸下将腕关节掌屈旋后,此时常可听到复位响声(图2-9-2)。③抱腕挤压:术者双手抱腕,掌根分别顶住尺骨茎突、桡骨茎突,做相对挤压,使下桡尺关节紧密接触(图2-9-3)。施手法后患者顿感症状明显减轻。④固定:施手法后局部应给予杉皮板加压固定,方法同桡骨下端骨折杉皮板固定法。3~4周后可去除固定,进行腕关节锻炼。

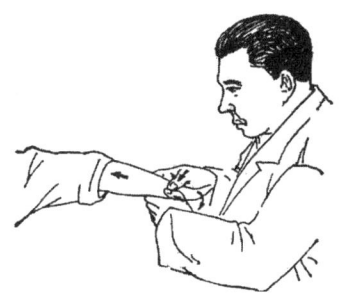

图2-9-2 按压屈伸腕关节

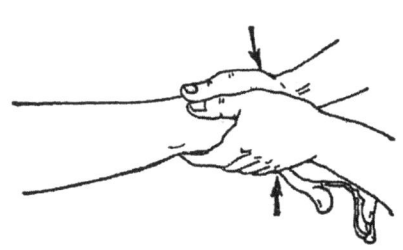

图2-9-3 抱腕挤压法

(2)慢性劳损,桡骨茎突狭窄性腱鞘炎

应避免增加劳损的活动。理筋手法基本同上。但需要先进行揉按点穴,患者平伸前臂及腕部,术者由上而下,顺其筋络,揉按前臂、腕、掌、指,重点揉按筋损处,并选择点按3~4个穴位,如曲池、少海、手三里、阳溪、阳池、列缺、合谷等,进行拔伸摇转和按压屈伸手法。

桡骨茎突狭窄性腱鞘炎:术者可一手紧握患者拇指,在拔伸下尽力将腕关节掌屈尺偏,同时另一手拇指推按桡骨茎突,重复2~3次。久病不愈者,可配合闪火推伤法及药物洗伤疗法,或在痛点注射泼尼松龙。

(3)腱鞘囊肿

将囊肿置于高度张力固定下,术者采用推压法将囊肿挤破推散,或用三棱针快速刺破囊壁,将囊内胶状液体推散挤尽。消散后可在局部安放1块杉皮加压垫,用绷带包扎固定1周,以防止复发,促进局部吸收。

(三)下肢各部位伤筋的治疗

1. 髋部伤筋

髋部伤筋多因跌仆、负重扭闪,患肢过度伸展所致,主要表现为髋关节周围肌腱损伤。临床上以小儿髋关节扭伤、股内收肌群损伤、梨状肌损伤较多见。筋伤后常表现为髋部肿胀、疼痛,患肢伸展活动受限,跛行,甚者不能着地。小儿髋关节扭伤:股骨大转子前下方有明显压痛,患侧大腿常处于半屈外展外旋位,患儿不愿伸直大腿。股内收肌群损伤:大腿内侧内收肌起点处有明显压痛,患肢外展、高举严重受限。梨状肌损伤:臀部该肌腱走行方向有深压痛,重按可伴有同侧大腿后外侧放射痛,直腿抬举有牵掣痛,疼痛剧烈时可出现跛行。筋伤后经久不愈常表现为臀部及大腿肌肉萎缩,患肢步履无力。

理筋手法可分以下几个步骤。①推揉点穴:先在患髋筋损处推擦伤药酒数遍,施推揉法以舒筋活络,并用力点按痛点及居髎、环跳、髀关、委中等,以行气止痛。②拔伸髋部:患者取仰卧位,助手固定骨盆,术者双手握住小腿下端,对抗拔伸髋关节2~3min。③摇转屈伸:术者一手扶膝上方,另一手握住踝,轻轻地将膝关节、髋关节屈曲,并由内向外或由外向内摇转髋关节,同时使患肢内收、内旋或外展、外旋,反复进行4~5次,幅度由小到大,然后将髋关节完全屈曲,最后将患肢伸直置于中立位(图2-9-4)。④推按提拿:术者在筋损处或痛点,用拇指及四指沿与筋腱垂直方向,用力推按2~3次,并提拿损伤的筋腱,将扭错的筋络理正,施手法后患者顿感疼痛减轻,活动灵活(图2-9-5)。⑤搓揉舒筋:搓揉大腿部,以舒筋活血。

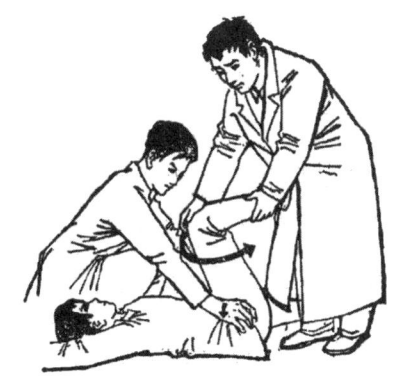

图2-9-4 摇转屈伸法

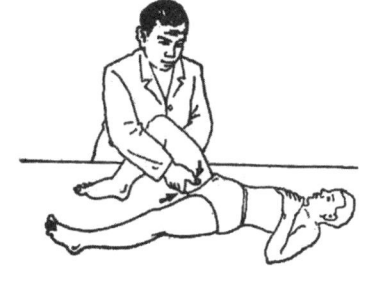

图2-9-5 推按提拿法

局部可配合拔火罐,外敷风伤膏。酸痛经久不愈、关节活动不灵,可在痛点配合闪火推伤法及药物洗伤疗法。必要时配合在痛点注射泼尼松龙。

伤筋初期,局部瘀肿、疼痛甚者,可内服消肿活血汤;中后期肿消痛减,可内服复方补筋片;病久关节酸痛,患肢肌肉萎缩,可内服益肾丸;伴有坐骨神经痛者,可内服大通筋汤。

2. 膝部伤筋

膝部伤筋多因跌打扭挫或过度运动而致，多发于体育运动员，主要表现为膝关节周围韧带及软骨损伤，以外伤性滑膜炎、侧副韧带损伤及半月板损伤较多见。临床上常表现为膝部瘀肿、疼痛，屈伸活动受限，被动活动有牵扯痛，局部压痛明显，跛行等。①外伤性滑膜炎：关节伸直及完全屈曲时髌下部疼痛显著，浮髌试验阳性，关节内可抽出淡黄色或微红色的透明液体。②侧副韧带损伤：膝伸直做外展或内收动作时疼痛加剧，韧带断裂时可出现异常活动，压痛多局限在副韧带起止点。③半月板损伤：关节间隙平面内侧或外侧有压痛，屈膝旋转活动时可出现疼痛及关节内弹响声，部分病例有关节交锁。若早期治疗不当或失治，风寒湿邪可趁虚侵入，以致湿瘀互阻，酸痛缠绵，损伤不易完全恢复，后期常出现关节稳定性减弱，股四头肌萎缩，患肢步履无力，影响劳动与生产。因此，需要仔细辨证论治。

膝部筋伤、筋断者不宜施理筋手法，宜早期手术修补。筋不断者可采用理筋手法，具体步骤如下。①推揉点按：在膝部筋损处推擦伤药酒数遍，从患肢大腿至膝部，由上而下，顺其筋络，反复推揉数次，并点按痛点、双膝眼及委中等，以舒筋解痉、活血镇痛。②拔伸屈膝：适用于外伤性滑膜炎、侧副韧带损伤。施手法时，患者取仰卧位，先将患肢伸直拔伸片刻，然后术者一手按住髌骨上缘，另一手握住患肢踝部，嘱患者放松肌肉，先轻轻地、小幅度地来回屈伸膝关节，最后尽力将膝关节完全屈曲，然后伸直患肢（图2-9-6）。此时手下常可闻及筋伤复位的响声，手法后患者顿感疼痛明显减轻，活动灵活。③摇转屈膝：适用于急性扭挫伤、半月板损伤、关节肌筋扭错位。手法时，术者一手按住患肢，拇指与其余四指分开，分别按住膝内外侧痛点，另一手握住足踝并向下拔伸，嘱患者放松肌肉，屈髋屈膝90°，将膝关节内收外旋、外展内旋摇转2~3次后伸直，趁其不备将膝关节尽量屈曲，使足后跟部接触臀部，此时常可听到关节内一弹响声，患者即感疼痛减轻，活动灵便。

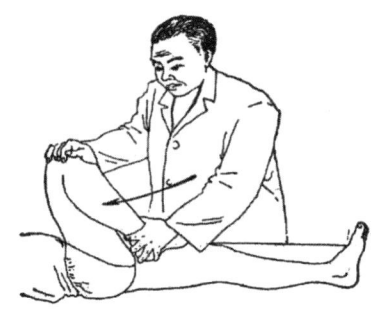

图 2-9-6　拔伸屈膝法

局部瘀肿、疼痛剧烈者，可先外敷消炎镇痛膏，内服消肿活血汤，待肿消痛减，局部改敷风伤膏，内服复方补筋片，后期患肢肌肉萎缩无力，可内服益肾丸；关节内积液多者，应予穿刺抽尽积液，局部以棉垫加压包扎固定1周，以促进血肿吸收；病久关节肿痛不除、功能活动障碍者，可配合局部拔火罐、针刺放血及药物洗伤疗法，促进关节功能恢复。必要时可在痛点注射泼尼松龙；侧副韧带撕裂及半月板损伤，手法后在膝关节内外侧各安放1个 15cm×6cm 的扇形杉皮板，以绷带包扎固定 3~4 周，固定后可自主伸屈膝关节，避免膝关节内收、外展、旋转活动，以防再损伤。

3. 踝部伤筋

踝部伤筋，主要表现为踝关节两侧韧带损伤。踝关节外侧韧带较内侧韧带薄弱，故临床上以外踝韧带损伤多见。多因突然失足，踝关节强烈地向内或向外扭转，而致筋脉受伤，局部出现瘀紫肿胀，患者跛行，甚至不能行走。肿胀多局限于踝关节前下方，局部压痛明显，活动或负重时疼痛加剧。踝关节伤筋常合并踝部撕裂性骨折，应注意加以鉴别。骨折：将踝背屈挤压，疼痛明显，压痛局限于内外踝。韧带损伤：踝关节跖屈牵扯时疼痛加剧，踝关节前下方压痛明显。必要时配合 X 线检查以明确诊断。

理筋手法步骤如下。①拔伸复位：适用于急性扭伤、关节错动、筋络扭伤。手法时，患者取正坐位，助手握住小腿下端，术者一手托住足跟，另一手握住足跖部，行对抗拔伸 2~3min，轻轻地由内向外或由外向内摇转踝关节 2~3 次，然后在拔伸下将踝关节尽力背屈及跖屈，同时轻度内翻、外翻踝关节，使关节肌筋恢复到正常位置。②推揉点按：一般肿消痛减后，先在筋损处推擦伤药酒，由上而下，顺其筋络推揉点按筋损处，并点按昆仑、丘墟、商丘、太溪、解溪等穴位，以活血舒筋镇痛。③推按散结：术者一手握住足跖部并加以牵拉，将踝关节尽量跖屈，并轻度内翻或外翻，另一手拇指沿着筋损处与肌腱垂直方向进行推按，此法可分离粘连，舒筋散结（图 2-9-7）。④拔伸抖动：最后将每个足趾进行拔伸抖动，起到舒筋通络的作用。

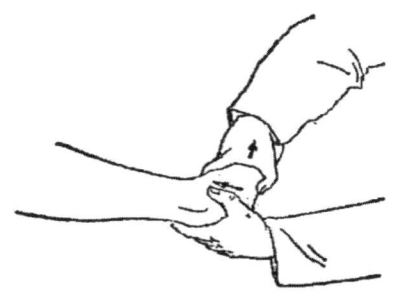

图 2-9-7　推按散结法

局部瘀血、肿胀、疼痛甚者，暂不施推按揉捏手法。先外敷消炎镇痛膏，在筋损处安放 1 块杉皮加压垫，以绷带加压包扎固定 7~10d。早期应自主地做踝关节伸屈活动，防止肌腱粘连，促进气血畅通、功能恢复，避免重复受伤。关节酸痛经久不愈、活动不灵，可配合针刺放血、闪火推伤及药物洗伤疗法，外敷风伤膏。内服药同膝部伤筋。

（四）躯干部伤筋的治疗

1. 颈项部伤筋

颈项部伤筋，包括急性扭伤、慢性劳损及落枕。临床常表现为颈项强直、疼痛，头部向左右旋转、后仰、前屈时有牵扯痛，活动受限，头向一侧歪斜，查体见受伤一侧颈部肌肉紧张，局部略肿，患侧胸锁乳突肌、斜方肌上缘及肩胛间有明显压痛，可触及条索状的肌挛缩。损伤较重者，常可引起颈椎小关节错位、椎间盘损伤，患椎有压痛，患椎的棘突可向一侧歪斜，疼痛可向头、肩背、手臂放射。应注意与颈椎病、颈椎骨折与脱位相鉴别，X线检查可协助诊断。

治疗前，应先辨明其疼痛的主要部位及哪一组肌肉受损。

（1）急性扭伤，落枕

理筋手法步骤如下。①按揉颈项：患者取正坐位，术者立其背后，先在患处推擦药酒数遍，一手扶托患者前额顶部，另一手轻揉颈项两侧、肩上及肩胛内侧的肌群，自上而下，顺其筋络，重复2~3遍。②点穴拔颈：点按风池、风府，同时用力向上提拉头颈部，使患者有酸、胀、麻感（图2-9-8）。继之点按天柱、肩井、天宗等穴位，拿捏颈项部痛点、筋挛缩、筋粗处，并沿与损伤筋肉相垂直的方向用力加以推按，重复2~3次（图2-9-9），此法可松解肌紧张，舒筋活血，消肿定痛。③摇转扳颈：术者一手扶后头部，一手托住下颌，嘱患者颈微前屈，随术者两手微微左右旋转头颈部，逐渐加大旋转幅度，最后趁病人不注意，用力扳动下颌部转向旋转受限的一侧，此时常可听到一清脆响声，筋错复正，病人即感颈部舒适，疼痛减轻，活动灵活。施此手法时，用力要稳而轻巧，切忌粗暴，以免产生并发症。年老体弱者不必施行扳颈手法，拔伸颈部2~3min后，术者维持拔伸动作，同时左右旋转头颈部至最大幅度，此时常可听到一响声，患者顿感颈部舒适。④推揉颈项：最后术者再以大鱼际推摩揉按颈项、肩胛部肌筋，以理顺筋络，舒经活血。

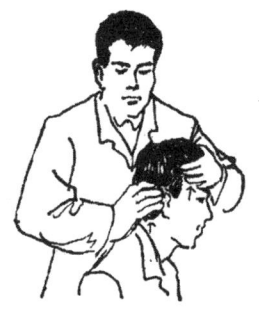
图 2-9-8　点穴拔颈法

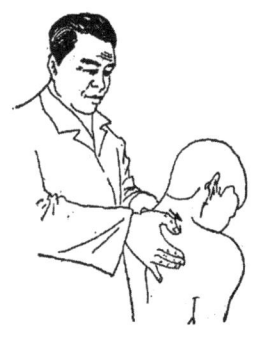
图 2-9-9　推按颈项部

（2）慢性劳损

理筋手法同上，不必行扳颈手法。手法后可在大椎、肩井、天宗等穴位及痛点筋挛处，配合拔火罐2~3min。疼痛明显者可在痛点配合针刺放血、闪火推烙。颈项强直者，可先用脊椎洗伤方熏洗后再施理筋手法。

（3）颈椎小关节错位，颈椎棘突偏歪者

可行斜扳顶推复位手法。以患椎棘突右偏为例，术者左手拇指顶在偏歪的棘突右侧，右手掌心托住下颌部，拇指与其余四指把持住下颌骨，向上端提的同时，将下颌向右上方斜扳，另用左手拇指向左前方顶推偏歪的棘突，此时常可听到一复位的响声，查棘突已复正，即可将颈部置于中立位（图2-9-10）。

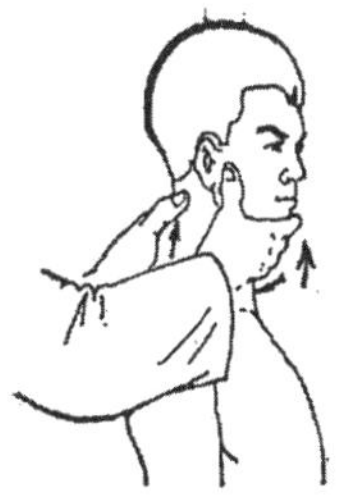

图2-9-10 颈椎小关节错位整复手法

2. 腰部伤筋

腰部伤筋分为急性扭挫伤及慢性劳损。临床上较常见的有腰部骶棘肌、棘上韧带、棘间韧带等的急慢性损伤及腰椎小关节错位、腰椎间盘突出症等。急性腰部扭挫伤，一般发病较突然，患者感腰部疼痛剧烈，不能挺直，俯仰转侧活动困难，腰肌紧张，有明显压痛，扭伤一般局部肿胀不明显，挫伤局部常有肿胀、瘀斑。若是腰椎小关节错位、韧带撕裂，腰部伸屈活动更受限，疼痛更剧烈。腰椎间盘突出症，常合并一侧坐骨神经痛，腰部强直，脊柱多有侧弯，多发于第四、第五腰椎及第一骶椎之间，该部位棘突可偏歪，棘突压痛明显，用力按压时可引起下肢放射性疼痛加剧。病久可致患侧下肢肌力减弱或肌萎缩，直腿抬高受限，有牵扯痛。慢性劳损，发病较缓慢，多因劳累过度所致，表现为腰部经常酸痛，遇劳则甚，休息则减，病程较长，劳损部位有压痛。骶棘肌劳损，则腰脊两侧酸痛较明显。棘上韧带及棘间韧带劳损，棘突处有明显压痛，腰部活动时有牵扯痛，一般无明显功能障碍。临床上腰部急性扭挫伤与慢性劳损可互相转化，急性扭挫伤治疗不当可转为慢性腰痛，慢性劳损受外力作用而引起急性发作。腰部伤筋，不仅与损伤的外力有关，而且与患者体质、肾气强弱、感受风寒湿邪等密切相关。临床上引起腰部疼痛的疾病很多，故临证应认真检查，全面分析，辨证论治，才能取得较好的疗效。

（1）急性扭伤

急性扭伤，可采用下列3个步骤缓解疼痛。①耳针：取腰骶椎耳穴、肾耳穴，宜强刺激，留针15min。②摇转屈伸：耳针后嘱患者站立，两足分开与肩同宽，腰微前屈，两手伸直扶住床沿，术者一手按压腹部气海穴，另一手按压腰部痛点，令患者腰部做摇转屈伸动作6~7次，幅度由小到大，活动后即感腰部疼痛减轻。③背腰：将患者反背起来，颤动腰部以达到伸腰、舒筋、复位的目的。

（2）软组织挫伤，局部瘀血、肿胀、疼痛剧烈

可先外敷消炎镇痛膏，配合内服腰脊损伤Ⅰ方，以消炎镇痛、祛瘀活血。待肿消痛减后，可在损伤局部施以轻柔的按摩手法以舒筋活血，并改敷风伤膏，内服复方杜仲片或复方补筋片。伴有韧带撕裂、活动困难、疼痛剧烈者，初期应卧床休息，并制动，以利损伤修复。疼痛减轻后，可在无痛的情况下做自主的腰背肌锻炼。

（3）腰椎间盘突出症

急性期腰痛剧烈，必要时可在硬膜外麻醉下注入25~125mg泼尼松龙，再施理筋手法。兹分述如下。①按摩点穴：患者俯卧床上，术者由上而下按摩揉捏腰腿部2~3次，并循经点按肾俞、志室、气海、大肠俞、关元、环跳、委中、承山、昆仑等穴位。②拔伸按腰：患者俯卧，胸部垫枕，两手抓住床沿或由一助手持双腋下，另一助手握住双踝，行相对拔伸，在略将下肢向上提拔的同时，术者双手掌重叠快速按压腰椎疼痛部位3~4次。③摇腿扳腰：术者一手置于患腿上方，由内向外摇转下肢，嘱患者放松肌肉，趁其不备，尽力将患腿向后扳动的同时，术者另一手掌向下按压腰部痛点，使腰部过伸，此时常可听到一弹响声，重复3~4次，左右腿可轮换施行。④旋转扳腰：患者侧卧位，下腿伸直，上腿屈曲（患者侧卧时，一腿在上，一腿在下，在上谓之"上腿"，在下谓之"下腿"），肌肉放松，术者立于患者背后，一手扳住肩部上方，另一手按在臀部上方后侧，拇指置于棘突偏歪的下方，两手用力朝相反方向扳动，使腰部极度旋转，拇指同时用力推压偏歪的棘突使其复正，可重复2~3次，扳动时常可听到响声。⑤按揉腰腿：最后在腰腿部施轻柔的按摩推揉手法以舒松筋络、活血止痛。

急性期疼痛剧烈及手法后应卧床休息3~5d，以利于损伤修复及炎症吸收，疼痛缓解后，可进行早期腰背肌锻炼。

内服药物同急性扭挫伤。坐骨神经痛（气滞血瘀证），可内服大通筋汤，后期以益肝肾、强筋骨为主，内服益肾丸，以巩固疗效。

慢性腰部酸痛，可配合局部拔火罐及药物洗伤疗法。

（4）慢性劳损

可选用腰椎间盘突出症的理筋手法。避免增加劳损的活动。急性发作、疼痛较剧者，可给予腰部垫枕卧床休息，以缓解肌紧张。

局部疼痛明显，病久不愈，可配合闪火推伤法、针刺放血及腰脊熏洗疗法，外敷风伤膏。必要时可在痛点注射25mg泼尼松龙。

慢性劳损患者病情较复杂，应根据病人具体情况辨证施治，原则上以补益肝肾、调和气血为主。肾虚型腰痛，可内服杜仲汤或补肾地黄汤。腰痛夹有风寒湿痹者，可内服独活寄生汤或风湿丸。腰腿疼痛、病久不愈、下肢肌肉萎缩无力者，可内服益肾丸或健步虎潜丸。

二、内伤

内伤，古代又称"内损"，是由各种外力引起的人体内部经络、脏腑气血的损伤。内伤在临床上并不少见，但内伤看不见，故常被人们忽视，从而遗留某些后遗症，甚至危及性命，因此必须重视内伤的诊治。

（一）概述

1. 了解病因，明确伤情

伤科内伤必有损伤史，内科内伤由七情、劳倦、饮食等引起，二者病因不同，病情也不同。伤科内伤随损伤力量的大小而异，一般来说病情较内科内伤凶险，且传变较迅速，易危及生命，应特别留意。但伤科内伤与内科内伤在某些病理变化上却有相同之处，如伤气血，个别患者早期并无内伤表现，但病程久者，可因七情刺激，转化成内科内伤，处理方法则应与内科内伤相同。这说明二者虽有区别，但又互相联系。

内伤的病因，临床上常见的有3种。通过详细询问病因，根据不同病因分析病情，可初步了解内伤情况、受伤部位和受伤性质，以确定伤气、伤血或伤脏腑。①突然外力伤，如跌仆、拳击、压轧等引起内伤，其严重程度与作用力大小和受伤部位有密切关系。轻者伤气血，造成瘀斑肿痛；重者可使内脏破裂，危及生命。②负重用力过度或呼吸不调，屏气或旋转扭错等损伤，多伤及气血，致气血失调引起胸胁疼痛。③伤气治疗不彻底，后遗为患，疼痛反复发作，变为陈旧伤，又称"宿伤"，多表现为伤气血，出现一派虚象。

2. 重视病机，详加分析

跌打损伤可造成气滞、气脱及气闭。气脱、气闭必须急救，以免气绝不可复生。伤血可造成血瘀、亡血或血脱，血脱若抢救不及时，会造成气微，甚至气绝。人体气血周流不息、分布全身，无论外力损伤哪一部位，必然累及气血。无论是伤经络还是伤脏腑，均可在所属部位出现气血相关症状。因此，观察伤气、伤血，是诊断内伤的基础。

（1）伤气

伤气包括气滞、气闭、气虚等。气滞为无形之痛，其痛多无定处，且范围较广，忽聚忽散，无明显压痛，多见咳嗽，呼吸不畅，气急胸闷胀满，牵掣作痛，神疲纳呆，脉沉等。气闭则突然晕厥，神志不清或牙关紧闭。气虚则头晕，四肢无力，神疲纳减。若肝肾气伤，则痛在筋骨；若营卫气滞，则痛在皮肉。

（2）伤血

血脉不得循经流注，血行之道不得宣通，表现为血瘀及出血，大量出血可致亡血，表现为血虚或血脱。瘀血停滞者,表现为肌表肿痛、青紫或结块坚硬拒按,疼痛部位固定且压痛明显,呛咳及转侧时疼痛加剧。内脏损伤出血,表现为吐血、衄血、咳血、便血、尿血等。出血蓄积于内,滞留胸腔,称为血胸(如胸腹、肺络损伤);滞留腹腔和盆腔(如肝脾破裂),导致血虚及血脱,表现面色苍白,头晕眼花,唇舌淡白,脉沉细数,甚至四肢湿冷、脉微欲绝等气随血脱的危候。

内伤的诊断,必须运用四诊八纲来分析,同时掌握伤气、伤血的证候。损伤患者可出现许多复杂症状,虽属气血俱伤,但不能单从某一部位的气血伤来处理,应根据经络循行部位,辨证分析,才能取得明显效果。

3. 伤气伤血,辨证论治

内伤的治疗方法,主要依据内伤部位和伤血、伤气的情况来决定。兼顾局部与整体,辨证施治,以内治法为主,必要时辅以外治法。

(1)伤气

伤气主要表现为气滞、气闭及气虚、气脱。气滞又可引起气结、气逆。大凡气闭宜宣气开闭,气滞宜理气调气,气结宜破气,气逆宜降气,气虚、气脱宜补气。①宣气:气闭宜宣。重伤气闭晕厥,牙关紧闭,宜用通关散开窍。②破气:气实宜破。伤后气聚,证属实者,多用枳实、麸炒枳壳、厚朴、醋青皮等。③调气:气郁当调。伤后气郁不行,致胸闷、体倦、痛无定处,宜调气顺气,处以香附、砂仁、延胡索、木香、陈皮、佛手、豆蔻等。④降气:气逆当降。伤后气机失和,有升无降,致气急、喘息、呕吐,宜降其升腾之气,轻者用紫苏子、陈皮、乌药等,重者用沉香、降香等。⑤补气:气虚当补。处以党参、黄芪、茯苓、甘草、紫河车*等。若气滞未疏,宜先去滞涩,通利后再行补益。急症气脱之时,宜大补元气以固脱,如人参、西洋参,或大剂党参(用量在60g以上),汗多可加龙骨、牡蛎等。

(2)伤血

伤血主要表现为血瘀、出血、血虚、血脱。根据"瘀者行之""溢者止之""虚者补之"的原则进行治疗。①凉血止血:血热宜凉,出血宜止。伤后脉络损伤,血向外溢,血热出血,宜清热凉血止血。处方多用川三七、白及、生地黄、黑地榆、棕榈炭、仙鹤草、墨旱莲、藕节炭、侧柏叶、牡丹皮、栀子等。②祛瘀活血:血行之道不得宣通,以致瘀血停留,急当破瘀,或伤后瘀血祛而未尽,宜祛瘀活血。处方多用土鳖虫、桃仁、红花、血竭、苏木、三棱、莪术、赤芍、丹参、郁金、当归尾、鸡血藤、川芎、醋乳香、醋没药等。③养血补血:血虚当补。凡失血过多或损伤迁延日久致虚者,宜养血补血。处方多用鹿角胶、阿胶、

---

* 紫河车不再被2020年版《中华人民共和国药典》收录,出于尊重章宝春老先生用药经验的考量,此处仍予保留,特此说明。

当归、何首乌、熟地黄、枸杞子、酸枣仁、白芍、龙眼肉等。至于亡血脱血者，急需救阴固脱，可用西洋参 10g，或生脉饮（人参、麦冬、五味子各 10g）。临床上多见气血两伤，又当气血双补。

（二）头部内伤的治疗

凡外力伤及头部，出现神志方面的改变，均属头部内伤范围。兹将临床上常见的头部内伤分型治疗简述如下。

1. 气闭证

伤后神志不清，轻者短时间恢复（很少超过 30min），醒后除头痛、呕吐外，无重要病理体征（如脑震荡）。严重者，气闭时间长，多伴有病理体征，如瞳孔不等大及运动、感觉神经障碍（如偏瘫、失语），严重气闭多属脑实质挫裂伤或脑内血肿。若伴有痰鼾声，提示预后不良，应密切关注。

治法：昏迷不醒可用通关散，取嚏开窍，或以童便送服大红七厘散，借以转气回阳，同时配合指按或针刺人中、中冲、涌泉等穴位，使其清醒。严重气闭者，必须中西医结合抢救，可鼻饲具有芳香开窍、活血化瘀、利水解毒等功效的方剂，促使血肿吸收及神志早日恢复。在整个治疗期间应尽量使病人保持安静，避免躁动，避免颅内再度出血。神志清醒后继续辨证论治处理，至少卧床 2~3 周，不要太早起床活动，以免病情再度恶化。

2. 瘀血内结证

伤后出现剧烈头痛，呕吐（症状随病情严重程度而加剧），五官出血，或伴运动、感觉神经障碍（包括颅底骨折、脑挫伤、脑内血肿等），有时可出现抽搐等肝阳上亢征象。

治法：活血祛瘀，清热息风，理气行水。临床上根据不同情况选用通窍活血汤或钩藤汤等。

3. 肝风上扰证

本证型多在瘀血内结证基本消失后出现，但亦有并存现象。症见头晕，眼花，耳鸣，或伴头痛，恶心，记忆力减退，烦躁不寐，肢麻无力等。多因颅脑损伤、气血瘀滞引起，或因肝肾阴虚、气血两虚而致，大多属于颅脑损伤后遗症。

治法：调气活血，祛风安神，调补肝肾，补气养血。临床上常用川芎钩藤汤、杞菊地黄丸、补中益气汤等加减治疗。

（三）胸部内伤的治疗

胸部内伤是指胸廓受到外力打击，引起内部气血、胸膜和肺脏损伤，常合并肋骨骨折及气胸、血胸。胸胁部为肝胆经脉循行之处，治疗上应多从疏肝理气着手。

1. 气滞痰阻证

过力负重或胸部扭闪损伤肺气,症见胸胁痞闷,胀痛,痛无定处,常伴气促纳减,干咳少痰,或痰多不易咳出,局部无明显肿胀,压痛。本证型常无明显外伤史,多见于胸部劳伤或陈旧伤(伤气证)。

治法:宽胸理气,和中祛痰。临床上常用瓜蒌枳壳二陈汤加减以宽胸理气、和中运浊、化痰通络。

2. 气郁血结证

胸部受外力挫压,致气郁血结,痰阻经络,症见伤处剧痛如针刺,痛处固定不移,局部微肿,身难转侧,呼吸咳嗽掣痛,痰多,气促,或伴午后发热,脉弦滑。本证型常见于胸部挫伤,或肋骨骨折伴中轻度气胸、血胸,以及瘀血内结之陈旧伤久未消散者。

治法:活血行瘀,疏肝理气,化痰通络。临床上早期常用复元活血汤活血祛瘀,兼用柴胡解郁汤活血理气、化痰通络,瓜蒌枳壳二陈汤宽胸理气化痰。新伤早期疼痛较剧,遍身疼痛,可用大红七厘散。新伤中、晚期瘀血未尽,胸部隐隐作痛,可用润肺七厘片或舒肝活血汤宣肺活血。若内伤瘀血较重,表现为顽固性疼痛,可用三棱莪术汤。无论新伤还是陈旧伤,临床上均须辨明是伤气偏重还是伤血偏重,以及伤气、伤血的程度,灵活选方,加减用药。一般来说,新伤用药偏于祛瘀活血,旧伤用药偏于活血理气。如临床上新伤、旧伤均可用疏肝活血汤治疗,但新伤一般还要配服大红七厘散以加强祛瘀之力,或先以复元活血汤泻下瘀血;陈旧伤常配服润肺七厘片或理气活血片以加强理气之力。

3. 肺络破损证

胸部挫伤严重,伤及肺组织及血管,常伴肋骨骨折及严重气胸、血胸,表现为胸痛,咳嗽,咯血或痰中带血,呼吸不畅,严重者气促,胸闷,呼吸困难,面色灰白无华,唇色青紫。病久常出现肺阴虚,表现为干咳少痰,胸胁作痛,舌红绛无苔。

治法:清热凉血止血,活血化瘀。咯血严重,胃火炽盛,可用加味犀角地黄汤。损伤早期咯血伴胸痛,可用三七白及散。久病(陈旧伤)多伤及肺阴,体质虚弱者可用生脉二陈汤治疗。内伤严重,出现气脱、血脱者,应采用中西医结合抢救。

(四)腹部内伤的治疗

凡腹部遭受外来暴力撞击或骤然用力过猛、屏气不当,引起腹内气血或内脏的损伤,均属腹部内伤范围。轻者气机阻滞,壅聚脉道,出现疼痛肿胀;重者腹内脏器或血管破裂,造成气脱或血脱。病情严重,配合外科手术,以免危及生命。

1. 气滞络阻证

多发生在劳动、体育运动时，用力过猛致伤，表现为腹部胀满疼痛，痛处不固定，压痛时轻时重，深呼吸或咳嗽时疼痛加剧，嗳气或矢气后减轻，食欲减退。

治法：活血通滞，行气止痛，伴气虚者佐以健脾理气。临床上常用参苓理气汤或理气活血片。

2. 气滞血结证

腹壁肌肉挫伤或腹内脏器挫伤，致腹腔出血或腹壁血肿。临床表现为腹部刺痛，痛有定处，拒按，腹肌略紧张，辗转困难，或局部瘀肿，久则结块，大便秘结，小便淋涩，常伴烦躁，身热，恶心呕吐，不思饮食，脉弦紧。

治法：活血祛瘀，佐以理气止痛。早期常用复元活血汤以活血化瘀，大便已解、疼痛较剧者常用膈下逐瘀汤。中后期可根据不同部位选择不同方药，例如，胁肋、肝脾挫伤用疏肝活血汤；伤及中、下腹部，瘀血多留滞下腹，常用复元活血汤，配伍下气利水药，或采用祛瘀活血止痛汤等加减治疗。

3. 内脏破裂

肝破裂、脾破裂、胃肠破裂，早期表现与气滞血结证相似，但病情较重，传变迅速，常伴腹肌紧张、呼吸急促、脉细数等，应严密观察。

治法：疑为内脏破裂者，应暂停进食，采用中西医结合方法抢救。严重者，宜及早接受外科手术治疗，术后仍可根据辨证用中西医结合方法处理。

第三章 章宝春骨伤学术流派方药运用经验

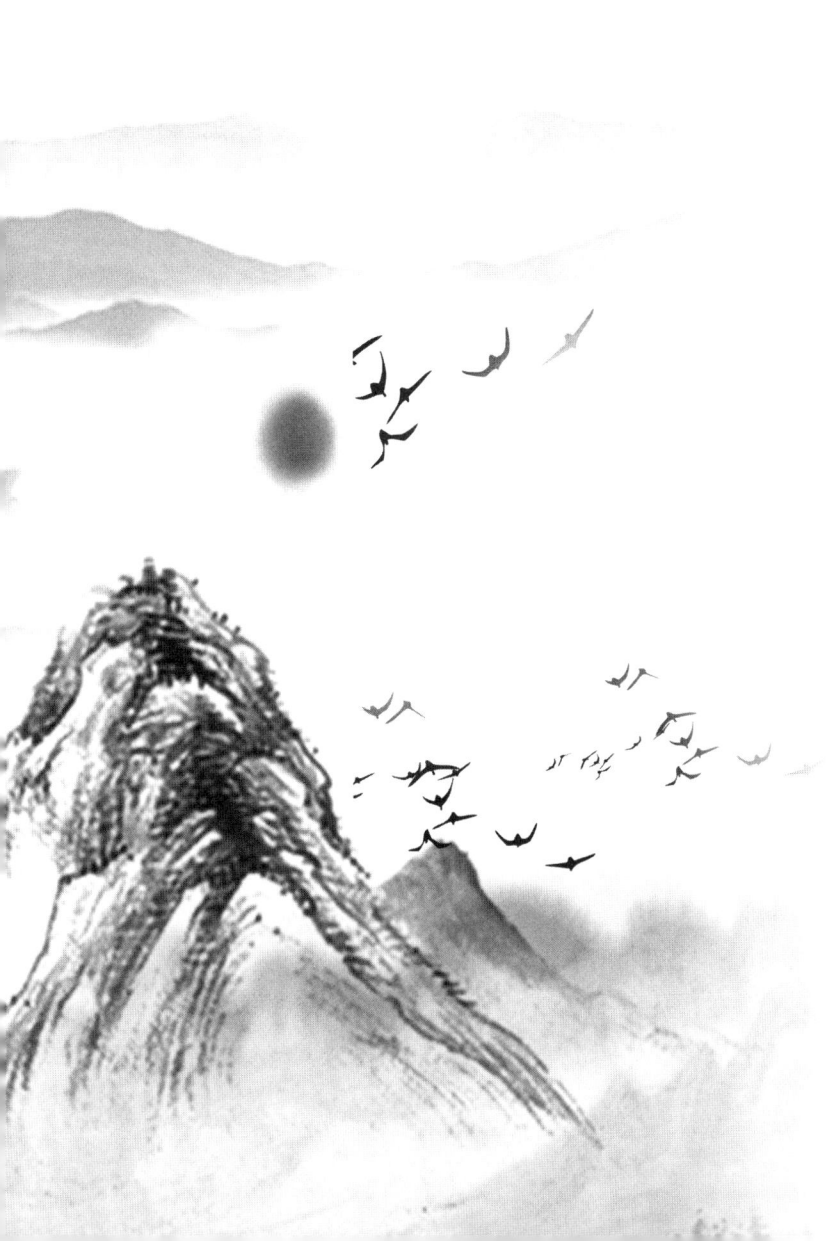

第一节 秘　方

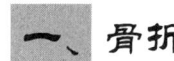 骨折

1. 消肿活血汤

【组成】人中白10g，忍冬藤15g，黄柏10g，续断10g，赤芍10g，土鳖虫6g，薏苡仁15g，当归尾10g。

【方解】本方以活血消肿为主，清热止痛为辅。方中土鳖虫、当归尾破血散瘀；续断、人中白入血分，通络散瘀止痛，又能续筋骨、疗筋伤；赤芍、忍冬藤、黄柏泻火解毒、清热散结；薏苡仁利湿除痹。

【主治】适用于内外伤、骨折初期（瘀热证）。

【用法】每日1剂，水煎服。每剂可煎3次，不少于2次，分2次服用。

2. 接骨丹

【组成】制马钱子30g，煅自然铜30g，土鳖虫30g，当归60g，血竭30g，红花30g，骨碎补30g，木香30g，丁香30g，熟大黄30g，牡丹皮60g，茯苓60g，白芍30g，莲子60g，甘草15g，共研细末，每100g粉末加淀粉5g压成片剂，每片0.3g。

【方解】骨折中后期，断端已复位，筋络已理顺，筋骨虽有连接但未坚实，且伤后气血运行不畅，瘀滞化热。方中血竭、土鳖虫、制马钱子、红花、当归活血祛瘀、通络镇痛、生肌散结；木香、丁香行气止痛；熟大黄、牡丹皮清热凉血；骨碎补、煅自然铜补肝肾、续筋接骨；佐以茯苓、莲子、白芍健脾补血舒筋；甘草调和诸药，全方共奏舒筋通络、清热散瘀之功。

【主治】适用于骨折中后期、急性软组织挫伤（瘀热证）。

【用法】每次4片，每日3次，温水送服。忌醋、辛辣之品。孕妇忌服。

3. 健脾理气汤

【组成】党参15g，茯苓10g，白术10g，麸炒山药10g，厚朴6g，枳实6g，香附10g，砂仁15g，薏苡仁15g，甘草3g。

【方解】骨折筋伤日久不愈，则滋养失调，气血亏损。此时患者虽瘀凝气滞，肿胀疼

痛尚未尽除，但若继续使用攻下之法，恐耗伤正气。故应以和营为基础，应用扶正祛邪法。方中党参、白术补益脾胃之气；茯苓、薏苡仁健脾渗湿；麸炒山药滋补肾阴、补脾益肺；厚朴、枳实化湿理气；砂仁、香附理气健脾；甘草调和诸药，全方共奏补气健脾、渗湿和中之功。

【主治】适用于骨折中后期。

【用法】每日1剂，水煎服。每剂可煎3次，不少于2次，分2次服用。

4. 上肢洗伤方

【组成】伸筋草15g，透骨草15g，北刘寄奴9g，防风9g，千年健12g，威灵仙9g，桂枝12g，苏木9g，荆芥9g，红花9g。

【方解】方中红花活血化瘀；威灵仙、伸筋草、透骨草祛风除湿；北刘寄奴舒筋通络、祛瘀止痛；千年健强筋壮骨；荆芥、防风性升浮，主上行而向外；桂枝温经通络，引药上行，因而本方适用于上肢损伤。

【主治】适用于腰部以上内外伤、骨折后期（瘀热证），缓解风湿性关节炎、类风湿关节炎等疾病的关节疼痛症状。

【用法】用纱布包，加2~4L水，煎煮30min，先用纱布包热敷患处，待药液稍凉可将患处浸泡于药液中。每日1剂，1剂可用2~3次。

5. 下肢洗伤方

【组成】伸筋草15g，透骨草15g，三棱12g，莪术12g，海桐皮12g，五加皮12g，苏木9g，牛膝9g，红花9g，木瓜9g。

【方解】骨折、脱位后期，瘀血凝滞，筋结不伸，应予以活血通络、祛风舒筋。方中三棱、红花、莪术、苏木活血祛瘀；透骨草、伸筋草、五加皮、海桐皮、木瓜祛风除湿、舒筋活络；牛膝通利关节，引药下行，全方共奏活血化瘀、通络止痛、祛风湿之功。

【主治】适用于腰部以下内外伤、骨折后期（瘀热证），缓解风湿性关节炎、类风湿关节炎等疾病的关节疼痛症状。

【用法】用纱布包，加2~4L水，煎煮30min，先用纱布包热敷患处，待药液稍凉可将患处浸泡在药液中。每日1剂，1剂可用2~3次。

二、筋伤

1. 颈舒片

【组成】葛根15g，川芎9g，桂枝6g，白芍15g，桑枝12g，天麻9g，威灵仙12g，羌活9g，鸡血藤12g，制马钱子6g，甘草3g。

【方解】方中葛根、桂枝、白芍解肌舒筋，为君药；川芎、鸡血藤、天麻行气活血通络，为臣药；羌活、威灵仙、制马钱子祛风湿、利关节、止痹痛，桑枝清热活血、引药上行，为佐药；甘草调和诸药，为使药，全方共奏解肌舒筋、祛风通络、行气止痛之功。

【主治】适用于颈椎病、颈背肌筋膜炎、肩周炎等痹症。

【用法】每次4片，每日3次，温水送服。

2. 温通解凝汤

【组成】制川乌12g，桂枝9g，当归12g，生地黄15g，白芍12g，姜黄9g，延胡索9g，丹参9g，羌活12g，独活12g，香附9g，秦艽12g，忍冬藤12g，甘草3g。

【方解】方中制川乌温经散寒、祛风湿，治痹症尤宜，为君药；桂枝温经散寒、通络止痛，丹参活血化瘀，延胡索为血中之气药，尤善治一身上下内外各种疼痛，为臣药；香附行气通滞，为气中之血药，配伍延胡索则通滞止痛之力尤著，为佐药；当归、生地黄、白芍补血活血；姜黄和血行气，调和一身之气血，合桂枝横通肢节，引诸药直达病所；秦艽、羌活、独活、忍冬藤祛风除湿；甘草调和诸药，为使药，全方共奏温经通络、活血止痛、祛风解凝之功。

【主治】适用于肩周炎、颈背肌筋膜炎等痹症。

【用法】每日1剂，水煎，分2次服。

3. 复方补筋片

【组成】肉苁蓉15g，牛膝12g，菟丝子12g，木瓜12g，五加皮9g，牡丹皮12g，当归9g，党参12g，山药12g，熟地黄12g，蛇床子9g，沉香12g，丁香9g，木香9g，茯苓12g。

【方解】本方以肉苁蓉、菟丝子、蛇床子为君药；牛膝、牡丹皮、五加皮为臣药；熟地黄、山药、党参、当归、木香、沉香为佐药；木瓜为使药。方中肉苁蓉补肾阳、益精血、润肠通便；牛膝活血通经、补肝肾、强筋骨、利水、引火下行，《神农本草经》载"主寒湿痿痹，四肢拘挛，膝痛不可屈伸，逐血气"；菟丝子补肾益精；五加皮祛风除湿、补益肝肾、强筋骨、通利血脉，《本草纲目》载"治风湿痿痹，壮筋骨"；蛇床子温肾壮阳、散寒祛风燥湿；茯苓利水渗湿消肿；熟地黄养血滋阴、补精益髓；山药、党参益气养阴、补脾肺肾；当归补血活血、止痛；牡丹皮清热凉血、活血散瘀；木香、丁香、沉香行气止痛；木瓜舒筋活络，诸药合用，共奏补肝肾、强筋骨、益气养血、活血化瘀、行气止痛之功。

【主治】适用于跌打损伤、筋骨疼痛（肝肾亏虚、气滞络瘀证）。

【用法】每次4片，每日3次，饭后服用。

4. 复方杜仲片

【组成】杜仲12g，续断12g，当归9g，牡丹皮12g，桃仁10g，延胡索9g，赤芍

12g，醋乳香 6g，醋没药 6g。

【方解】方中杜仲补肝肾、强筋骨、扶正固本，广泛应用于各种腰痛，尤其是肾虚腰痛；续断补益肝肾、强筋健骨、疗伤续折，为君药；当归补血行血，用于血虚血瘀诸证；赤芍、牡丹皮味辛、苦，性寒，凉血而不致瘀，行血而不妄行，为臣药；延胡索辛散温通，为活血行气止痛之良药，《本草纲目》谓其"能行血中之气滞，气中血滞，故能专治一身上下诸痛"，为佐药；醋乳香、醋没药活血止痛、消肿生肌，二者常相须为用，醋乳香偏于行气，醋没药偏于散血化瘀；桃仁活血化瘀、润肠通便、止咳平喘，为使药，全方共奏补肾强腰、活血化瘀、消肿止痛之功。

【主治】适用于急慢性腰部损伤、关节酸痛（肾虚血瘀证）。

【用法】每次 4 片，每日 3 次，温水送服。

5. 腰腿痛片

【组成】制马钱子 6g，制川乌 6g，制草乌 6g，大通筋 12g，两面针 12g，醋乳香 6g，醋没药 6g，土鳖虫 6g，续断 12g，杜仲 9g，独活 12g，牛膝 12g，蜈蚣 3g，威灵仙 12g，防己 9g，秦艽 12g。

【方解】方中制马钱子、制川乌、制草乌、大通筋祛风通络、止痹痛，为君药；威灵仙、防己、秦艽、独活祛风除湿、通络止痛，为臣药；土鳖虫、蜈蚣、两面针、醋乳香、醋没药破血逐瘀、行气止痛，为佐药；续断、杜仲补益肝肾、强筋健骨；牛膝引药下行，为使药，全方共奏行气活血、通经止痛、补肝肾、强筋骨之功。

【主治】适用于腰椎间盘突出症、腰椎管狭窄症、急慢性腰肌劳损（瘀血阻络证）。

【用法】每次 4 片，每日 3 次，温水送服。

三、内伤

1. 琥珀祛瘀活血汤

【组成】琥珀 3g（冲服），蒲黄 6g，醋乳香 6g，醋没药 6g，当归 9g，生地黄 9g，赤芍 9g。

【方解】方中琥珀、蒲黄活血化瘀、通经利水，琥珀更有镇惊安神之功，二者为君药；生地黄、赤芍清热凉血止血，二者协同达"止血不留瘀""血行水则消"之目的，为臣药；醋乳香、醋没药活血散瘀、消肿止痛，可缓解外伤性疼痛，为佐药；当归活血养血，化瘀而不伤正，全方共奏活血化瘀、行气利水之功。

【主治】适用于头部外伤性血肿。

【用法】每日 1 剂，水煎服。每剂可煎 3 次，不少于 2 次，分 2 次服用。

2. 瓜蒌枳壳二陈汤

【组成】全瓜蒌 15g，麸炒枳壳 6g，茯苓 6g，制半夏 6g，桔梗 6g，陈皮 6g，醋青皮 6g。

【方解】胸部内伤后，常见咳嗽痰多且黏、色白，胸膈胀满，恶心呕吐，头晕心悸，舌苔白润，脉滑等一派痰湿之象。方中全瓜蒌、麸炒枳壳清热化痰、宽胸散结；茯苓、制半夏、陈皮、醋青皮、桔梗燥湿化痰、理气和中，全方共奏宽胸理气和中、燥湿化痰之功。

【主治】适用于胸部内伤（痰湿证）。

【用法】每日1剂，水煎服。每剂可煎3次，不少于2次，分2次服用。

3. 润肺七厘片

【组成】当归尾 60g，血余炭 120g，牛膝 120g，山楂炭 60g，三七 60g，川贝母 60g，白术 120g，焦栀子 30g，甘草 30g，共研细末，每 100g 粉末加淀粉 5g 压成片剂，每片 0.3g。

【方解】方中大量使用炭化药，以增强止血效果。三七祛瘀止血、消肿止痛，具有止血不留瘀之功，是治疗跌打损伤出血之要药，为君药；血余炭、牛膝、焦栀子增强活血化瘀止血之功，为臣药；牛膝补肝肾、强筋骨、利关节，兼引血下行；焦栀子凉血散瘀止痛；山楂炭止血活血、化瘀导滞；白术健脾燥湿；川贝母清热散结、止咳化痰；甘草调和诸药，为使药，全方共奏润肺化痰、散瘀止血之功。

【主治】适用于伤后胸部疼痛、咳痰带血（肺燥痰瘀证）。

【用法】每次4片，每日3次，温水送服。

4. 风伤膏

【组成】川乌 60g，草乌 60g，天南星 60g，半夏 30g，细辛 30g，秦艽 30g，红花 30g，当归 30g，桂枝 30g，土鳖虫 30g，独活 30g，续断 30g，醋乳香 30g，醋没药 30g，共研细末，加桐油、黄丹、松香适量熬制，另取丁香、肉桂、麝香研细末，待摊涂膏药时应用。

【方解】方中川乌、草乌温经散寒止痛，是治疗寒凝筋脉之主药，为君药；天南星、半夏燥湿化痰、消肿止痛，为臣药；细辛祛风散寒止痛；红花、当归、土鳖虫活血化瘀；醋乳香、醋没药行气活血、通络止痛；独活祛风胜湿、散寒止痛，主入肝、肾经，性善下行，为使药，《名医别录》言其"主治诸贼风，百节痛风无久新者"，全方共奏温经散寒、舒筋通络之功，为治疗血瘀寒凝之外用良方。

【主治】适用于跌打损伤、关节疼痛（血瘀寒凝证）。

【用法】文火熔化，拌匀药末，摊平膏药，贴于患处。

四、骨病

1. 生肌散软膏

【组成】煅石膏 4.5kg，炉甘石 2.5kg，生石膏 1kg，甘草 250g，冰片 100g，研成细末，加凡士林 10kg 制成软膏。

【方解】创伤后，创口常因湿热毒邪外侵，或素体虚弱，而致创面流脓，疮口久溃不敛。石膏生用可清热泻火、除烦止渴，煅用可敛疮生肌、收湿止血，用于溃疡不敛，为君药；炉甘石生肌敛疮、收湿止痒、解毒，与石膏配伍，可提高药效，为臣药；冰片清热解毒、防腐生肌，为生肌敛疮之要药，为佐药；甘草补脾益气、清热解毒、调和诸药，为使药。加入凡士林，配合诸生肌敛疮药物，既可增加黏性，又可调和药性，全方相互配伍，可祛除外感毒邪、健脾益气止血、收湿敛疮。

【主治】适用于新旧创伤感染、腐肉已尽的溃疡创面、皮肤张力性水疱、新鲜刀剑伤或术后创口、裂口。

【用法】配制时先将甘草加水 1000ml，煎煮浓缩成 300ml，加入生石膏混合后晒干研末，再将煅石膏、炉甘石及冰片（火上溶解）加入凡士林，均匀搅拌，调成软膏备用。急性炎症期腐肉未尽者忌用。

2. 解毒化瘀汤

【组成】一枝黄花 15g，人中白 10g，柘木 9g，鲫鱼胆 15g，黄柏 10g，王不留行 15g，三叉苦 15g，武靴藤 12g，两面针 15g，岗梅 12g。

【方解】方中柘木、黄柏清热利湿；岗梅、王不留行、武靴藤凉血散血、清热解毒；三叉苦、两面针、一枝黄花活血化瘀、消肿止痛；鲫鱼胆、人中白清热散瘀，鲫鱼胆更有破积软坚之功，诸药合用，共奏清湿热、化火毒、祛瘀血、消肿毒之功。

【主治】适用于无名肿毒、附骨疽、风湿性关节炎、类风湿关节炎等。

【用法】每日 1 剂，水煎服。每剂可煎 3 次，不少于 2 次，分 2 次服用。

3. 七味脓肿汤

【组成】鸟不企 15g，三叉苦 15g，鲫鱼胆 15g，武靴藤 15g，野牡丹根 15g，岗梅 9g，两面针 9g。

【方解】方中三叉苦、武靴藤、岗梅清热解毒、祛风止痛；鸟不企、鲫鱼胆消散痈肿、活血止痛，鲫鱼胆更有生肌接骨之功；两面针行气止痛、活血散瘀，全方共奏清热解毒、消散痈肿、活血止痛之功。

【主治】适用于脓肿、无名肿毒、毒蛇咬伤、股骨头坏死等。

【用法】每日1剂,水煎服。每剂可煎3次,不少于2次,分2次服用。

4. 壮骨消痹汤

【组成】熟地黄12g,威灵仙12g,骨碎补12g,茯苓9g,牛膝12g,莱菔子10g,秦艽10g,白芍15g,忍冬藤12g,鸡血藤10g,全蝎粉0.5g(冲服),蜈蚣粉1g(冲服),土鳖虫粉1g(冲服)。

【方解】方中熟地黄补血养阴、填精益髓,古人谓其"大补五脏真阴""大补真水",为君药;威灵仙祛风除湿、通络止痛、消痰水、散癖积,《证类本草》言其"主诸风,宣通五脏,去腹内冷滞,心膈痰水,久积癥瘕,癖气块,膀胱宿脓恶水,腰膝冷痛及疗折伤";骨碎补补肝肾、续筋骨,为臣药;牛膝活血通经、补肝肾、强筋骨、利水通行、引火下行;茯苓利水渗湿、健脾化痰、宁心安神;莱菔子消食除胀、降气化痰;秦艽祛风湿、退虚热、止痛;白芍补血柔肝、平肝止痛;忍冬藤清热解毒、疏风通络,《履巉岩本草》言其"治筋骨疼痛";鸡血藤活血舒筋;全蝎、蜈蚣、土鳖虫通络止痛、祛风活血、舒筋活络,全方共奏补益肝肾、活络舒筋之功。

【主治】适用于膝骨关节炎(肝肾亏虚证)。

【用法】每日1剂,水煎,分2次服。

5. 成骨通络胶囊

【组成】川芎100g,当归100g,鳗鱼头(干粉)100g,赤芍100g,鸡血藤100g,巴戟天100g,骨碎补100g,续断100g,茯苓100g,泽泻100g,熟地黄80g,血竭3g,煅自然铜150g。

【方解】方中川芎、当归、赤芍、熟地黄、鸡血藤行气、活血补血,改善股骨头缺血状况;巴戟天、骨碎补、续断、鳗鱼头益肾壮阳、强筋健骨;血竭、煅自然铜活血通络、散瘀止痛;茯苓、泽泻健脾利水渗湿,全方共奏行气活血、健骨通络之功。

【主治】适用于小儿股骨头缺血性坏死(肝肾亏虚证)。

【用法】药物研末或提取后分装于胶囊中,4~7岁者每次服6g,8~12岁者每次服10g,每日3次,温水送服。3个月为1个疗程。

6. 珍骨胶囊

【组成】淫羊藿12g,肉苁蓉9g,紫河车10g,党参12g,三七9g,两面针15g。

【方解】骨质疏松症属于中医学"骨痿""骨枯""骨痹"等范畴,因老年人肝肾不足,精血亏虚,无以濡养筋骨,气虚体弱,卫外不足,易致外邪侵入而发生全身酸痛、肢体无力等症状。治宜补肾养血、活血祛风。方中以淫羊藿补肾壮阳、祛风除湿,《日华子诸家本草》赞其"治一切冷风劳气,补腰膝,强心力";肉苁蓉补肾阳、益精血、润肠通便,为君药;紫河车补气养血益精;党参益气养血、健脾益肺,为臣药;三七止血散瘀、消肿定痛,《本草纲目》载"止血,散血,定痛";两面针行气止痛、活血化瘀,为佐药,全方共奏补肾养血、活血通络止痛之功。

【主治】适用于骨质疏松症(肝肾亏虚证)。

【用法】每次4片,每日3次,饭后服用。

第二节 经验方

一、骨折

（一）初期

1. 加减桃仁汤

【组成】当归尾 12g，赤芍 10g，白芍 10g，桃仁 10g，大黄 10g，制芒硝 10g，枳实 10g，厚朴 10g，醋乳香 6g，醋没药 6g，甘草 2g。

【功效】泻下逐瘀。

【用法】每日 1 剂，水煎，分 2 次服。

2. 大红七厘散

【组成】藏红花 3.6g，血竭 30g，麝香 0.36g，冰片 0.36g，朱砂 3.6g，儿茶 7.2g，醋乳香 4.5g，醋没药 4.5g。

【功效】活血散瘀，镇痛止血。

【用法】每次 2.1g，每日 2 次，糖水或米酒送服；亦可外敷创伤出血处。

3. 泽兰汤

【组成】泽兰 10g，当归尾 10g，赤芍 10g，生地黄 10g，桃仁 10g，红花 10g，青皮 6g，延胡索 6g，甘草 3g。

【功效】活血行气，和络止痛。

【用法】每日 1 剂，水煎，分 2 次服。

4. 消炎膏

【组成】大黄 240g，黄芩 240g，黄柏 240g，紫荆皮 240g，白芷 180g，甘草 180g，楠香木 120g。

【功效】活血散瘀，消肿止痛。

【用法】取蜂蜜或凉开水适量，与药粉混合搅拌成软膏状外敷患处。

（二）中期

1. 复方紫金片

【组成】当归60g，血竭60g，莲子60g，茯苓60g，白芍60g，丁香30g，木香30g，沉香30g，儿茶30g，牡丹皮30g，红花30g，熟大黄30g，甘草10g，碳酸氢钠156g，氨基比林156g，共研细末，每100g粉末加0.5g淀粉压成片剂，每片0.3g。

【功效】活血祛瘀，止痛。

【用法】口服，每次7片，每日3~4次。

2. 复方理气活血片

【组成】淡豆豉90g，乌药10g，白术90g，公丁香60g，醋香附90g，小茴香30g，肉桂12g，甘草90g，氨基比林147g，碳酸氢钠147g，共研细末，每100g粉末加淀粉5g压成片剂，每片0.3g。

【功效】理气，助消化。

【用法】口服，每次7片，每日3次。

3. 三棱莪术汤

【组成】三棱6g，莪术6g，泽兰9g，当归尾10g，赤芍10g，生地黄10g，槟榔6g，枳壳6g，延胡索6g，木香3g，甘草3g。

【功效】活血化瘀，宽胸止痛。

【用法】每日1剂，水煎，分2次服。

（三）后期

1. 益肾地黄汤

【组成】生地黄10g，熟地黄10g，山药12g，大枣10g，茯苓10g，杜仲10g，续断10g，枸杞子10g，延胡索6g，木香3g，白芍10g，牛膝10g，甘草3g。

【功效】补肝肾，壮腰脊。

【用法】每日1剂，水煎，分2次服。

2. 益肾丸

【组成】杜仲30g，狗脊30g，枸杞子15g，白芍15g，牛膝15g，木瓜15g，龟甲15g，补骨脂9g，当归15g，桃仁30g，女贞子9g，王不留行15g，熟地黄30g，醋乳香15g，醋没药15g，何首乌30g，锁阳30g，盐知母9g，盐黄柏9g，肉苁蓉15g，地龙9g，土鳖虫9g，上药研细过筛，和蜜为丸，如梧桐子大，晒干。

【功效】补益肾阴，壮筋骨，活血通络。

【用法】口服，每次 3g，每日 2~3 次。

3. 壮筋益肾汤

【组成】熟地黄 24g，补骨脂 10g，淫羊藿 10g，肉苁蓉 10g，忍冬藤 15g，桑寄生 15g，鹿衔草 15g，牛膝 10g，木瓜 10g，莱菔子 10g。

【功效】补腰肾，强筋骨。

【用法】每日 1 剂，水煎，分 2 次服。

二、伤筋

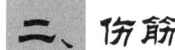

1. 加减活血舒筋汤

【组成】当归尾 10g，赤芍 10g，羌活 4.5g，独活 6g，姜黄 4.5g，秦艽 10g，续断 10g，海桐皮 10g，忍冬藤 15g，伸筋草 10g，甘草 3g。

伤在上肢，加川芎 4.5g、桂枝 6g 或桑枝 15g。伤在下肢加牛膝 10g、威灵仙 10g。背痛加狗脊 15g、生地黄 10g，痛甚加乳香 6g、没药 6g。

【功效】活血，舒筋通络。

【用法】每日 1 剂，水煎，分 2 次服。

2. 腰脊损伤Ⅰ方

【组成】当归尾 10g，赤芍 10g，生地黄 10g，桃仁 10g，厚朴 10g，大黄 10g，木通 10g，黄柏 10g，红花 6g，枳壳 6g，延胡索 6g，木香 3g。

【功效】行气逐瘀，通络止痛，通利大便。

【用法】每日 1 剂，水煎，分 2 次服。

3. 腰脊损伤Ⅱ方

【组成】杜仲 10g，续断 10g，牛膝 10g，赤芍 10g，生地黄 10g，茯苓 10g，骨碎补 10g，延胡索 10g，肉苁蓉 10g，当归尾 6g，山药 12g，木香 3g，醋乳香 6g，醋没药 6g。

【功效】舒筋活血，理气止痛，补肾健骨。

【用法】每日 1 剂，水煎服。每剂可煎 3 次，不少于 2 次，分 2 次服用。

4. 腰脊损伤Ⅲ方

【组成】熟地黄 30g，山药 15g，党参 15g，桑寄生 15g，忍冬藤 15g，大枣 10g，茯苓 10g，牡丹皮 10g，泽泻 10g，牛膝 10g，木瓜 10g，当归 10g，川芎 6g。

【功效】补肝肾，益气血。

【用法】每日 1 剂，水煎，分 2 次服用。

5. 大通筋汤

【组成】大通筋 30g，地桃花 30g，两面针 10g，土牛膝 15g，忍冬藤 15g。

【功效】活血祛瘀，通经活络。

【用法】每日 1 剂，水煎，分 2 次服用。

6. 杜仲汤

【组成】炙黄芪 15g，当归 6g，骨碎补 9g，补骨脂 9g，肉苁蓉 9g，盐杜仲 12g，牛膝 9g，醋乳香 6g，醋没药 6g，甘草 3g。

【功效】调补肝肾。

【用法】每日 1 剂，水煎，分 2 次服用。

7. 消瘀镇痛膏

【组成】黄柏 60g，黄芩 60g，大黄 60g，蒲黄 60g，金银花 60g，天花粉 90g，醋乳香 30g，醋没药 30g，炮穿山甲 *30g，白芷 45g，上药共研细末，蜜水调匀，搅拌成膏。

【功效】消炎退肿，祛瘀镇痛。

【用法】按患处面积大小，取适量药膏外敷，每日换药 1 次。

8. 四肢损伤洗伤方

【组成】伸筋草 15g，透骨草 15g，千年健 12g，荆芥 10g，防风 10g，红花 10g，桂枝 12g，五加皮 12g，莪术 12g，秦艽 12g，海桐皮 12g，牛膝 10g。

【功效】活血化瘀，通络止痛。

【用法】用纱布包，加 2~4L 水，煎煮 30min，先用纱布包热敷患处，待药液稍凉可将患处浸泡于药液中。每日 1 剂，1 剂可用 2~3 次。

9. 脊椎损伤洗伤方

【组成】制川乌 6g，制草乌 6g，鸡血藤 15g，当归 10g，山柰 10g，白芷 10g，羌活 10g，独活 10g，杜仲 12g，续断 12g，细辛 10g，红花 6g，秦艽 12g，赤芍 12g，干姜 10g，透骨草 15g，伸筋草 12g，海桐皮 12g。

【功效】活血化瘀，通络止痛。

【用法】用纱布包，加 2~4L 水，煎煮 30min，用纱布包热敷患处。每日 1 剂，每剂可用 2~3 次。

---

* 穿山甲为国家一级保护野生动物，不再被 2020 年版《中华人民共和国药典》收录，此处为保留经典配伍原貌仍予收录，特此说明。

10. 风湿熏洗方

【组成】秦艽 15g, 威灵仙 15g, 过江龙 30g, 三叉苦 15g, 山奈 10g, 鸡血藤 30g, 丁癸草 30g, 青风藤 30g, 五加皮 15g, 桂枝 15g, 川芎 10g, 木瓜 10g, 牛膝 10g。

【功效】活血化瘀, 通络止痛, 祛风湿。

【用法】用纱布包, 加 2~4L 水, 煎煮 30min, 先用纱布包热敷患处, 待药液稍凉可将患处浸泡于药液中。每日 1 剂, 每剂可用 2~3 次。

三、内伤

1. 通关散

【组成】细辛 18g, 薄荷 12g, 生石膏 30g, 闹羊花 24g, 雄黄 18g, 猪牙皂 15g, 上药研细过筛, 加龙脑 0.12g、灯心草（烧灰）0.3g、麝香 0.03g, 调匀装瓷瓶, 贮存备用。

【功效】取嚏开窍。

【用法】吹鼻取嚏。

2. 川七白及散

【组成】三七 10g, 白及 18g。

【功效】活血止痛。

【用法】研细末, 每次服 3g, 每日 3 次, 温开水吞服。

3. 钩藤汤

【组成】钩藤 12g, 菊花 9g, 茯神 12g, 蔓荆子 9g, 藁本 6g, 炒酸枣仁 9g, 合欢皮 9g, 远志 5g, 砂仁 3g, 甘草 3g。

【功效】平肝清热, 解痉镇静。

【用法】每日 1 剂, 水煎, 分 2 次服用。

4. 川芎钩藤汤

【组成】川芎 6g, 钩藤 12g, 茯神 12g, 蒺藜 9g, 党参 9g, 龙骨 30g, 当归 9g, 何首乌 15g, 白芍 9g, 炙甘草 3g。

【功效】镇静安神, 调理气血。

【用法】每日 1 剂, 水煎, 分 2 次服用。

5. 柴胡解郁汤

【组成】柴胡 6g, 当归 9g, 赤芍 9g, 丹参 15g, 郁金 6g, 延胡索 6g, 苦杏仁 9g, 瓜蒌子 12g，枳壳 6g，陈皮 6g，甘草 3g。

【功效】宽胸理气，调肝理脾。

【用法】每日 1 剂，水煎，分 2 次服用。

6. 疏肝活血汤

【组成】柴胡 6g，白芍 12g，茵陈 9g，郁金 6g，枳壳 6g，陈皮 6g，桃仁 6g，延胡索 6g，木香 3g，甘草 3g。

【功效】疏肝活血，行气解郁。

【用法】每日 1 剂，水煎，分 2 次服用。

7. 加减犀角地黄汤

【组成】生地黄 30g，赤芍 12g，牡丹皮 9g，藕节炭 15g，当归 6g，桔梗 6g，犀角 0.6g（磨汁冲服）。

【功效】清热凉血，解毒止痛。

【用法】每日 1 剂，水煎，分 2 次服用。

8. 生脉二陈汤

【组成】沙参 9g，麦冬 9g，太子参 15g，陈皮 6g，法半夏 6g，茯苓 9g，五味子 3g，郁金 3g，桔梗 9g，甘草 3g。

【功效】养肺生津，益气敛汗。

【用法】每日 1 剂，水煎，分 2 次服用。

9. 参苓理气汤

【组成】党参 9g，茯苓 9g，白术 9g，香附 9g，山药 12g，延胡索 6g，厚朴 6g，枳实 6g，木香 3g，砂仁 3g，甘草 3g，陈皮 4.5g。

【功效】健脾补气，理气通滞。

【用法】每日 1 剂，水煎，分 2 次服用。

10. 祛瘀活血止痛汤

【组成】生地黄 15g，当归尾 6g，赤芍 6g，桃仁 6g，木通 6g，黄柏 9g，醋乳香 6g，红花 3g，甘草 3g。

【功效】祛瘀活血，止痛。

【用法】每日 1 剂，水煎，分 2 次服用。

四、骨病

1. 风湿丸

【组成】羌活 60g，独活 60g，防风 60g，海桐皮 60g，当归 90g，赤芍 90g，黄芪 90g，牛膝 90g，续断 90g，木瓜 90g，杜仲 90g，威灵仙 90g，秦艽 90g，防己 90g，千年健 90g，党参 90g，桑枝 90g，细辛 30g，川芎 30g，生地黄 120g，茯苓 120g，桑寄生 120g，肉桂 18g，上药研细过筛，和蜜为丸，如梧桐子大。

【功效】祛风除湿，散寒止痛，通利关节。

【组成】口服，每次服 6g，每日 3 次。

2. 消炎止痛汤

【组成】金银花 15g，蒲公英 15g，紫花地丁 15g，生地黄 15g，赤芍 10g，黄芩 10g，野菊花 10g，连翘 9g，醋乳香 6g，醋没药 6g，甘草 3g。

【功效】清热解毒，活血通络，止痛。

【用法】每日 1 剂，水煎，分 2 次服用。

第三节 特色药剂

1. 推伤药酒

【组成】泽兰 240g，苏木 180g，当归尾 60g，川芎 60g，生地黄 90g，细辛 30g，续断 60g，红花 90g，桃仁 120g，牡丹皮 60g，桂枝 45g，海桐皮 60g，石菖蒲 90g，白芥子 30g，紫荆皮 45g，醋乳香 60g，醋没药 60g，五加皮 60g。

【制法】上药放入 12.5kg 米酒中，浸泡 49d，纱布过滤澄清，密封待用。

【功效】活血祛瘀，舒筋通络，祛风除湿，温经止痛。

【用法】在损伤局部施理筋手法，用拇指或食指、中指蘸推伤药酒，反复推擦患处。

2. 风伤膏

【组成】川乌 60g，草乌 60g，天南星 60g，透骨草 60g，半夏 30g，细辛 30g，秦艽 30g，红花 30g，当归 30g，桂枝 30g，泽兰 30g，苏木 30g，川芎 30g，土鳖虫 30g，赤芍 30g，独活 30g，续断 30g，苍术 30g，白芷 30g，川牛膝 30g，乳香 30g，没药 30g，甘松 30g，共研细末。另取丁香 30g，肉桂 9g，麝香 3g，研细末，待摊涂膏药时使用。另备桐油 2500g，黄丹 1200g，松香 250g。

【制法】熬膏：取桐油放入铁锅中，熬至滴水成珠（即熬至桐油冒出青烟，温度达 230~250℃），加入黄丹后，锅内可出现大量黄色泡沫，逐渐转为黑色（温度升高至 290~300℃），关火，再加松香，待熔化后，加入冷水 300~500ml，将风伤膏药末徐徐筛入铁锅中，调匀成膏，再将膏药油慢慢倒入装有冷水的缸中，冷收成膏块，然后浸入雨水中 60d，经去火毒后使用。

摊置：先将 1 块成块的膏药油（0.5~1kg）放置于小锅中，加热熔化，再用筷子将熔化的膏药油摊置于膏药布上（可用红布背面褙纸，剪成四方形，大小约 12cm×12cm），另加入丁香、麝香、肉桂等药末散置于膏药中，再用膏药油覆盖起来，摊制完毕收存待用。

【功效】祛瘀活血，舒筋通络，祛风利湿，行气止痛。

【用法】文火熔化，拌匀药末，摊平膏药，贴于患处。

3. 蟹厘接骨膏

【组成】新鲜毛螃蟹 3 只（中等大小），大红七厘散，麻油、葱头、醋、面粉适量。

【制法】新鲜毛螃蟹焙干,研细末,配合等量的大红七厘散及适量的麻油,酌加少量葱头、醋及面粉,调匀成糊状。

【功效】促进骨痂形成。

【用法】将调好膏剂外敷于局部,每 2d 换药 1 次,外部以多层小夹板固定,防止骨折面活动。

第四章 章宝春骨伤学术流派临床验案

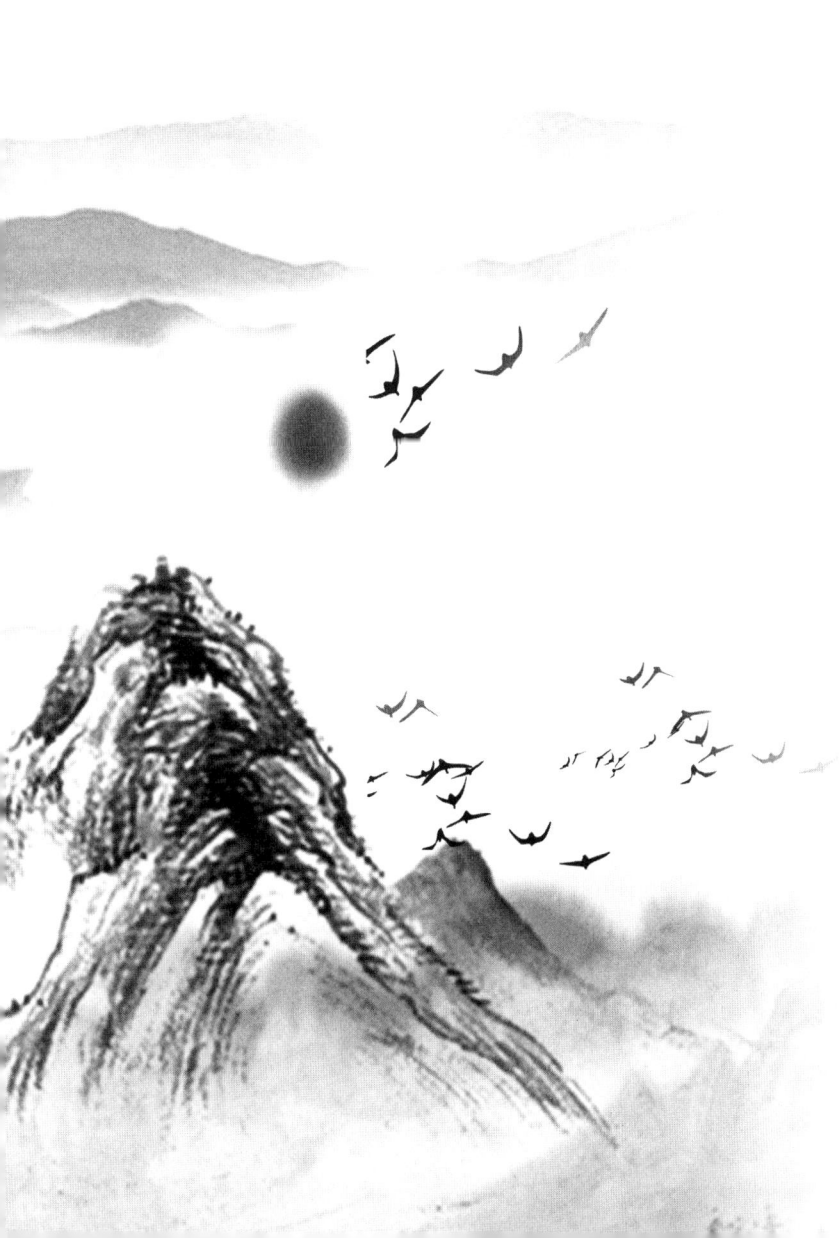

第一节
骨 折

1. 左肱骨外科颈骨折（气虚血瘀证）

沈某，女，67岁。

因不慎跌仆致左肩及上臂部肿胀、畸形、功能障碍2d，当地卫生院X线片示左肱骨近端骨折，行手法整复、小夹板外固定术，复查X线片示骨折端对位欠佳，故转诊就医。查体见左肩部、上臂肿胀，有瘀斑，肱骨近端压痛阳性，纵轴叩击痛阳性，左上肢功能活动障碍。X线片示左肱骨外科颈骨折，外展移位。诊断为左肱骨外科颈骨折（外展型）。

手法复位 患者取卧位，一助手用布带绕过患者腋窝（腋窝加棉垫保护）向上提拉肩部，另一助手握住肘部，使患肘屈曲90°，前臂置于中立位，做外展牵引，将骨折端拉开。术者两拇指抵住骨折近端外侧，用力向内推挤，其余四指握住骨折远端内侧，用力向外端提，在助手牵引下内收上臂肘部，迫使骨折对位。予多层小夹板固定，告知小夹板固定注意事项。X线片复查见骨折端对位良好，给予口服消肿活血汤。处方：人中白3g，忍冬藤15g，黄柏6g，续断12g，赤芍9g，土鳖虫9g，薏苡仁24g，当归尾9g，7剂，水煎服，每日1剂。并指导患者进行早期握拳功能锻炼。

二诊 患肢肿消痛减，X线片示骨折端对位对线良好，改内服接骨丹，每次4片，每日3次，连续服药3周。

三诊 X线片示骨折端对位对线良好，骨折线模糊，见骨痂生长。查体见左肩部、上臂无明显压痛，无纵轴叩击痛。解除小夹板固定，停药，观察2周。

四诊 患者诉四肢酸软乏力，纳呆，舌淡，苔白腻，脉弦滑。予健脾理气汤。处方：党参15g，茯苓10g，白术10g，山药10g，厚朴6g，枳实6g，香附10g，砂仁15g，薏苡仁15g，甘草3g，5剂，水煎服，每日1剂。

五诊 患者四肢酸软乏力等症状明显缓解，再服健脾理气汤5剂。

六诊 患者症状基本消失，肩关节活动稍受限。指导患者进行肩关节功能锻炼，予上肢洗伤方7剂，熏洗患部，配合练功。

七诊 肩关节活动明显改善，继续用上方熏洗1周，功能基本恢复。

2. 股骨颈骨折（阴液亏虚证）

林某，女，60岁。

右股骨转子间骨折8d。曾用祛瘀活血、消肿定痛法治疗，后感身倦纳呆，口干不喜饮，夜难入寐，脉细数，舌质红绛无苔。证属伤后体虚，阴精亏损，宜滋阴汤加减。处方：生地黄15g，龟甲15g，玄参10g，盐知母10g，盐黄柏10g，赤芍10g，地骨皮10g，山药15g，牛膝10g，甘草2g，6剂，水煎服，每日1剂。

连服6剂后口不干，精神好转，食欲增进，舌质转红，苔薄白。续以上方加减善后。

3. 股骨颈骨折（气阴两虚证）

黎某，女，51岁。

左股骨颈骨折已月余，午后常发热（约38℃），心烦，头晕乏力，胃纳欠佳，曾用活血化瘀及清热解毒类药物，以及抗生素（具体不详），未见好转。诊脉沉细数，望舌尖红苔薄白。证属中阳气虚，兼久病伤阴之气阴两虚发热，治宜补中益气，佐以养阴清热。处方：黄芪12g，白术10g，陈皮6g，升麻5g，柴胡5g，党参15g，当归6g，半夏10g，竹叶12g，石膏30g，麦冬15g，甘草3g。

连服4剂，热退正常，诸症减轻，食量增加。续用补气血、壮筋骨之剂治疗，身体日渐恢复。

按 对伤科疾病中出现的寒热现象，要详加分析，辨证求因，审因论治。若执着以骨折后瘀滞郁热论治，则疾病难获转机。该患者虽治疗1个多月，但发热不退，经改用益气养阴清热药后，热退正常，这体现了治病必求其本的重要性。

4. 脊椎骨折（气滞血瘀证）

吴某，男，39岁。

从约15m高处跌落，诊断为第十二胸椎和第一腰椎压缩性骨折。伤后翌日，除腰背疼痛外，尚感腹胀，纳减，大便硬结，脉弦紧，舌质红，苔黄厚腻。证属椎骨损伤后血瘀气滞，胃肠气机受阻，脾失健运，湿热内生，治宜活血化瘀、理气止痛、清热燥湿。处方：生地黄12g，赤芍12g，当归尾6g，土鳖虫5g，醋乳香10g，醋没药10g，延胡索10g，大黄10g，甘草2g，2剂，水煎服，每日1剂。

二诊 连服2剂，疼痛大减，腹胀减轻，大便通畅，舌苔黄腻略退，上方去醋乳香、醋没药，加黄芩9g，香附10g，续服5剂。

三诊 腹胀除，食欲增，黄腻苔退尽，续以活血化瘀、补肾健骨之剂治疗。

5. 腰椎骨折

病案1（气滞血瘀证）

卢某，男，52岁。

因抬重物不慎跌伤已5d，诊断为第一腰椎压缩性骨折。患者腰部剧痛，辗转困难，腹胀纳呆，大便秘结，脉弦紧，苔黄浊而燥。证属伤后气滞血瘀，腑气不通，治宜理气活血、通泄腑热，予桃仁承气汤加减。处方：桃仁 10g，生地黄 10g，赤芍 10g，延胡索 10g，陈皮 5g，厚朴 10g，枳实 6g，木香 5g，甘草 2g，大黄 10g，芒硝 10g（冲服）。

药后 6h 泻下大便，每日 4~5 次，腹胀疼痛减轻。翌日续服 1 剂，诸症好转，能知饥觅食，腰痛亦减。改活血化瘀、补肾壮骨之剂治疗。

病案 2（脾虚证）

许某，男，52 岁。

从 4m 多高的矿井坠落，诊断为胸腰椎骨折伴骨盆骨折。自诉脘腹胀满，食欲锐减，食则呕吐，神疲气弱，呻吟不止，夜难入寐，大便 15 日未解。曾服地龙汤、桃仁承气汤等，未见好转。患者腹胀如鼓，叩之鼓音，舌苔白微腻，脉虚弱。证属脾胃虚弱，气滞不行，运化失司，宜健脾补气、理气通滞，予健脾理气汤。处方：党参 30g，白术 10g，茯苓 10g，山药 12g，香附 10g，木香 3g，砂仁 5g，厚朴 5g，甘草 3g。

药后 4h，矢气频传，排稀粪 2 次，腹胀顿减。翌日腻苔消退，脉转有力。前方加炒麦芽 10g，续服 2 剂后，腹胀消退，食能知味，大便正常。后按前法酌加活血祛瘀、补益肝肾之品治疗。

按 根据损伤后大便秘结情况，可以辨别证候虚实。病案 1 属实证，需通腑泄热以通大便。病案 2 属虚证，若把虚证误断为实证而屡行攻下，必耗气伤脾，使病情日趋恶化，故改用健脾益气之剂治疗，终收到切中病情之效。

第二节 脱 位

髋关节脱位（血瘀化热、肝火炽盛证）

杨某，男，36岁。

右髋关节脱位整复固定后1周，伤处疼痛，日夜呻吟，大便秘结，脉弦数洪大，舌质红，苔黄燥。证属瘀滞化热、肝火炽盛，拟龙胆泻肝汤以清泻肝火。处方：柴胡6g，黄芩6g，栀子6g，龙胆6g，甘草2g。

连服3剂，大便通畅，疼痛大减，夜可入寐，舌苔转白。续用舒筋活血之剂调理善后。

按 骨折、脱位不仅要注意局部损伤情况，还要根据舌象变化，了解机体邪正消长情况，测知病情进退变化。

第三节 筋 伤

1. 神经根型颈椎病（气滞血瘀证）

林某，女，58岁。

患者于3个月前无明显诱因出现颈部酸痛，伴右上肢麻木，无头晕头痛，无胸闷胸痛，无恶心呕吐，无肢体偏瘫乏力，未予以重视，症状未见明显缓解。查体见神清，颈部生理曲线减弱，活动僵硬，舌质暗，脉弦。颈椎横突前侧有放射性压痛，椎间孔挤压试验阳性，臂丛神经牵拉试验阳性。颈椎X线片示颈椎退行性改变，椎体增生，椎间隙变窄。诊断为神经根型颈椎病。中医辨证属气滞血瘀证。理筋手法：给予枕颌带颈椎牵引30min，施以颈椎病推拿手法，患者颈部酸痛缓解。处方：内服颈舒片，每次4片，每日3次，温水送服，连服1周。

二诊　患者诉颈部酸痛较前缓解，继续服用颈舒片1周。

三诊　患者诉无颈部酸痛，右上肢无麻木感，停药，指导患者做颈椎保健操。

2. 肩周炎（寒湿痹阻证）

沈某，女，55岁。

患者自诉1年前右肩部开始酸痛，近3个月来疼痛加剧，影响平素生活，无法穿衣、洗漱，时感上肢乏力，夜间明显，遇风寒或雨天症状加重，在当地县医院接受拔罐、封闭治疗后稍有好转，但症状反复。体型稍胖，面色正常，舌稍淡，苔薄白，脉沉弦涩。左肩部肌肉未见明显萎缩，喙突部、上臂后部、肩峰下压痛明显，各方向活动均受限，以后伸、外展、上举受限明显。诊断为肩凝症。中医辨证属寒湿痹阻证。理筋手法：按肩凝症施以理筋按摩手法，松解粘连。局部行火罐治疗。指导患者进行滑车拉绳、手摇纺纱等锻炼。予温通解凝汤加减。处方：制川乌12g，桂枝9g，当归12g，生地黄15g，白芍12g，姜黄9g，延胡索9g，丹参9g，羌活12g，独活12g，香附9g，秦艽12g，忍冬藤12g，甘草3g，5剂，水煎服，每日1剂。

二诊　患者左肩部疼痛缓解，活动范围增大，外旋上举稍差。又按上述内服方及手法治疗2周。

三诊　患者左肩关节无疼痛，活动正常。遂停药，继续指导练功活动。随诊3年未见复发。

3. 左膝筋伤（气滞血瘀证）

卢某，女，38岁。

患者 5d 前不慎碰撞左膝，致左膝部肿痛，自行口服消炎止痛药，稍有缓解，但左膝仍酸痛，行走不利，近日酸痛加重，不能缓解。查体见患者面色正常，左膝轻度肿胀，舌红，苔微黄，脉弦细。关节内侧及髌下压痛明显，屈伸活动稍受限。X 线片示左膝关节未见明显异常。诊断为左膝筋伤。中医辨证属气滞血瘀证。理筋手法：按膝部筋伤给予推拿。处方：外敷风伤膏；内服复方补筋片，每次 4 片，每日 3 次，饭后服用，连续治疗 3d。

二诊　患者自诉症状缓解，继续内服复方补筋片，配合下肢洗伤方敷洗，每日 1 剂，可用 2~3 次，连续治疗 1 周。

三诊　患者诉左膝疼痛消除，活动正常，遂停药，嘱暂避免久行及膝部剧烈活动。

4. 急性腰扭伤（肾虚血瘀证）

韩某，男，28岁。

抬重物不慎扭伤致腰背部疼痛、活动受限 2d，查体见右侧腰大肌压痛阳性，腰部屈伸旋转活动受限，四肢肌力、感觉大致正常，舌淡红，有瘀斑，苔薄白，脉弦。影像学检查提示胸腰椎未见明显异常。诊断为急性腰扭伤。中医辨证属肾虚血瘀证。理筋手法：腰部施以轻柔理筋按摩手法以舒筋活血。处方：外敷风伤膏；内服复方杜仲片，每次 4 片，每日 3 次，温水送服，连续治疗 1 周。

二诊　患者症状缓解，给予下肢洗伤方，每日 1 剂，1 剂可用 2~3 次。继续口服复方杜仲片 2 周。

三诊　患者症状消失，停止用药，指导腰背部功能锻炼。

5. 腰 4、5 椎间盘突出症（瘀血阻络证）

张某，男，50岁。

患者于 1 个月前劳作后出现腰部酸痛，伴右下肢疼痛，步行、弯腰时疼痛加剧，卧床休息可缓解，无双下肢瘫痪，无二便失禁。曾就诊于当地卫生院，予药物治疗（具体不详），症状未见明显改善。查体见神清，腰椎生理曲线减小，局部压痛，沿右下肢大腿后侧向下放射至小腿外侧，皮肤感觉正常，直腿抬高试验阳性，直腿抬高加强试验阳性，仰卧挺腹试验阳性。腰椎 CT 示腰 4、5 椎间盘突出。诊断为腰 4、5 椎间盘突出症。中医辨证属瘀血阻络证。理筋手法：骨盆牵引 30min 后，施以推拿，患者感腰腿疼痛略有减轻。处方：口服腰腿痛片，每次 4 片，每日 3 次，温水送服，连服 1 周。

二诊　症状较前改善，继续予以腰腿痛片口服 1 周，配合腰脊洗伤方（由伤筋草、透骨草、海桐皮、当归、赤芍、白芍、羌活、独活、杜仲、续断、细辛、红花、秦艽、鸡血藤、牛膝、路路通等组成）熏洗，并指导患者进行腰背肌功能锻炼。

三诊　症状明显缓解，腰部及右下肢无疼痛麻木感，续服腰腿痛片1周，以巩固疗效。

6. 腰部伤筋（气滞血瘀证）

陈某，男，40岁。

腰部因跌仆闪挫作痛，已有5d。曾按伤筋治疗，配合服用镇痛药，未见好转。食欲不佳，舌淡，苔薄白，脉细涩。诊断为腰扭伤。此系跌闪腰筋，气血留滞，更兼素体虚弱，脾胃气弱，拟益气养血、化痰和胃。处方：党参10g，茯苓10g，白术6g，当归6g，白芍10g，山楂10g，神曲10g，陈皮6g，法半夏5g，甘草3g。另服复方杜仲片以活血化瘀、理气止痛。连服数剂而愈。

按　由于伤情复杂，脉象可有多种变化，切脉必须与全身检查互相参照，并询问损伤时间。一般来说，新伤瘀血停滞，脉以洪大为顺，若脉沉细而涩，或六脉模糊，多为气脱、血脱或内脏出血，预后较差；若症状虽重，然脉来和缓有神，预后每多良好。旧伤脉象，多沉迟或弦涩。总之，通过切脉，可以了解伤员气血盛衰及体质强弱，为治疗用药提供依据。

7. 挫伤后遗症（肝阴虚证）

林某，男，28岁。

4个多月前从车上跌落受伤，时感腰酸，胁肋疼痛，口苦，曾服疏肝补肾之剂无效。按其脉弦细无力，察其舌苔薄白、舌质淡胖。属久病伤气耗血，肝血不足，血不养筋，治宜补气血、复血脉。处方：党参15g，黄芪15g，川芎4g，当归6g，熟地黄10g，白术6g，麦冬10g，五味子3g。连服数剂而愈。

按　临证必当辨阴阳属性，本案为损伤后遗症，胸胁胀痛，脉细舌胖，为肝血不足之象。若不审阴阳，一味祛瘀活血或疏理肝气，恐难获痊愈。

第四节 内 伤

1. 头皮损伤（气滞血瘀证）

李某，女，34岁。

患者摔伤，以"头部肿痛、流血2h"为主诉入院，入院时感头晕，无恶心、呕吐。入院查体见左侧头部约7cm长的弧形伤口，伤口渗血。面色苍白，舌淡，苔薄白，脉沉细。影像学检查提示颅脑未见明显异常。诊断为头皮损伤。中医辨证属气滞血瘀证。急行清创缝合术。予琥珀祛瘀活血汤。处方：琥珀3g（冲服），蒲黄6g，醋乳香6g，醋没药6g，当归9g，生地黄9g，赤芍9g，4剂，水煎服，每日1剂。

二诊 患者头部疼痛基本消失，伤口未见明显渗血，愈合良好，守上方3剂。1周后伤口拆线出院。

2. 颅脑损伤、颅底骨折（瘀血内结证）

王某，男，43岁。

2个多小时前不慎从2m高处跌落，右头颅顶碰伤，当即昏迷，数分钟后清醒。症见头晕，头痛剧烈，呕吐胃内容物数次，右头颅顶见3cm×3cm血肿，拒按，双眼结膜出现血斑，瞳孔等大，右肩臂部青紫、压痛，体温38℃，血压为140/90mmHg，脉洪大，舌质红，苔薄白。中医辨证属瘀血内结证，治宜活血化瘀、清热息风。处方：当归尾10g，桃仁6g，土鳖虫10g，白芍15g，醋乳香6g，醋没药6g，菊花15g，天麻3g，钩藤12g，石决明18g，黄芩10g，茯神12g，甘草3g，2剂，水煎服，每日1剂。配合头部外敷止痛消炎膏，肩臂部外敷风伤膏，每3d换药1次。

二诊 头痛稍减，但夜寐欠佳，饮食不香。上方加首乌藤10g，砂仁3g，连服3剂。

三诊 诸症略见减轻，体温正常，以钩藤汤加减治之。处方：钩藤12g，菊花12g，茯神12g，炒酸枣仁10g，远志5g，砂仁3g，首乌藤10g，蒺藜10g，川芎6g，当归尾10g，白芍10g，丹参12g，甘草3g，连服12剂。

3. 颅脑损伤后遗症（肝风上扰证）

陈某，男，43岁。

从3m高处跌落，头部受伤已2个多月，现仍时感头晕，头痛，视力不佳，夜寐不安，多梦，脉弦，舌苔薄黄。诊断为颅脑损伤后遗症。中医辨证属肝风上扰证，治宜调气活血、祛风安神。处方：钩藤12g，菊花10g，蔓荆子10g，川芎6g，炒酸枣仁12g，远志6g，茯神12g，茯苓12g，砂仁3g，甘草3g，朱砂0.6g（冲服），3剂，水煎服，每日1剂。

二诊　头晕略减，视力好转。上方加桃仁10g，连服9剂。

三诊　头晕、头痛顿减，夜寐转安，但食欲欠佳，神疲体倦，脉弦无力，舌淡苔薄白。证属气虚，以补中益气汤加减治之。处方：柴胡6g，当归10g，白术6g，陈皮6g，赤芍10g，茯苓10g，川芎6g，炒酸枣仁10g，甘草3g，党参10g，每日1剂，连服18剂后复诊，头晕、头痛已解，睡眠、饮食恢复正常，可参加工作。

4.胸部损伤（气滞血瘀证）

林某，男，45岁。

患者3d前因外伤致胸部及左季肋部疼痛，呼吸及咳嗽时疼痛加剧，伴胸闷不舒，舌红，苔薄白，脉弦。胸部CT示未见肋骨骨折。诊断为胸部损伤。中医辨证属气滞血瘀证。初诊治以宽胸理气和中、行气解郁之剂，患处配合按摩及拔火罐。处方：瓜蒌9g，麸炒枳壳6g，茯苓9g，制半夏6g，桔梗9g，陈皮9g，青皮9g，7剂，水煎服，每日1剂。外敷风伤膏。

二诊　胸部及左季肋部疼痛基本缓解，呼吸顺畅。改服润肺七厘片，每次4片，每日3次，温水送服。患处配合按摩及拔火罐，外敷风伤膏。连续治疗1周。

三诊　症状消失，痊愈出院。

5.肾脏内伤（气滞血瘀证）

林某，男，34岁。

腰部被殴打致伤已1周，头痛，脐下疼痛，轻微尿血，发热（约38℃），脉弦，舌苔薄黄。此系腰背损伤，累及血络，血瘀发热之里实证，治宜活血化瘀、清热利尿。处方：赤芍10g，桃仁6g，红花3g，牡丹皮10g，金银花15g，连翘10g，白茅根20g，车前子10g，木通10g，三七3g，5剂，水煎服，每日1剂。

二诊　热退痛减，血尿消失，原方去三七加三七粉1支，续服3剂，诸症悉愈。

6.胸背部严重挫伤（气滞血瘀证）

朱某，男，35岁。

患者被机器压伤右胸胁、背部已2个多月。患者右胸胁广泛性疼痛，伴右肩疼痛，右侧下肢发麻，头晕，口苦，纳呆，尿赤。查体见右胸胁及右上腹部压痛明显，舌质红，苔薄黄，脉弦而数。证属外伤肝胆经络、气血瘀滞，治宜疏肝理气、清热祛瘀、活血止痛，投柴胡疏肝散加减。处方：柴胡6g，白芍15g，郁金10g，桃仁10g，青皮6g，陈皮6g，延胡索6g，生地黄12g，焦栀子10g，甘草2g，降香5g，三七3g，3剂，水煎服，每日1剂。

二诊 胸胁痛减,手足发麻减轻,仍有头晕,胸胁不舒,口苦纳减,为经络阻滞,气血不和。继以平肝理气、通经和营之法。处方:柴胡5g,白芍12g,生地黄10g,茯苓10g,钩藤10g,菊花10g,枳壳5g,陈皮5g,黄芩10g,丹参15g,延胡索10g,香附6g,甘草2g。连服10余剂,症状明显好转。继配合养肝益气健脾之剂,以善其后,后完全康复。

按 损伤病人出现的复杂症状,虽属气血两伤,但不能单从某一部位的气血损伤来处理,本病例根据经络循行部位,详加辨证分析,认为系内伤肝胆经络,故施以疏肝理气、通经和营之法,并取得了显著疗效。

7. 胸部挫伤（气血两伤证）

陈某,女,48岁。

10d前不慎跌仆致伤。经外治法治疗无效而来就诊。症见胸闷,气急,右胸按压痛,咳嗽痛剧,语声细微,脉弦滑,舌苔薄黄。证属胸部气血两伤,伤气偏重,气滞血瘀,痰阻胸中,肺气不宣,治宜理气化痰,佐以活血化瘀。处方:瓜蒌15g,枳壳6g,青皮6g,陈皮6g,半夏5g,茯苓10g,桃仁6g,红花4g,郁金6g,香附10g,降香4g,桔梗10g,甘草3g,三七粉3g(冲服),3剂,水煎服,每日1剂。另在胸部疼痛处配合拔火罐及贴风伤膏。

二诊 自觉右胸痛减,咳嗽有痰,宜加重宣肺化痰之品。上方加川贝母3g,苦杏仁10g,蜜枇杷叶10g,2剂,水煎服,每日1剂。

三诊 胸痛已除,胸闷咳嗽略瘥,食减,纳谷不香。此系瘀血已净,脾气不健。续予宣肺化痰,调理气机,佐以理气健脾之品。处方:瓜蒌15g,枳壳6g,陈皮6g,半夏5g,茯苓10g,郁金6g,桃仁6g,炒山楂10g,神曲10g,炒麦芽10g,莱菔子10g,甘草3g,6剂,水煎服,每日1剂。

四诊 胸闷大减,食欲已增,尚见咳嗽少痰,舌苔薄白,脉细弦而弱,为久病伤及肺阴,继以养阴宣肺化痰。处方:瓜蒌15g,枳壳6g,陈皮6g,太子参15g,沙参10g,麦冬10g,半夏5g,茯苓10g,沉香3g,乌药6g,百合15g,桔梗10g,甘草3g,6剂,水煎服,每日1剂。

上方服后,诸症渐除,偶有咳嗽,改服复方润肺七厘散以善其后。

8. 内伤后期腹痛（气血两虚证）

杨某,男,36岁。

患者被殴打致胸腹部疼痛已2个多月,曾在当地医院治疗,诸症好转,但仍时感腹痛,继服祛瘀活血药后,腹痛增剧,特来就诊。症见腹痛,纳呆,脉沉细,舌淡苔薄白。证属伤后气血两虚,投温补气血之剂。处方:党参15g,白术10g,黄芪15g,当归10g,炙甘草 3g，白芍 10g，连服 3 剂，腹痛解除，连服 6 剂，诸症悉减，配服归脾丸。

9. 胸部挫伤（气郁血结证）

贺某，男，31 岁。

患者自诉 3d 前不慎被人用肘部撞伤右乳下胁肋部，日夜疼痛，呼吸咳嗽时痛剧，纳减，夜难入寐，大便秘结，局部微肿，脉弦滑，舌苔薄黄。此系胸部气血两伤，治宜活血化瘀、疏肝理气，以复元活血汤加减治之。处方：柴胡 6g，当归尾 10g，桃仁 10g，红花 4g，天花粉 40g，穿山甲 10g，大黄 10g，赤芍 10g，厚朴 6g，枳实 6g，甘草 3g，每日 1 剂，连服 2 剂。另配大红七厘散，每次 3g，每日 3 次。局部敷贴风伤膏。

二诊 服药后泻下大便 2 次，呼吸引痛减轻，续以疏肝活血、宣肺解郁为治，以疏肝活血汤加减治之。处方：柴胡 6g，赤芍 10g，郁金 6g，青皮 6g，陈皮 6g，瓜蒌 12g，枳壳 6g，甘草 3g，砂仁 3g，桃仁 6g，红花 3g，香附 10g，三七粉 3g（冲服），3 剂，水煎服，每日 1 剂。另配服大红七厘散，每次 3g，每日 3 次。

三诊 局部肿痛大减，但纳差，脉见平稳，舌苔薄黄。续以上法治之。处方：柴胡 6g，赤芍 10g，郁金 6g，陈皮 6g，桃仁 6g，延胡索 6g，木香 3g，川楝子 10g，当归 10g，苦杏仁 10g，瓜蒌子 10g，枳壳 6g，甘草 3g，每日 1 剂，连服 6 剂。另配紫金片，每次 7 片，每日 3 次。

四诊 呼吸、咳嗽疼痛基本解除，语声转洪亮，脉弦无力，舌苔薄黄。再以润肺散瘀之法，改用润肺七厘片，连服 6d，以收全功。

10. 胸部陈旧性损伤（气滞痰阻证）

张某，男，37 岁。

患者长期扛重物，劳累过度，致伤肺气，时感胸部满闷，胸胁游走性疼痛，呼吸不顺，喜深呼吸，伴干咳已年余，近 1 个月来纳减，日渐消瘦。检查局部无明显压痛，形体消瘦，舌质红，苔白腻，脉弦滑。证属劳伤气滞，肺郁痰阻，治宜宽胸理气和中。处方：瓜蒌 15g，枳壳 6g，青皮 6g，陈皮 6g，半夏 6g，茯苓 6g，桔梗 10g，甘草 3g，延胡索 10g，木香 6g，香附 6g，薤白 10g，每日 1 剂，连服 6 剂。

二诊 药后胸闷减轻，胸部游走性疼痛未除，守前方，另加理气活血片，每日 3 次，连服 1 周。

三诊 胸部闷痛近瘥，食欲增进，继续以理气活血片配合补中益气汤，以善其后。

11. 胸部陈旧性损伤（气郁血结证）

李某，男，30 岁。

患者被殴打致胸部损伤已 1 年余，胸部及两乳下经常作痛，时轻时重，严重时呼吸及咳嗽均觉疼痛，伴胸闷不舒，脉弦，舌苔薄白。此系胸部陈旧伤，瘀结未散，肺气不宣，治宜疏肝活血、行气解郁。处方：柴胡 6g，赤芍 10g，白芍 10g，桃仁 6g，红花 3g，郁金 6g，青皮 6g，陈皮 6g，延胡索 6g，木香 3g，瓜蒌 15g，枳壳 6g，三七 3g，甘草 3g，每日 1 剂，连服 3 剂。患处配合按摩及拔火罐，外敷风伤膏。

二诊　6d 后，患者复诊，呼吸咳嗽痛减，续上方，加重理气药以宣肺气。处方：柴胡 6g，白芍 15g，郁金 6g，川芎 6g，陈皮 6g，桃仁 6g，丹参 10g，香附 10g，砂仁 3g，川楝子 10g，瓜蒌 15g，枳壳 6g，甘草 3g，连服 6 剂。

三诊　胸胁疼痛已除，微感胸闷，脉弦而虚，舌苔薄白，宜疏肝理气、调和肝脾以善其后，服逍遥散 12 剂，症见痊愈。

12. 胸部陈旧性损伤（气血两伤证）

陈某，男，23 岁。

胸部痛如针刺，不时发作，已历 5 年。疼痛游走于胸胁间，伴胸闷，干咳，喜深呼吸。曾经多方治疗，诊断为肋间神经痛、胸痹等，予通阳泄浊之瓜蒌薤白半夏汤及西药镇痛剂、行肋间神经封闭等未见效，每逢阴雨天气，疼痛更甚。患者面色萎黄，舌质淡红，边有紫印，舌苔薄白，脉沉涩，胸胁无明显压痛，双眼白睛上方有 2 个针尖大小的"报伤点"，边有薄云雾状。患者于 7 年前练习体操时不慎跌倒致胸部受伤，当时未就医。证非痰浊痹阻胸阳，实乃伤后迁延未治，致血瘀气滞，阻塞胸络而致胸痛缠绵。诊断为胸部陈旧性损伤（气血两伤证），治宜补益气血、通经活络、行气止痛。处方：党参 15g，当归 9g，川芎 6g，赤芍 10g，泽兰 9g，穿山甲 6g，香附 6g，青皮 6g，陈皮 6g，醋乳香 6g，醋没药 6g，甘草 2g。

服药 3 剂后，胸闷疼痛减轻。再进 3 剂，疼痛大减，但仍时感胸闷疼痛，系气血未复，拟八珍汤加减，以调理气血，使经络通畅。连服数剂，余症渐除。

13. 腹部内伤（气滞络阻证）

黄某，男，21 岁。

患者被殴打致双胁肋及脘腹部疼痛已 1 周，时轻时重，痛无定处，活动时有牵扯痛，腹部胀闷，恶心纳差。曾服过许多治伤药剂，如七厘散、三七粉、百宝丹、上清丸等，未见好转，且感腰酸，四肢无力，食少懒言，大便 4 日未解，尿短赤，脘腹稍胀满，腹部有数处压痛，无反跳痛，腹软，舌淡，苔白，脉沉细。此系腹部内伤，服伤药过多，攻伐太过，伤及脾气，气虚无力宣通气血，致气滞络阻，治宜健脾益气、行滞通络。处方：党参 12g，白术 9g，茯苓 9g，枳实 6g，厚朴 6g，川楝子 10g，延胡索 6g，陈皮 6g，香附 9g，桃仁 6g，甘草 2g，3 剂，水煎服，每日 1 剂。

二诊　药后便解，脘腹胀闷及疼痛已减大半，夜能安寐，双胁肋仍有痛感，脉较弦，示正气已复，然肝经仍气滞络阻，治宜疏肝理气、活血止痛。处方：柴胡 6g，赤芍 10g，白芍 10g，郁金 6g，桃仁 6g，延胡索 6g，降香 4g，川楝子 10g，陈皮 6g，砂仁 5g，甘草 3g，三七粉 3g（冲服），每日 1 剂，连服 3 剂。

三诊　诸症已除，嘱注意饮食调理。

14. 脾脏挫伤（气滞血结证）

黄某，女，13 岁。

2h 前从 3m 高处跌落，左侧肢体先着地，人事不省片刻，醒后感头部发麻，左侧上腹部疼痛，恶心，无呕吐，神志清楚，脸色苍白，左上腹部压痛，拒按，有反跳痛，左上腹部皮肤见瘀斑，微肿，腹肌略紧张，舌苔白，脉细数，脉搏每分钟 116 次，血压 120/70mmHg。诊断为脾脏挫伤，包膜下血肿不能排除。先禁食，输液，严密观察病情。翌日晨复诊，仍腹痛，体温 38.3℃，全身情况无明显恶化，脉转弦数，脉率转慢（每分钟 88 次），大便未解，瘀血留滞。予活血祛瘀泻下之剂。处方：柴胡 5g，天花粉 10g，生地黄 10g，赤芍 10g，桃仁 10g，红花 3g，枳壳 5g，大黄 3g，泽兰 6g，香附 5g，甘草 3g。1 剂后泻下大便，腹痛减，呼吸时仍感左上腹胀痛，热未退，体温 38.1℃，舌苔转黄腻，脉弦数。续以前方加金银花 15g，蒲公英 15g，郁金 6g，每日 1 剂，连服 2 剂。

二诊　腹软，腹痛锐减，能安静入睡，体温正常，瘀血已祛大半，续前法，辅以疏肝理气。处方：柴胡 5g，白芍 10g，川芎 5g，陈皮 5g，黄芩 6g，茯苓 10g，泽兰 6g，当归 5g，甘草 2g，每日 1 剂，连服 6 剂，基本治愈。

15. 腹部挫伤（气滞血结证）

黄某，男，28 岁。

10d 前在劳动中不慎被土方压伤，当时昏厥片刻。伤后常感腹痛，动则痛剧，难以转侧，在当地医疗机构医治无效而来就诊。大便 3 日未解，体温 38℃，双侧腹部压痛，拒按，腹软，舌苔薄黄，脉滑数。此系腹部气血内伤，气滞血结，治宜活血化瘀、理气止痛，方以膈下逐瘀汤加减。处方：当归尾 10g，赤芍 10g，川芎 6g，桃仁 10g，红花 10g，香附 10g，牡丹皮 10g，枳实 6g，瓜蒌子 15g，槟榔 5g，熟大黄 10g，甘草 2g，每日 1 剂，连服 3 剂。

药后大便 2 次，热退，腹部压痛减轻，舌质转红，苔薄黄。前方去大黄，加玄参 10g，进 3 剂，诸症消失，脉转缓，舌苔薄白，嘱以饮食调理善后。

第五节 骨 病

1. 左小腿创口溃疡（热毒炽盛证）

王某，男，47岁。

2个月前不慎摔倒致左小腿皮破流血，自行敷药包扎，X线片示未见骨折。伤口日渐红肿，创口溃疡流脓，全身发热，于当地诊所输液后热退，但创口溃疡不愈，就诊于本院。查体见神清，左小腿中段外侧见1处溃疡创口，约3cm×3cm，表面有脓性分泌物，周围红肿，舌红，苔薄黄，脉数。患者体温正常，血常规示白细胞总数升高。复查X线片未见骨折及骨质破坏，左胫骨中段见骨膜反应征。诊断为左小腿创口溃疡。中医辨证属热毒炽盛证。入院后给予常规抗感染治疗，左小腿溃疡创口清创换药。外敷生肌散，以祛腐生新。

二诊 3日后见创口腐肉已尽，肉芽红活，继续以生肌散外敷创面。

三诊 5日后创面缩小，约1.5cm×1cm，外敷生肌散1周，创口痊愈。

2. 右小腿中下段慢性骨髓炎（毒瘀内蕴证）

林某，女，48岁。

患者2年前因外伤致右小腿皮肤擦伤，自行敷药，1周后右小腿中下段破溃流脓，于当地医疗机构换药后肿消，创口愈合，1年多来创口时有破溃，反复肿胀流脓，3d前创口破溃，流脓加剧，当地卫生院予以口服药物、创口换药治疗，症状未见明显好转，今求诊于漳州市中医院。查体见神清，右小腿中下段破溃流脓，有一窦道口，约2cm×2cm，流出少量脓性分泌物，周围瘢痕硬肿。X线片示右小腿中下段慢性骨髓炎，病灶内见一密度增高的坏死骨块。诊断为右小腿中下段慢性骨髓炎。中医辨证属毒瘀内蕴证。入院后在腰麻下行右小腿中下段慢性骨髓炎病灶清除术，并给予抗生素灌注及抗感染治疗。内服解毒化瘀汤，14剂，水煎服，每日1剂。

二诊 创口已愈合，患者要求出院，带走解毒化瘀汤14剂以巩固疗效。随访3年无复发。

3. 右踝化脓性关节炎（热毒蕴结证）

李某，男，54岁。

右踝关节红肿热痛、活动受限3d。患者2周前感冒，自行口服药物（具体不详）后症状缓解，3d 前无明显诱因出现右踝关节红肿热痛、活动受限，故来求诊。查体见右踝关节红、肿、热，压痛明显，踝关节伸屈活动受限，无明显波动感，舌红，苔黄，脉数。X 线片示右踝关节肿胀，关节间隙稍窄，未见骨质破坏。血常规示白细胞总数增高。诊断为右踝化脓性关节炎。中医辨证属热毒蕴结证。入院后，右踝外敷生肌消炎膏，每日换药1次；内服七味脓肿汤，3剂，水煎服，每日1剂。

二诊　患者红肿热痛症状缓解，右踝继续外敷生肌消炎膏，内服七味脓肿汤7剂。

三诊　患者局部红肿热痛基本消失，停敷药膏，患者要求出院，带走七味脓肿汤14剂，嘱门诊复查。后持续服用上方3个疗程，随访半年，未见复发。

4. 右膝骨关节炎（肾虚瘀阻证）

王某，女，50岁。

患者1年前无明显诱因出现右膝酸痛，活动不利，无晨僵现象，在当地诊所治疗，外用膏药（具体不详）贴敷，稍有缓解，但反复发作，右膝肿大，不能行走，近2个月来酸痛明显，不能缓解，久行则加重。查体见患者面色正常，舌淡，苔薄白，脉弦沉细。右膝轻度肿胀，关节间隙压痛明显，屈伸活动稍受限，膝关节过伸试验阳性，髌骨研磨试验阳性。X 线片示右膝关节骨质增生，内侧关节间隙稍变窄。诊断为右膝骨关节炎。中医辨证属肾虚瘀阻证。初诊按右膝骨关节炎指导患肢进行功能锻炼（尤其是股四头肌），每日1次，每次5~10min。口服壮骨消痹汤。处方：熟地黄15g，威灵仙9g，骨碎补9g，茯苓9g，牛膝9g，莱菔子9g，秦艽9g，白芍9g，忍冬藤9g，鸡血藤9g，全蝎粉2g，蜈蚣粉2g，土鳖虫粉6g，14剂，水煎服，每日1剂。局部以下肢洗伤方熏洗，每日1剂。

二诊　服药及熏洗2周后，患者自诉症状缓解，自主屈伸活动改善，下地负重活动未见膝部酸痛。嘱平素注意减少膝关节负重活动及登山运动，加强股四头肌锻炼，随访1年未见复发。

5. 右股骨头骨骺炎（肝肾亏虚证）

肖某，女，5岁。

患儿喜奔跑、跳跃，2个月前无明显诱因出现右髋部疼痛，伴跛行，活动后加剧，休息可缓解，与天气变化无关，曾就诊于当地卫生院，予以口服药物治疗，症状未见明显好转，今求诊于漳州市中医院。查体见神清，右髋部无肿胀，腹股沟中点附近有压痛，髋关节周围肌肉及股四头肌萎缩，右髋关节外展、内旋、外旋活动轻度受限，"4"字试验阳性，舌淡，苔薄白，脉平。X 线片示右股骨头骨骺碎裂、变扁。诊断为右股骨头骨骺炎（Ⅱ度）。中医辨证属肝肾亏虚证。处方：初诊予以成骨通络胶囊，每次6g，每日3次，温水送服。指导患者以"反卓别林"步法行走，局部热敷。

二诊　1个月后，患者诉症状较前好转，疼痛较前明显减轻。

6. 老年性骨质疏松症（肝肾亏虚证）

李某，女，78岁。

患者自诉 5 年前无明显诱因出现全身酸痛，以腰背部明显，在当地医院治疗，未见明显好转，近 2 个月来自觉酸痛加重，弯腰及行走不利，遂就诊于漳州市中医院。患者消瘦，面色尚正常，神疲乏力，舌淡，苔薄黄，脉沉细。脊柱轻度驼背畸形，未见肿胀、瘀斑，第十二胸椎及第四腰椎、第五腰椎轻微叩击痛，其余各处未见明显压痛，脊柱屈伸活动受限。胸腰椎 X 线片示椎体骨质疏松，骨质增生明显，第十二胸椎、第四腰椎轻度压缩性骨折。骨密度检测：-3.5SD。诊断为老年性骨质疏松症。中医辨证属肝肾亏虚证。治宜补益肝肾、养血活血、通络止痛。口服珍骨胶囊，每日 3 次，每次 4 片，连服 3 个月。按照指南要求，配合予以骨化三醇、葡萄糖酸钙，指导患者饮食调养、功能锻炼。

二诊　患者腰背酸痛明显减轻，继续口服珍骨胶囊 3 个月。

三诊　患者诉腰背酸痛基本消失，继续口服珍骨胶囊 3 个月。

四诊　患者诉症状消失，予停药，指导患者注意饮食调养、功能锻炼。随诊 1 年，未见复发。

第五章

章宝春骨伤学术流派代表性著作与论文

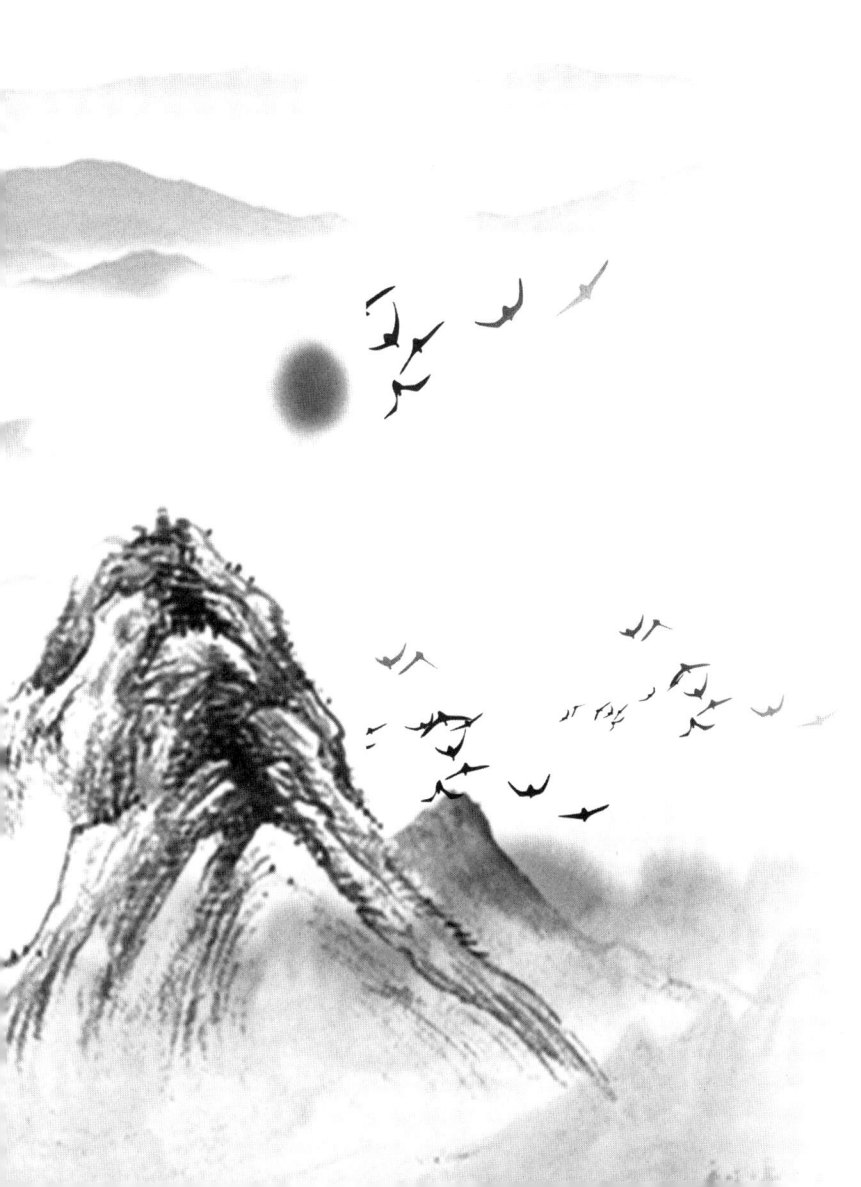

第一节
主要学术著作

1.《中医伤科对内伤伤筋的治疗》（章宝春 著）

《中医伤科对内伤伤筋的治疗》（图5-1-1）于1960年由龙溪专区医学科学研究所编印，总结章宝春20多年来在临床上摸索到的经验，并参考有关伤科文献。内容通俗易懂，并绘图说明，全书分为总论、临床病例、应用方剂等6章，每章分为若干节，着重于伤筋的诊断治疗。

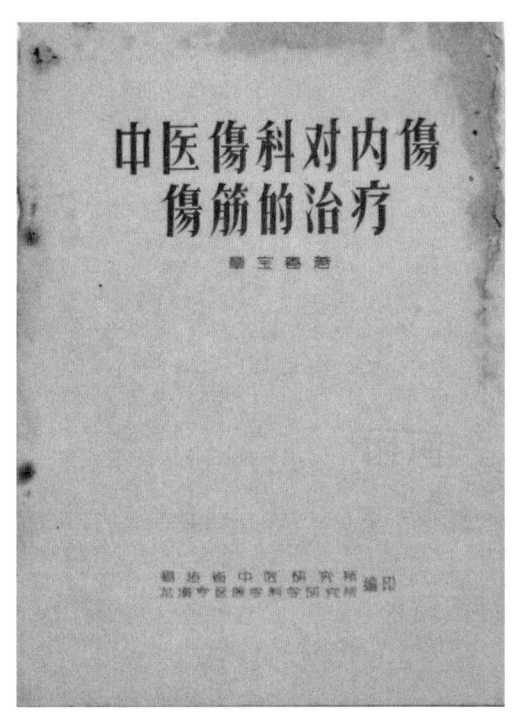

图5-1-1 《中医伤科对内伤伤筋的治疗》

2.《多层小夹板固定法》（福建省龙溪地区中医院 编著）

《多层小夹板固定法》（图5-1-2）于1974年由福建人民出版社出版。该书介绍了章宝春运用小夹板固定技术，结合福建地理环境特点，以杉木皮为小夹板固定材料，独创了由加压板、杉皮板和木夹板等组成的骨折固定系统以及多层小夹板固定法，并将中西医治疗的长处结合起来，具有疗效好、疗程短、使用方便、容易掌握等特点，适合基层推广。

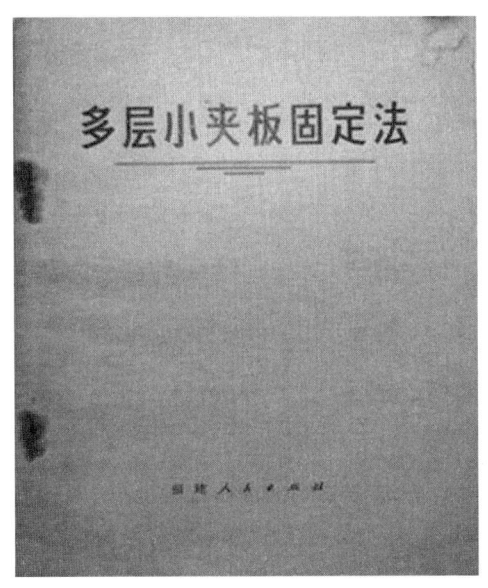

图 5-1-2 《多层小夹板固定法》

3. 《章宝春伤科临床经验》（章道胜　麦少卿　整理）

《章宝春伤科临床经验》（图 5-1-3）于 1982 年由福建科学技术出版社出版。该书介绍了章宝春伤科临床经验，包括中医四诊八纲、辨证论治原则在伤科中的应用，骨折的整复和固定方法，以及脱位、伤筋、内伤的诊断、治疗等内容。其中有关望眼诊伤与内伤的论述，集章宝春数十年经验之精华，也是该书独具的特色。全书附有插图 107 幅，经方、验方 35 条，典型病例 23 则，内容丰富、条理分明、案例生动，可供中西医者学习参考。

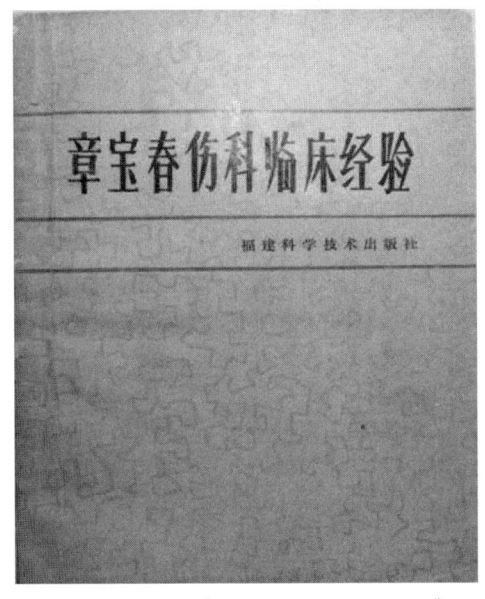

图 5-1-3 《章宝春伤科临床经验》

第二节
代表性学术论文

为了传承、弘扬中医骨伤科精华,章宝春不遗余力地总结历年的实践经验,潜心撰写医学论文。早在1961年,他就撰写论文,在《福建中医药》《辽宁中医杂志》等期刊上发表,如《中医伤科对"伤筋"的辨证与治疗(附100例疗效介绍)》,1961年发表于《福建中医药》第3期第16~17页;《治疗40例股骨骨折临床介绍》,1965年发表于《福建中医药》第6期第13~14页;《闭合手法再折复位治疗陈旧性肱骨髁上骨折畸形愈合50例》,1982年发表于《辽宁中医杂志》第4期第22~24页;《正骨手法治疗小儿桡骨小头半脱位167例》,1982年发表于《福建中医药》第6期第18~19页。

一、临床经验总结论文概要

在《章宝春骨伤学术经验——纪念章宝春老先生诞辰80周年》一书收录的45篇学术论文中,有7篇署名为"章宝春"或"外伤科"的文章是由章宝春老先生亲笔撰写或亲自审校的,这些论文是章宝春老先生在学术会议讲座交流以及课堂教学的讲稿,凝聚了章宝春老先生几十年的宝贵经验。

1. 闭合手法复位治疗四肢陈旧性骨折畸形愈合175例的临床观察

【摘要】目的:探究漳州市中医院传统闭合手法复位法治疗四肢骨折畸形愈合的临床疗效。方法:漳州市中医院自1974~1978年,收录资料完整,采用闭合手法复位法治疗四肢骨折畸形愈合的病例175例,运用统计学方法分析临床资料。结果:175例中,优者80例,占45.7%;良者82例,占46.9%;差者13例(其中,2例因手法接骨整复发生神经损伤,2例因小夹板固定产生压迫性溃疡,均得到治愈,没有后遗症,5例转手术治疗),占7.4%。大部分患者小夹板固定时间和临床愈合时间比较短。结论:漳州市中医院传统闭合手法复位法治疗四肢骨折畸形愈合,愈合时间短,并发症少。

2. 胸腰椎骨折的简易疗法(附180例临床分析)

【摘要】目的:探讨简易疗法及漳州市中医院自行设计的竹架脊椎固定器治疗胸腰椎骨折的疗效。方法:收集漳州市中医院1967~1978年胸腰椎骨折患者180例,采用枕垫复位及牵引纠正移位,应用漳州市中医院自行设计的竹架脊椎固定器固定,指导患者进行功能锻炼,同时配合药物治疗。结果:180例患者经治疗出院,出院时均无明显腰痛,能自已步行出院。其中，1个月内出院者83例，1~2个月内出院者72例，2~3个月内出院者15例，3个月以上出院者10例。最短住院日13日，最长住院日128日，大多数在4~6周内出院。结论：漳州市中医院治疗腰胸椎骨折的简易疗法疗效好。

3. 肱骨髁上骨折的治疗与探讨（附166例临床报告）

【摘要】目的：探讨肱骨髁上骨折的治疗效果。方法：收集1972~1973年门诊收治的166例肱骨髁上骨折，采用手法复位、杉木皮固定，配合药物治疗。结果：随访84例，除2例肘关节伸屈功能较健侧减少10°以内外，其余82例伸屈功能正常。结论：杉皮板固定法实用有效，以动静结合为原则，达到促进骨折早期愈合、减少并发症的目的。

4. 多层小夹板治疗桡骨下段骨折（附309例临床报告）

【摘要】目的：探究中医多层小夹板固定法治疗桡骨下段骨折的疗效。方法：收集1972~1973年，有较完整病历记载的309例桡骨下段骨折，采用手法复位、多层小夹板固定，配合药物治疗。结果：优者124例，占83.2%；良者21例，占14.1%；尚可者3例，占2.0%；差者1例，占0.7%。结论：多层小夹板固定治疗桡骨下端骨折，疗效良好。

5. 小儿肱骨远端全骨骺分离15例报告

【摘要】目的：探究小儿肱骨远端全骨骺分离治疗方法。方法：收集漳州市中医院1975年6月至1979年6月门诊收治的15例小儿肱骨远端全骨骺分离的病例，采用手法整复治疗。结果：15例中，陈旧性肱骨远端全骨骺分离3例（1例行手术切开复位，2例未接受治疗而致遗留肘关节畸形）；新鲜肱骨远端骨骺全分离12例，均采用手法整复治疗，肘关节伸屈功能良好，其中6例无后遗症，6例后遗肘内翻15°~30°。结论：肱骨远端骨骺全分离的手法复位，疗效尚可，但陈旧性肱骨远端全骨骺分离的病例，仍以手术治疗为宜。

6. 肩部伤筋的治疗经验

【摘要】肩部伤筋，包括急性扭伤、慢性劳损、肩关节周围炎等。急性期多表现为肩关节活动受限，疼痛剧烈时可放射到上臂及肘部。慢性期多表现为肩部前侧及肩峰下有压痛，患肩活动受限，形成肩周炎。①急性扭伤：瘀肿疼痛严重者，暂不施行理筋手法，内服有关药物，待瘀肿消散、疼痛减轻后方行理筋手法（点按穴位、拔罐推按、拔肩摇转、内收搓肩）。手法结束后外贴风伤膏。②慢性劳损或肩周炎：理筋手法同上，可配合闪火推伤法，内服舒筋通络的药物，外贴风伤膏。肩关节周围炎可在麻醉下将肩关节粘连撕裂分离，术后给予镇痛，配合肩部洗伤疗法，指导患者主动进行功能锻炼，循序渐进，以防产生新的粘连。

7. 有关骨折护理的体会

【摘要】讨论中西医结合治疗各种骨折的有关护理问题。骨科患者入院后，除常规护理外，护理人员还应注意以下几个方面。①精神护理：骨折患者较痛苦，顾虑也多，往往有悲观情绪；②病情观察：根据病情测量体温、脉搏、呼吸、血压，做好脉象、舌苔、大小便、食欲等的观察记录；③小夹板固定护理；④骨科卧床患者的护理；⑤饮食护理；⑥口服中药护理；⑦功能锻炼；⑧骨折后期熏洗疗法及护理。

二、特色制剂临床研究及应用论文概要

1. 紫金片在骨伤科的应用

作者：章道胜

【摘要】目的：观察紫金片治疗跌打损伤、挫伤、骨折、脱位等的临床疗效。方法：选择1987~1988年，骨伤科收治的胫腓骨骨折56例、肩关节脱位6例、肘关节脱位15例、胸肋部损伤80例，应用紫金片进行疗效观察，脱位、骨折先予手法复位，配合包扎固定后内服紫金片。每次口服紫金片6g，每日3次。结果：显效65例，占64.4%；好转36例，占35.6%；无效0例。结论：紫金片对骨折、脱位、软组织损伤都有明显镇痛及消肿效果，尤其对软组织损伤，疗效更明显。

2. 消肿活血汤应用骨折早期230例的小结

作者：章道胜

【摘要】目的：观察消肿活血汤治疗跌打损伤初期及骨折、脱位等所致之肿痛、关节活动不灵的临床疗效。方法：选择1987年1月至1988年12月骨折早期患者230例，应用消肿活血汤进行治疗。本组230例均为住院患者，其中男性179例，女性51例；年龄最大68岁，最小5岁，平均年龄31.1岁；股骨骨折60例，胫腓骨骨折50例，跖骨骨折15例，肱骨干骨折20例，肱骨髁上骨折35例，尺桡骨骨折23例，桡骨下段骨折11例，锁骨骨折16例。骨折者，先给予常规牵引疗法，手法复位，配合包扎固定后口服消肿活血汤，每次服25ml，每日2~3次，直至肢体肿痛消失。结果：显效93例，占40.4%；好转126例，占54.8%；无效11例，占4.8%。结论：消肿活血汤具有活血化瘀、消肿止痛等功效，应用于骨折早期，疗效显著。

3. 接骨丹对68例股骨骨折愈合的临床观察

作者：章道胜

【摘要】目的：观察接骨丹治疗股骨骨折的临床疗效。方法：选择1987年1月至1988年12月，股骨干骨折住院患者68例，给予接骨丹口服，采用保守疗法——常规骨牵引，

手法复位或调节牵引及患肢体位使骨折自动复位，小夹板固定，配合早期功能锻炼，在骨折处理后，开始服用接骨丹，成人每日3次，每次7片，儿童减至3~4片/次。定期拍片复查，观察骨痂生长情况。结果：本组病例骨痂平均出现时间为25.4d，与湖北中医学院附院股骨干骨折无用药组（骨痂平均出现时间为36.4d）相比较，本组提前11d；本组临床愈合时间平均为34.6d，与无用药组（临床愈合时间平均为50.7d）相比较，本组提前16.1d，有显著差异。结论：接骨丹具有促进骨折愈合的效果，以及明显的消肿镇痛作用。

4. 杜仲片治疗急慢性腰部损伤的临床观察

作者：王建云

【摘要】目的：观察杜仲片治疗急慢性腰部损伤的临床疗效。方法：选择1986年以来用杜仲片治疗的240例急慢性腰部损伤患者，本组240例患者均为门诊患者。其中，男性195例，女性45例；年龄18~65岁；病程最短者1d，最长者5年；急性腰扭伤150例，占62.5%，腰部劳损90例，占37.5%；急性腰肌筋膜扭伤80例，腰部韧带损伤50例，腰椎后关节滑膜嵌顿20例，腰肌筋膜炎45例，棘上韧带劳损30例，第三腰椎横突综合征15例。口服本院药厂自制的杜仲片，每次7片，每日3次，3~7d为1个疗程，重者连用2~3个疗程。结果：临床治疗240例，服药最短时间3d，最长3个疗程。痊愈168例，占70%；显效48例，占20%；有效12例，占5%；无效12例，占5%。结论：杜仲片具有消炎、镇痛、改善血液循环的作用，可用于腰部损伤。

5. 润肺七厘片治疗胸部内伤

作者：陈定家　章道胜

【摘要】目的：观察润肺七厘片治疗胸部内伤的疗效。方法：收集1992年1月至1993年12月门诊或住院患者72例，进行疗效观察。其中，男性58例，女性14例；年龄最小者15岁，最大者63岁；门诊23例，住院49例；病程最短0.5h，最长2年；胸壁软组织损伤33例（其中并发咳嗽咳血或咳痰带血丝5例），占45.8%，肋骨骨折30例（其中合并血气胸7例），占41.7%，血气胸9例，占12.5%。全部病例均有外伤史。口服本院药厂生产的润肺七厘片，每次7片，每日3次，连用7d为1个疗程，重者可连用2~3个疗程。结果：痊愈54例，占75%；有效15例，占20.8%；无效3例，占4.2%。疗程最短7d，最长21d。结论：润肺七厘片具有润肺化痰、散瘀止血等功效，对于跌打损伤所致之胸部肿痛、咳痰咳血等内伤诸症疗效显著。

6. 复方杜仲片对腰椎间盘突出症患者外周血中IL-6及其mRNA表达的影响

作者：陈鲁峰　王庆敏　高建平　等

【摘要】目的：检测腰椎间盘突出症患者外周血中白介素-6（interleukin-6，IL-6）浓度及其mRNA表达水平，探讨中药复方杜仲片治疗腰椎间盘突出症的分子作用机制。

方法：采用酶联免疫吸附试验和逆转录聚合酶链式反应分析腰椎间盘突出症患者治疗前后及正常人外周血中 IL-6 浓度及其 mRNA 表达水平的变化。结果：腰椎间盘突出症患者治疗前外周血中 IL-6 浓度及其 mRNA 表达水平较正常对照组显著增高，2 组比较差异有统计学意义（$P < 0.05$），经复方杜仲片治疗后 IL-6 浓度及其 mRNA 表达水平减低，与对照组比较差异无统计学意义（$P > 0.05$）。腰椎间盘突出症患者治疗前后 IL-6 浓度及其 mRNA 表达水平自身比较差异有统计学意义（$P < 0.05$）。结论：复方杜仲片能通过降低腰椎间盘突出症患者外周血中 IL-6 浓度及下调其 mRNA 表达水平，达到治疗腰椎间盘突出症的目的。

7. 复方杜仲片对腰椎间盘突出症患者外周血中 IL-1 及其 1βmRNA 表达的影响

作者：陈鲁峰　王庆敏　高建平　等

【摘要】目的：检测急性腰椎间盘突出症患者外周血中白介素 -1（interleukin-1，IL-1）及其 1β mRNA 表达水平，探讨中药复方杜仲片治疗腰椎间盘突出症的分子作用机制。方法：采用酶联免疫吸附试验和逆转录聚合酶链式反应分析腰椎间盘突出症患者治疗前后及正常人外周血中 IL-1 及其 mRNA 表达水平的变化。结果：腰椎间盘突出症患者治疗前外周血中 IL-1 及其 1β mRNA 表达水平较正常对照组显著增高，2 组比较差异有统计学意义（$P < 0.05$），经复方杜仲片治疗后 IL-1 及其 1β mRNA 表达水平减低，与对照组比较差异无统计学意义（$P > 0.05$）。腰椎间盘突出症患者治疗前后 IL-1 及其 1β mRNA 表达水平自身比较差异有统计学意义（$P < 0.05$）。结论：复方杜仲片能通过下调腰椎间盘突出症患者外周血中 IL-1 及其 1β mRNA 表达水平，降低外周血中 IL-1 浓度和 1β mRNA 活性，达到治疗腰椎间盘突出症的作用。

8. 复方补筋片对肾虚血瘀型膝骨性关节炎 IL-1β、TNF-α 干预作用的研究

作者：林石明　林向前　杨源中　等

【摘要】目的：观察复方补筋片对肾虚血瘀型膝骨性关节炎患者血清和关节液中 IL-1β、TNF-α 水平的影响，探讨复方补筋片的作用机理。方法：收集漳州市中医院 2010 年 6 月至 2011 年 6 月骨伤科、康复科门诊收治的符合纳入条件的膝骨关节炎患者 60 例。随机分为 2 组，治疗组口服漳州市中医院院内制剂复方补筋片，对照组口服壮骨关节丸，治疗 4 周，所有患者分别在治疗前及治疗周期结束 1 周内测量血清和关节液中 IL-1β、TNF-α 含量。结果：①对比 2 组患者血清和关节液中 IL-1β、TNF-α 含量，有差异性（$P < 0.05$），治疗组疗效优于对照组。②对比 2 组的临床疗效，有差异性（$P < 0.05$），治疗组疗效优于对照组。结论：复方补筋片可能通过降低关节滑液中 IL-1β、TNF-α 含量，从而保护膝关节软骨及软骨下骨，改善症状。

9. 复方补筋片治疗肾虚血瘀型膝骨性关节炎 30 例疗效观察

作者：林石明　李兆文　林俊山　等

【摘要】膝骨性关节炎是骨科常见病之一，膝关节软骨退行性变性或消失，关节边缘与软骨下骨质增生形成骨赘，引起膝关节疼痛、僵直畸形、功能受限，严重影响患者的生活质量，属于中医学"骨痹"范畴。中医学认为膝骨性关节炎为本虚标实之证，肝肾亏虚为本，气滞血瘀为标，肾虚血瘀为其最常见的病机。漳州市中医院院内制剂复方补筋片具有补肝肾、强筋骨、活血化瘀的功效，用于临床数十年，取得较好疗效。我们选择临床病例 30 例，观察复方补筋片治疗肾虚血瘀型膝骨性关节炎的疗效。

10. 复方补筋片治疗绝经后膝骨性关节炎患者的临床疗效研究

作者：林石明　钟树玉　张嵩图　等

【摘要】目的：观察复方补筋片对绝经后膝骨性关节炎的临床疗效。方法：入组符合纳入标准的绝经后膝骨性关节炎患者 60 例，随机分为复方补筋片组和壮骨关节丸组，每组 30 例，通过 VAS 评分、ISOA 评分及改良症状、体征评分进行疗效评价，进行统计学分析。结果：经过 4 周随访，2 组 VAS 评分无明显差异（$P > 0.05$），ISOA 评分、改良症状、体征评分有显著差异（$P < 0.05$）。治疗组与对照组比较，临床疗效优于对照组（$P < 0.05$）。结论：复方补筋片及壮骨关节丸治疗绝经后膝骨关节炎，疗效均明显，但以复方补筋片组疗效更优。

11. 接骨丹对自体肌腱重建前交叉韧带术后关节功能及 TNF-α、IL-1β、MMP-2 表达的影响

作者：林石明　司在武　吴平　等

【摘要】目的：探讨接骨丹对前交叉韧带重建术后关节功能恢复及 TNF-α、IL-1β、MMP-2 表达的影响。方法：选取漳州市中医院 2014 年 6 月至 2016 年 5 月收治的前交叉韧带重建术后患者 60 例，随机分为观察组与对照组，各 30 例。2 组患者术后按常规进行基础治疗 2 周，观察组第 3 周开始口服接骨丹至第 12 周。对 2 组患者治疗前后关节功能评分、关节液及血液中炎性介质因子进行比较。结果：术前、术后 1 个月、术后 3 个月，2 组比较差异有统计学意义。结论：接骨丹能够短期内改善前交叉韧带重建术后患者的膝关节功能评分，减轻局部炎症反应，改善膝关节症状。

12. 杜仲片提取工艺研究

作者：林向前

【摘要】目的：优化杜仲片的提取工艺。方法：采用正交试验法，以干浸膏收率、芍

药苷提取量为考察指标，对杜仲片提取工艺进行考察。结果：最佳提取工艺条件为药材加 12 倍量水，每次提取 2h，提取 2 次。结论：用该工艺提取的杜仲片中的芍药苷含量高，干浸膏收率较高且稳定。

13. 杜仲片质量标准研究

作者：林向前

【摘要】目的：建立杜仲片质量标准。方法：采用薄层色谱法对处方中的当归、牡丹皮、延胡索进行定性鉴别，采用高效液相色谱法测定杜仲片中芍药苷的含量，色谱柱为 Lichrospher-C_{18} 柱（250mm×4.6mm，5μm），流动相为乙腈 –0.1% 磷酸溶液（13∶87），流速为 1.0ml/min，检测波长为 230nm，柱温为 30℃。结果：薄层色谱检出当归、牡丹皮、延胡索的特征斑点。芍药苷进样量在 0.117408~1.174080μg 范围内与峰面积积分值线性关系良好（r=0.9998），平均加样回收率为 99.31%，RSD 为 0.89%（n=6）。结论：该方法重复性好，精密度高，可用于杜仲片质量控制。

三、章宝春文章精选

章宝春十分重视骨伤临床实践经验总结，潜心撰写医学专业论文、教学讲义，这些文献记录了他几十年的临床经验，对于后辈了解章宝春骨伤学术流派的发展历程，以及学习掌握章宝春骨伤诊疗技术意义非凡。

本书精选章宝春 2 篇骨伤专业论文、1 篇教学讲义。这 3 篇文献都是章宝春在 20 世纪 70 年代撰写的，未正式公开发表，原载于《章宝春骨伤学术经验——纪念章宝春老先生诞辰 80 周年》一书。

为更完整地呈现章宝春老先生的学术思想，我们未对论文进行修改，论文以扫描件形式呈现，特此说明。

1. 多层小夹板治疗桡骨下端骨折

多层小夹板治疗桡骨下端骨折

(附309例临床报告)

章宝春

桡骨下端骨折为一常见骨折，约占全身骨折的6.7%，桡骨骨折的60%[1]。多发生于成人或老人。本骨折一般诊断较容易，但在整复手法及固定方法上均有多种。尤其在固定上，有西医传统的石膏固定法；在国内，目前还有竹蒹固定法[2]夹板固定法[3]等。我院多年来采用中医多层小夹板固定法，并吸取各地先进经验，不断充实提高，在治疗桡骨下段骨折取得一定疗效。遵照毛主席关于"人类总得不断总结经验，有所发现，有所发明，有所创造，有所前进。"的伟大教导，现将方法介绍如下，并附1972—1973年较有完整病历记载的309例临床报告。

临床资料

一、性别与年龄：309例中男性168例，占54.3%，女性141，例占45.7%。

年龄：15岁以下儿童79例，15—25岁76例，26—45岁77例，46—60岁36例，60岁以上41例。年龄最小3岁，最大81岁。

二、骨折分类：伸直型骨折247例，占80.2%，屈曲型骨折4例，占1%。无移位者58例，占18.8%。

三、损伤情况：309例中，闭合性骨折302例，占97.9%，开放性骨折7例，占2.1%；新鲜骨折289例，占93.5%，陈旧性骨折20例，占6.5%；合并各种损伤共63例，占20.4%，其中包括尺骨茎突骨折38例，下尺桡关节脱位8例；舟骨骨折1例，骨脱位1例，其他骨折脱位脑震荡等15例。

四、309例中，门诊病例296例，占95.8%，住院病例13例，占4.2%，其中住院病例均为合并其他较严重之损伤。(如颅脑损伤，脊柱骨折等)。

治疗方法

一、手法：无移位的骨折不需整复，直接用小夹板固定，对有移位的骨折则进行手法复位。

1. 麻醉：采用针刺，中药熏洗或局麻，急症时亦可不用麻醉。严重病例采用臂丛或乙醚麻醉。

2. 手法：以右侧桡骨下段科雷氏骨折为例。

（1）牵引：患者坐位或仰卧位。令一助手握住前臂上段。术者以右手握住患肢拇指，左手握住腕掌部，取前臂中立位，进行对抗牵引3—5分钟以上，使骨折断端脱离嵌插以纠正重迭移位。（图（1））

（2）纠正下尺桡关节脱位：在重叠移位纠正后，术者两手猛力将腕关节尺偏，此时左手指应叩住尺骨茎突部，用力向桡侧叩压，迫使尺骨头回复原位。（图（2））

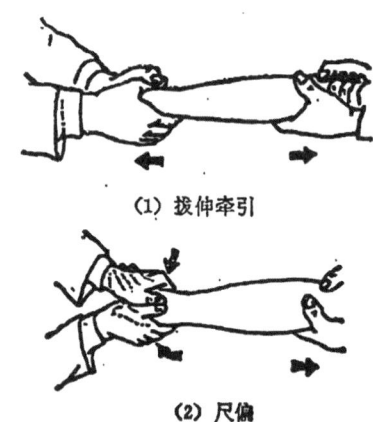

（1）拔伸牵引

（2）尺偏

（3）纠正远侧段的背侧，桡侧移位：叩压后，迅速将腕关节回复中立位，然后右手拇指置于骨折远侧段背侧，食指置于掌侧叩住骨折近段，余三指握于大鱼际，牵引下迅速将腕关节旋前掌屈尺偏，此时拇食指相对用力，并利用腕部伸肌腱的张力，将骨折远段推向掌侧，迫使移位得到纠正。（图（3））然后迅速将腕关节回复原位。此时若未完全复位，术者可将患手交另一助手维持牵引，以两手拇指捏按骨折断端远近段，以纠正残余背侧移位，或两手掌部分别置于桡、尺骨茎突部，向中心对面挤压，纠正残余桡侧移位，即可达到满意复位。

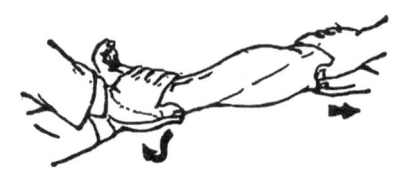

（3）旋前掌屈

（4）舒筋：复位后，应在患腕进行捏按推摩，舒理肌腱韧带。

3. 屈曲型骨折应在两助手对抗牵引拉开重叠后，术者以右手掌压住骨折远段掌侧，左手掌握住骨折近段骨侧，对向挤压，使骨折断端复位。

二、固定

1. 器材

(1) 杉皮板：将杉木皮削成 0.1—0.2 公分厚，宽 2—3 公分（上宽下稍窄），长度依肢体而异，一般由桡骨茎突至中上段长度为宜。取 4—6 块。

(2) 杉皮垫：将杉木皮削成 0.1—0.2 公分厚，剪成长约 2—3 公分，宽 2 公分。约 3—4 块。

(3) 木夹板：依肢体长度取适宜三木夹板 2—3 块。

2. 方法

(1) 杉皮垫的安置：整复后，仍由助手维持牵引，术者在骨折部位铺上一层薄棉花，并以绷带缠绕 2—3 周，将两块杉皮垫分别置于骨折远段的桡、背侧，一块置于近段之掌侧，以绷带依次缠绕。合并下尺桡关节脱位或尺骨茎突骨折者，可加一块置于尺骨茎突的尺侧缘，无移位性骨折不用加压垫。屈曲型骨折加压垫放置位置相反。

(2) 杉皮板与木夹板的放置：杉皮垫放置后，将杉皮板以绷带缠绕在骨折周围排列成一周，将杉皮板紧贴骨折部位，一般先置桡骨的掌、背侧板，后置桡侧板及其他。尺骨背侧板应剪去尺骨小头高突之长度，以免压迫尺骨小头。杉皮板之间隔约 0.5 公分左右。以三条绷带捆扎，先扎中间，后扎上下，松紧度注意适当。

杉皮板包扎后，可除牵引，取二块木夹板，放置于杉皮板之掌、背侧，超过腕关节，合并尺骨茎突骨折或下尺桡关节脱位者在尺侧加一块木夹板，但不超过腕关节。夹板以三条绷带捆扎打结。

最后将患肢屈肘 90°，前臂中立位悬吊胸前。

三、药物及护理

1. 内服药：骨折初期内服消肿活血汤。

肿胀消退改用接骨丹。

2. 护理

(1) 注意观察肿胀及血运情况，随时调整包扎的松紧度。

(2) 鼓励早期作握拳伸指活动。

(3) 复位后 1—3 天复诊观察肿胀情况，肿消后 7—10 天复查一次，复查时应在助手适当牵引下解开固定，检查对位可作轻柔的按摩舒筋，而后继续依法包扎。骨痂形成后换包扎不用牵引。

（4）除严重粉碎骨折外，一般可在3—4周解除木夹板，进行功能锻炼。杉皮板酌情延长1—2周而除去。必要时可配合中药洗伤法。

疗效分析

本组309例，经随访149例，随访最长时间2年3个月，最短4个月，随访时以手腕功能及外观情况评定标准如下：

优：腕关节活动功能正常，无畸形与酸疼，恢复劳动力。

良：腕关节功能基本正常，有酸疼感或轻微畸形。基本恢复劳动力。

尚可：腕关节不能适应大幅度活动，运动受限较明显，畸形不严重，不能恢复原劳动力。

差：腕关节极受限，持续性疼痛，劳动力丧失，畸形显著。

随访结果：优124例，占83.2%；良21例，占14.1%，尚可3例，占2%，差者1例占0.7%。其中差者1例为70岁老人粉碎性骨折，治疗时骨折时间已29天。

讨论

一、固定装置问题：可靠的外固定在于有效地防止骨折复位后的再移位。骨折后，远近段已经不是一个连续的整体，因而肢体的重力，肌肉的牵引力，不适当活动产生的外力，都是造成再移位的因素。良好的外固定法，必须能克服对骨折对位的稳定性产生不利方面的因素，而又保留对骨折愈合的有利因素。固定装置必须随时紧贴骨折部，才能发挥外固定的力学作用。前臂由于骼肌肉的特点，形成上粗下细，而至尺桡骨茎突部又增粗的形状因此在包扎固定的牢靠性方面有一定困难。显见，牢靠的外固定必须能适应这一解剖特点，能依患肢的长短，胖瘦而不同，依患肢的肿胀增减，骨折移位方向而调整。本装置利用杉皮的可塑性，易裁性，可以临症裁剪，塑成与肢体适应的形状，长短，通过绷带的逐片缠绕，能紧贴骨折部，加上杉皮压垫的正确安置用以加大移位方向的压力而以木夹板掌背侧超腕关节的固定法，控制腕关节旋转活动。通过如此的多层小夹板固定法，就能有效地消除各种再移位的倾向力，从而达到固定的目的。但木夹板仅固定掌、背侧，并不完全限制手部的活动，而通过握拳，伸指等早期手部活动，能使肌肉收缩活动时所产生的内在动力，使骨折断端残余移位达到逐渐地自行纠正，并能改善患肢的血运，亦有利于消肿，由于杉皮板是不超关节固定的，所以一俟骨痂形成，可除去外夹板，继续以杉皮板固定，既可以有利于关节的早期活动，又不致因活动造成骨痂分离而移位。

二、陈旧性骨折处理问题：受伤后超过三周（儿童二周）未经治疗或治疗不当者称为陈旧性骨折。陈旧性之桡骨下端骨折，若断端仅有成角畸形，在数周内，骨痂尚未坚固，仍可在手法下予以纠正。此时应先在两助手对抗牵引下，术者两手握住骨折上下段，在第二助手（牵引手部）配合下，左右摇摆旋转分离骨痂；而后用两手拇指顶住成角处，余指分别握骨折上下段骨折端猛力反折将成角畸形纠正。复位后再依法固定。本组陈旧性骨折中成角畸形 7 例，均获满意效果。但桡骨下段骨折为一近关节处之骨折，从力学观点来看不如骨干部骨折易于接受剪力，因而骨痂的分离较为困难。所以对有桡偏，重叠移位或时间较长骨痂较牢固者，重新整复效果往往不理想。此种病例，应着重于改善其功能而不在于改善外观。Older，T.M 等[4]认为：功能恢复良好与否，与骨折的严重程度有密切关系，而与复位良好程度关系不明显。本组另 13 例畸形愈合病例，经过手法整复者，骨折移位情况大都只有改善甚至未进步，复位满意率很低。但随访时，发现功能障碍者仅一例为 10 岁之粉碎性骨折，其余功能有不同程度之恢复，有的随访离治疗时间尚短，估计将可进一步恢复。所以我们认为对这类患者不必强求复位，可采用内服舒筋活血中药，洗伤疗法，功能锻炼等措施能促进功能早日恢复。

三、功能重建问题：如上所述，桡骨下段骨折的功能恢复，主要与骨折的严重程度有密切关系。所以一般粉碎性骨折，骨折线进入关节者，功能的恢复较迟和较差。

腕部的肌腱多而复杂，暴力而引起骨折时，肌腱必同时受伤甚至随之发生相应的扭转和移位。中医认为："伤骨必伤其筋"在治疗骨折时，同时注意伤筋的治疗，这对于关节功能的早日重建，具有重要指导意义。而伤筋的治疗应在治疗骨折的同时就进行，这样就能受到"事半功倍"的效果。因此骨折复位后及每次换包扎时，必须用手法在局部进行按摩。针对临床所见常于桡侧伸肌腱及尺侧腕韧带处有疼痛感之情况，因此应注意舒理此肌腱，可沿与肌腱垂直方向用两手拇指以按摩。加上早期手指活动，解除固定后的功能锻炼，洗伤疗法等综合措施所以本组病例功能恢复大都较快。

四、开放性骨折问题：多层小夹板固定既适用于闭合性骨折，但能否用于开放性骨折？经过临床的研究，我们采用"开窗固定法"将多层小夹板固定应用于某些开放性骨折。具体方法是：先按开放性骨折常规扩创处理伤口，力求一期愈合，而后整复骨折，固定时在伤口处仅剪去比伤口范围较大之杉皮板使创口显露；其余部份仍按常规定。这样换药时不必解开杉皮固定部份，既能经常观察伤口及换药，又不必因换药而影响固定，从而解决了换药与固定的矛盾。伤口愈合后可按闭合性骨折固定。但对于骨折移位方向处有创口，或创口范围广泛，不能一期愈合之开放性骨折，由于局部不能用杉皮加压固定，因此在防止再移位的效力方面尚成问题，如何采取中西医结合方法来处理，仍有待今后进一步研究解决。

五、尺骨头外突问题：桡骨下端骨折治疗后常见畸形之一为尺骨头外突，这也是目前我们治疗中未完全解决的问题之一。某些病例，复位后成X线显于桡骨对位良好，下桡关节无脱位，但骨折愈合后却向尺骨头向尺侧突出，而失去其正常之背侧高突，因而腕部见畸形。此后遗症在目前有关书籍均极少提及。天津市人民医院骨科1963年报导[2]复查102例达17例，占16.7%。Lid strom氏1959年报道515例发生56例占11%。本组随访，149例发生14例，占9.7%。据我们看来，其发生机制可能为骨折时三角纤维软骨盘及关节末，尺侧腕韧带发生撕裂，尽管没有发生下尺桡关节脱位或脱位已复位，但下尺桡关节仍位于不稳定状态，若未加适当保护，或相反在尺骨头高突处加压，则尺骨头易于逐渐向外脱出，从而造成畸形。因此目前我们采用在尺骨茎突部加压的增加尺骨下段的向背向桡侧压力，尺骨小头高突处杉皮板剪去的方法，取得一定进展。但因经验不多，其机制及预防措施仍有待进一步探讨。

小结

1．本文介绍桡骨下端骨折的治疗及多层小夹板固定法。

2．通过临床实践，证明多层小夹板固定为一可靠之固定法。

3．介绍陈旧性，开放性骨折处理及应用范围。

参考文献

［1］方先之，吴之庆. 6509例骨折和脱位的分析. 骨科进修班通讯，1988,21:16.

［2］周映清. 竹帘纸垫固定法治疗了新鲜克雷氏骨折的疗效分析. 天津医药杂志骨科附刊，1963,7(4):156—159.

［3］Older.T.M. 克雷氏骨折治疗方法的评介及选择. Trauma,1965,5 NO 4:469—476.

［4］Lidfstrom A. Fractinre of the distal end of the Yadius Arta orth scad Suplementum no XLZ(41).医学文摘第二分册，1968,3:104

2. 肱骨髁上骨折的治疗与探讨

肱骨髁上骨折的治疗与探讨

(附 166 例临床报告)

章宝春

肱骨髁上骨折是儿童最常见的骨折之一，据资料统计，约占儿童全身骨折总数的 26.7%，占肘关节损伤的 72%。由于肱骨髁上骨折为近关节之骨折，加之肘部解剖的特殊性，因而在治疗，固定上造成一定困难，容易发生合并症甚至造成关节畸形及功能丧失。通过几年临床实践和研究，现就本院在 1972—1973 年门诊治疗较有完整病历的记载的 166 例，进行分析探讨如下：

临床资料

一、性别，年龄，166 例中男性 117 例，占 70.5%，女性 49 例，占 29.5%。年龄：1—7 岁 81 例，8—12 岁 72 例，12—17 岁 9 例，18 岁以上 4 例，最大 72 岁。

二、骨折移位情况：（表一）

表一 骨折移位情况表

骨折移位情况	无移位	粉碎	伸直型			屈曲型		
			无侧移	尺偏	桡偏	无侧移	尺偏	桡偏
例数	40	6	50	31	27	4	5	3

移位性骨折总数 120 例，其中伸直型 180 例，占 90%，屈曲型 12 例，占 10%。

三、伤后就诊时间，伤后 24 小时就诊 62 例，2—3 天者 61 例；4—7 天者 26 例；8—14 天者 12 例；15 天以上 5 例。最短时间 15 分钟，最长 36 天。

四、损伤情况：闭合性骨折 162 例。开放性骨折 4 例。伤后二天以上就诊者多经他处不同程度整复过，不少造成皮肤水泡感染。

治疗方法

一、复位手法：（以右侧伸直型髁上骨折，伸直骨折远段旋前，尺偏移位者为例。）

1．麻醉：一般不麻醉，个别复杂病例采用针刺，乙醚或臂丛麻醉。

2．牵引：患者坐位或仰卧位。令一助手握住患肢上臂；医者以左手握前臂腕部，右手握肱骨髁部，拇指在外侧，四指在内侧，取前臂中立位，肘关节略屈曲的姿势下，行对抗牵引，以纠正重叠移位。

3．纠正移位：纠正骨折远段旋转，侧移及前后移位；这是一个顺序连续手法，在重叠纠正后，术者以右拇指按压骨折远段内髁处，余指按压骨折近段的外侧，进行握拳式用手，以纠正侧方移位（图1.1）。侧方移位纠正后，术者右拇指移向肘后，余指按于骨折近端的前方，再行握拳式用力，将远骨折段推向前方，以纠正前、后移位（图1.2），同时术者将置于前臂之左手在牵引下逐渐屈曲肘关节，使之达略小于90°位。整复时应尽量避免用力过度，以防将骨折远段过分推向前而致远段向前移位（图1.3）。

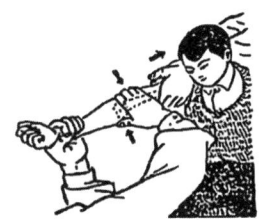

1．牵引下纠正侧位

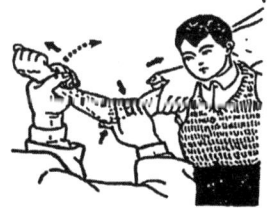

2．纠正前后移位

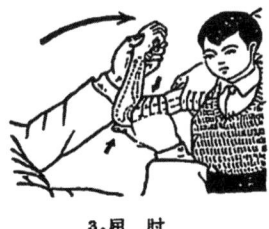

3．屈　肘

图1　肱骨髁上骨折整复法

4．舒筋：手法复位后提按舒筋方法，并使骨折断端残余的移位得到纠正。

二、固定

1．器材：以杉木皮为主要材料：削成0.1～0.2公分厚。临诊再依患者肢体剪成肢体适宜（约从肱骨中段至肘部之长）的各种杉皮板（图3）。

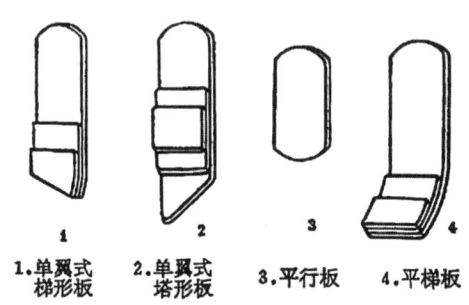

1．单翼式梯形板　2．单翼式塔形板　3．平行板　4．平梯板

图3 杉皮板式样图

2．方法：复位后，先在肘部裹上一层薄棉花，以绷带先缠绕2~3周，将准备好之蝶式梯形板，蝶形塔形板，平梯板及平板分别置于骨折部之内、外、后、前位，以绷带缠绕，最后以三条绷带捆扎，捆绑两周并打结。对有侧移较着者，内外侧另加两块木夹板，最后，患肢以颈腕带屈曲中立位悬吊。

药物及护理

外敷药：一般不敷药，肿胀剧者敷本院消炎膏后固定。

内服药：骨折初期消肿活血汤。

归尾，赤芍，黄柏，人中白，土鳖，

川断，苡仁，忍冬藤。

肿胀消退给接骨丹。

3．护理

（1）固定后，允许做肩、腕关节活动；肿胀减轻后，立即做肘关节的适当活动。

（2）注意观察肿胀及肢端血运情况，随时调整包扎的松紧度。

（3）4~6周复诊一次，检查对位及作轻柔的舒筋按摩及关节活动。

（4）10~20天骨痂形成即解除固定，进行功能锻炼，必要时配合洗伤疗法。

洗伤方：

伸筋草，透骨草，荆芥，防风，升麻，川芎，苏木，千年健，刘寄奴，红花，桂枝，灵仙。

疗法分析

本组经随访 84 例，结果肘关节活动功能均良好，除 2 例屈伸功能较健侧减少 10°以内外，其余 82 例伸屈功能均正常。故疗效评定仅以携带角之改变为标准：

优：携带角较健侧减少 5°以内者，计 85 例，占 77.4%。

良：携带角较健侧减少 6~15°者，计 12 例，占 14.3%。

尚可：携带角较健侧减少 10—20°者，2 例，占 24%。

差：携带角度较健侧减少 20°以上者，5 例，占 5.9%。

典型病例

曾××，男，11 岁，本市人，1972 年 2 月 27 日初诊，X 线张号 5044。

代诉：患孩于 1 小时前爬墙自 2 米多高跌落，致左肘畸形疼痛，有骨头外露及出血。

检查所见：左肘前创口 2×1 公分；骨折断端刺出，伴出血；左肘上明显后突畸形压痛。

诊断：左肱骨髁上开放性骨折（粉碎）

治疗过程：在局麻下行扩创缝合术后手法复位，以小杉皮板固定，内服消肿活血汤加减，肌注青霉素及破伤风抗毒素，七天后创口愈合，12 天除小夹板，配合洗伤；23 天活动功能正常，无肘内翻。

讨论

一、复位时机问题

肱骨下端骨折一般肿胀较剧烈，当力争在肿胀前复位，此时骨折移位畸形显见，对诊断整复及固定均为有利。然临床往往由于各种原因，在已肿胀后甚至经过多次手法造成肿胀剧烈方来就诊者为数甚多，对于这类患者的复位时机问题，各学者意见不一，有的主张采用牵引待消肿后再进行手法整复[1][2][3]，但也有学者认为，骨折段移位就是引起血运障碍和肿胀的因素，故不论肿胀的程度如何，应立即整复骨折[4][5]，我们原则上同意后一种主张，从本组病例来说，伤后在肿胀前就诊者毕竟属少，而多系肿胀后或多次不当之整复固定造成各种并发症方就诊的，但我们采取及时整复与消肿并进的方法，临床观察，只要骨折及时对位，肿胀消减就快，反之亦然。对开放性及水泡感染者，亦可以同时进行复位手法，然后用开窗固定法（创口在需换药期间不宜杉皮压迫，以利换药）。个别肿胀极度影响复位者，可采用分期复位法，配合外敷消炎膏，以利很快消肿，在肿胀减轻时，争取在二、三天内复位完善。

二、整复手法问题

整复前，应对骨折的情况有全面了解，有条件时配合 X 线检查，做到胸有成竹，拟订好复位步骤后方能进行，操作要轻柔，准确而有力。切忌盲目，粗暴的手法，以免增加软组织损伤。

整复力求一次复位，这是减少肿胀，预防并发症，加速愈合的重要环节。临床所见多次复位者之疗效差。

三、包扎固定问题

本法采用杉皮板固定。其材料来源在我省广大农村山区尤为简单易取。（亦可三合板代替）。杉皮板可依患者肢体长短，胖瘦及骨折移位情况，临证剪裁造型；杉皮板具有一定硬度且有适当弹性，因此用于骨折的固定，既能紧贴骨折部而起到防止移位的作用，又不致因硬度过大而发生压迫坏死。

四、早期功能锻炼

本法不固定肘关节，术后肘关节仍可有一定伸屈度，而石膏固定法，将肘关节固定着，经常在骨折愈合后，关节功能障碍，恢复较迟缓。我们以往治疗髁上骨折，在固定亦包括肘关节，加之活动较迟，也发生同样之弊病；通过几年的临床实践，我们进一步体会"动静结合"原则的重要性。临床实践表明，适当而早期的功能锻炼，不但不会影响骨折的固定，反而能促进血运，以利消肿及骨痂形成，减少关节僵硬等并发症。因此，我们采用肘关节不固定的办法，并在肿胀消减后立即做自动的适当功能锻炼，（复诊包扎时亦可由医生一手握住骨折部另手握住腕部进行肘关节的伸屈，伸屈度要依骨折愈合程度而异，一般在 30～100°范围内活动），一俟骨痂生长牢固，应及时除去固定，加强功能锻炼，必要时配合洗伤。一般儿童固定时间不能超过 2—3 周。本组病例大多数在解除固定时功能都迅速恢复。

五、血管神经损伤问题

肱骨髁前方有肱动静脉和正中神经，由肱二头肌筋膜下通过，进入前臂。髁上发生骨折时，易被刺伤或挤压在筋膜及骨折断端之间，引起缺血或正中神经损伤。而桡神经深支与肱骨外髁部非常接近，骨折移位严重时，也易被挫伤。

据统计，肱骨骨髁上折合并神经损伤者约占2%[6]，但多为挫伤，均能在三个月内自愈。本组病例未见一例神经断裂者。

血管被骨折断端刺破者，临床上早见，但因损伤刺激而产生疼痛及肿胀，局部固定压迫不当等原因而引起之缺血性挛缩（浮克曼氏挛缩）虽不多见，但亦屡见于报导[5][7]，仍不失为髁上骨折之最严重和值得注意的并发症。

本院应用小杉板固定治疗肱骨髁上骨折，十多年来，未发生一例缺血性挛缩。对这类损伤。尤应贯彻"预防为主"之方针，主要措施是：

（1）及时复位，以减除局部张力及血肿。

（2）包扎松紧适当，密切观察，随时调整。

（3）固定屈肘时应注意桡动脉的搏动情况，屈曲度以能摸及桡动脉搏动为适宜。

许多文献主张，早期出现血运障碍，肢端苍白，发冷发绀，桡动脉减弱或消失时，应毫无犹豫地手术切开。但我们收治一例患孩，骨折已三天，在外经私医处理整复，伸直竹片固定，就诊时，患肢极度肿胀，竹片均陷压水肿沟中。前臂，肘部有大小不等血水泡数十个，患肢冰凉，苍白，有发绀现象，桡动脉搏动消失，但手部尚无剧烈刺痛，X线显示骨折对位不良。对此患孩，我们采用水泡处理后骨折整复，外敷消炎膏屈曲固定，二天后，患肢肿胀明显减退，桡动脉搏动恢复，肢端发绀苍白现象消除，经固定18天痊愈。所以我们赞同BIOunt[8] Staples[9]等的意见；单纯桡动脉搏动消失不能作为切开复位的指征，最要紧的是手部剧烈的疼痛，麻木以及皮肤颜色和温度的改变。而我们认为其中最关键还在于手部为剧烈刺痛；对于上述一类患者，我们应本着完全、彻底为人民服务的精神，密切观察，及时采取综合措施，严格把握住手术的时机和适应症，既不轻易动刀，但亦不能盲目保守，以尽量减少患者不必要的损失。

六、肘内翻问题

肘内翻是肱骨髁上骨折的最常见后遗畸形，从文献报导，其发生率最高达6%以上，必须予以重视。本组经随访84例，发生不同程度之肘内翻者21例，占25%。造成肘内翻的原因众说不一，大多数学者认为是远折段向尺侧移位或旋前的结果[1][2]，但有的认为是由于损伤而影响肱骨下端骨骺发育，内外翻生长速度不均衡而致[1]。邱建德等认为：尺偏型肘内翻发生率之所以高，主要是骨折部尺侧骨皮质遭受压挤而产生一定的缺陷或嵌插而致。本组中一例患者，复位后 X 线无明显移位，仅有轻度尺侧倾斜，随访中发现发生肘内翻 10°，因此治疗中，应注意骨折远段向尺侧移位或倾斜的纠正，否则日后将可能造成严重畸形。

小结

1．本文对 166 例肱骨髁上骨折进行分忻，介绍治疗和小杉板固定方法。

2．根据临床经验，认为杉皮板固定法实为一有效之固定，能通过动静结合的原则、达到骨折的早期愈合，减少并发症的作用。

3．介绍预防和减少并发症的措施。

参考文献

[1] 过邦辅. 小儿骨折及其他损伤. 上海：上海科技出版社，1956:100-119.

[2] 刘润田. 骨与关节损伤治疗. 北京：人民卫生出版社，1965:118.

[3] 天津市人民医院. 中西医结合治疗骨折. 北京：人民卫生出版社，1966:79-80.

[4] A F Dpalmam D. 骨折与脱位处理图解.上海：上海科技版，1960.

[5] 湖化中医学院附属医院外科. 移位肱骨髁上骨折的处理. 新医学，1973，1：15.

[6] 黄家驷. 外科学. 北京：人民卫生出版社，1972:1458.

[7] 岑泽波. 中西医结合治疗严重移位肱骨髁上骨折的探讨.新中医，1973，3：20.

[8] Btount N P Fratures.inchildren. Win..ams.& Wilkins C，1955:27-42.

[9] Stuplts O. supracoudolai fracturt of tht humtrus. J.A.M.A,1958,168:730-734.

3. 肩部伤筋的治疗经验

肩部伤筋的治疗经验

(教学讲义)

章宝春

肩部伤筋，包括急性扭伤，慢性劳损，肩关节周围炎、冻结肩等。急性期多表现肩部淤肿、淤痛、压痛明显，肩关节活动受限，疼痛剧烈时可放射到上臂及肘部，日轻夜重。慢性期在肌筋损伤处有明显压痛，多在肩部前侧及肩峰下有压痛，患肩活动受限制，手臂不能上举，日久肩部肌肉萎缩，关节周围产生粘连，形成冻结肩。肩部活动只能由肩胛骨的活动来代替，长期的影响劳动与生产。

(一)急性扭伤或肩周炎

1．炎症剧烈或局部淤肿疼痛严重者，暂不施行理筋手法，可先采用推伤拔罐法或局部熏洗热敷，配合内服有关药物，待淤肿痛减退后方行理筋手法。

2．理筋手法有下列几个步骤。

(1)点按穴位，医者站于患侧，先以推伤药酒在患肩推擦数次，使放松肩部肌肉，再用手指由上而下，按揉肩臂部3~5分钟后，点按痛点及肩井、肩髃、肩髎、中府、天宗、曲池、合谷等穴位。

(2)拔罐推按：医者以拇指及食、中指分别按压肩前，肩后或肩峰下疼点，另一手握住患肢前臂腕部，略外展前屈患肢与左手行对抗拔伸，豆手拇指在拔伸下与肌腱垂直方向进行推按，与此同时，右手将患肢作外旋与内旋动作2~3次。

(3)拔肩摇转：医者立于患者后外侧，左手掌按压肩部，右手握住患肢腕部，先向下拔伸施行板法，在拔伸下将患肢前屈、外展及后伸至最大限度，以患者不能忍受为止。若关节有粘连者，常可听到粘连分离的撕裂声，然后右手在痛点加以推按、揉摩，以镇痛舒筋，继之用右手在徐徐拔伸下摇转肩关节，幅度由小到大，向前摇转及向右摇转交替进行，次数逐渐增加。

(4)内收搓肩：将患肢尽力内收屈肘使手掌能摸到健肩，医者在肩部痛点加于推按，然将患肢放下，用双手掌分别放于患肩及上臂前后进行搓揉。

(5)抖摇肩部：嘱患者肌肉放松，医者采用抖法抖动患肢，最后握住患腕屈肘，轻轻地前后摇动肩关节数次，手法结束后外贴风伤膏。

(二)慢性劳损或冻结肩

1．理筋手法同上，可配合闪火推伤法或药物穴位注射，取穴肩前、肩后或肩峰下痛点，内服活血补气，舒筋通络或祛风湿等药。外贴风伤膏。

2．冻结肩病程久，难以用理筋方法分离粘连者，可在麻醉下（锁骨上臂丛麻醉或在硫喷妥钠静脉全身麻醉），将肩关节作充分的前屈、外展、后伸、内收动作，将粘连撕裂分离，术后给予镇痛，配合肩部洗伤疗法，鼓励经常地、主动积极地进行肩关节功能锻炼，如甩手活动、弯腰划圈、滑车举肩、手爬梯层等肩关节锻炼，要每天循序渐进，不得停滞不动，以防关节产生新的粘连。

编后语

在章宝春骨伤学术流派传承工作室全体成员的共同努力下，《章宝春骨伤学术流派传承研究》一书付梓出版，与广大读者见面了。我们整理了章宝春老先生骨伤临床的宝贵经验，在整理编辑过程中，查阅许多文献资料，并拜访章宝春老先生的亲属、徒弟等，深度了解章宝春老先生生平经历。我们折服于一代宗师高尚的医德和高超的医术，章宝春老先生是骨伤科同仁学习的楷模。

章宝春老先生从事中医骨伤科 50 余载，积累了丰富的临床经验。他少年时期拜师学艺，精心钻研，勤学苦练，练就一身少林武功，并掌握了正骨疗伤及药理处方，在医术上精益求精，认真研读医学典籍，总结医疗实践经验。他参加中医进修班，系统地学习现代医学和中医基础理论知识，获得了丰富医学知识。他对骨与关节的生理解剖位置，了如指掌，做到望之能辨其大体，摸之能辨其病证，并创立了望、闻、问、切、摸、比之骨伤科诊断法。他正骨理筋手法基本功熟练，尤其是正骨手法，动作熟练、灵活、敏捷，用力轻重适当，做到"法使骤然人不觉，患者知痛骨已拢"，减轻了病人的痛苦。独特的多层小夹板固定技术惠及后人。章宝春骨伤系列方剂、制剂疗效显著，成为漳州市中医院骨伤科的院内协定处方和院内制剂，并沿用至今。

章宝春老先生不遗余力地总结历年的实践经验，潜心撰写医学论文，这些文献是后人学习章宝春临床经验的宝贵资料。章宝春老先生医德高尚，对患者不分贵贱均热心应诊，且贫不计资，还常为贫困患者免费行医施药。章宝春老先生治病救人，扶伤解痛，尽心尽力为人民服务的精神，以及优良的医德医风，得到了人民群众的赞誉。他重视教学，执教严谨，诲人不倦，把自己长年积累的医学所得毫无保留地教给青年学徒和医学院校学生。

章宝春老先生医宗古训，尤其重视整体观念和辨证施治原则。他强调骨伤科要与经络脏腑相联系，不能脱离整体性，辨证要严谨细致，寻根究底，才能抓住主要矛盾，对症下药，获得满意疗效。其学术特点在中医骨伤界备受同行赞赏，并在海外骨伤界同仁中享有较高的信誉，在闽医骨伤流派中独树一帜，是南少林骨伤流派的重要组成部分。

为弘扬、传承章宝春学术思想，促进中医药事业发展，2019年3月，福建省卫生健康委员会确定"章宝春骨伤学术流派传承工作室"为福建省中医学术流派传承工作室建设项目，并组织相关人员建立传承工作室，开展总结和传承工作。在上级主管部门和领导的关心与指导下，工作室全体成员认真学习一代宗师章宝春老先生的学术专著、学术论文、临床经验等，系统整理总结章宝春老先生的学术思想特色，并梳理流派传承人的成就，编写了《章宝春骨伤学术流派传承研究》一书，旨在传承弘扬章宝春老先生的骨伤学术思想，为中医骨伤科同仁提供参考。谨以此书表达我们对一代宗师的敬仰和怀念之情！

编后语

  本书的出版，得到福建省卫生健康委员会、漳州市卫生健康委员会各级领导和漳州市中医院领导，以及医院各部门的关心、指导和支持；中华中医药学会副会长、福建中医药大学校长、全国名中医、岐黄学者李灿东，福建中医药大学教授、福建省骨伤研究所所长、国家人事部有突出贡献专家、博士生导师王和鸣在百忙之中对本书编写给予精心指导并撰写序文；章宝春老先生的亲属提供了大力支持，其儿媳严玉华、外孙张长麟为本书提供部分珍贵的照片和文字资料，在此一并表示衷心的感谢！

  由于编者水平有限，对章宝春老先生的学术思想及医疗经验研究不深、领悟不透，在编写过程中难免有错误或不妥之处，敬请同道不吝赐教，批评指正。

编者

2024 年 5 月

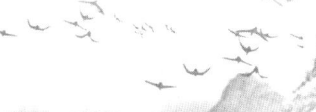